中医名家名师讲稿丛书

第一辑

李今庸金匮要略讲稿

李今庸　著

李　琳　协编

人民卫生出版社

图书在版编目（CIP）数据

李今庸金匮要略讲稿/李今庸著. —北京：
人民卫生出版社，2008.1
（中医名家名师讲稿丛书·第一辑）
ISBN 978-7-117-09360-6

Ⅰ. 李…　Ⅱ. 李…　Ⅲ. 金匮要略方论—研究
Ⅳ. R222.39

中国版本图书馆 CIP 数据核字(2007)第 163640 号

门户网：www.pmph.com	出版物查询、网上书店
卫人网：www.ipmph.com	护士、医师、药师、中医师、卫生资格考试培训

中医名家名师讲稿丛书·第一辑
李今庸金匮要略讲稿

著　　者：李今庸
出版发行：人民卫生出版社(中继线 010-59780011)
地　　址：北京市朝阳区潘家园南里 19 号
邮　　编：100021
E - mail：pmph @ pmph.com
购书热线：010-67605754　010-65264830
010-59787586　010-59787592
印　　刷：北京铭成印刷有限公司
经　　销：新华书店
开　　本：705×1000　1/16　**印张：**18　**插页：**2
字　　数：320 千字
版　　次：2008 年 1 月第 1 版　2024 年 12 月第 1 版第 15 次印刷
标准书号：ISBN 978-7-117-09360-6/R·9361
定　　价：31.00 元
打击盗版举报电话：010-59787491　E-mail：WQ@pmph.com
（凡属印装质量问题请与本社销售中心联系退换）

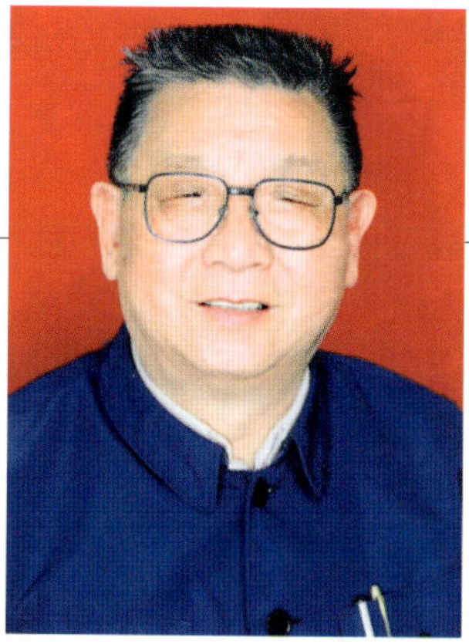

作者简介

李今庸（1925年－），湖北省枣阳市人，教授。幼承家学，在家乡行医，通晓中医内、外、妇、儿及五官各科，尤以治疗内、妇科疾病见长。1957年春调至湖北省中医进修学校、湖北中医学院任教，先后讲授过《黄帝内经》、《金匮要略》、《八十一难经》及《中医基础学》等。能以中医基础理论和实际经验为基础，综合运用校勘学、训诂学、古文字学、方言学、历史学以及避讳等方面的知识，对古代中医药文献及其理论知识进行系统整理，撰著有《读医心得》、《读古医书随笔》、《李今庸临床经验辑要》、《金匮要略讲解》、《古医书研究》、《中医临床家李今庸》、《舌耕余话》、《古籍录语》等；主编有《新编黄帝内经纲目》、《金匮要略讲义》、《湖北医学史稿》、《奇治外用方》、《内经选编》、《中医学辩证法简论》等；还发表了《中医药学应以东方文化的面貌走向现代化》、《试论我国“天人合一"思想的产生及中医药文化的思想特征》等数十篇论文。1991年起享受国务院政府特殊津贴。任首批全国老中医药专家学术经验指导老师，2006年获此项继承工作“突出贡献奖”。

出版者的话

自20世纪50年代始，我国高等中医药院校相继成立，与之相适应的高等中医教育事业蓬勃发展，中医发展史也掀开了崭新的一页，一批造诣精湛、颇孚众望的中医药学专家满怀振兴中医事业的豪情登上讲坛，承担起传道、授业、解惑的历史重任。他们钻研学术，治学严谨；提携后学，不遗余力，围绕中医药各学科的建设和发展，充分展示自己的专业所长，又能结合学生的认识水平和理解能力，深入研究中医教学规律和教学手段，在数十年的教学生涯中，逐渐形成了自己独特的风格，同时，在不断的教学相长的过程中，他们学养日深，影响日广，声誉日隆，成为中医各学科的学术带头人，中医教育能有今日之盛，他们居功甚伟，而能够得到各位著名专家的教诲，也成为莘莘学子的渴望，他们当年讲课的课堂笔记，也被后学者视为圭臬，受用无穷。

随着中医事业日新月异的发展，中医教育又上升到新台阶。当今的中医院校中，又涌现出一大批优秀教师。他们继承了老一辈中医学家的丰富经验，又具有现代的中医知识，成为当今中医教学的领军人物。他们的讲稿有着时代的气息和鲜明的特点，沉淀了他们多年的学术思想和研究成果。

由于地域等原因的限制，能够亲耳聆听名家、名师授课的学生毕竟是少数。为了惠及更多的中医人，我们策划了"中医名家名师讲稿丛书"，分辑陆续出版，旨在使后人学有所宗。

第一辑(共13种)：

《任应秋中医各家学说讲稿》
《任应秋内经研习拓导讲稿》
《刘渡舟伤寒论讲稿》
《李今庸金匮要略讲稿》
《凌耀星内经讲稿》
《印会河中医学基础讲稿》
《程士德中医学基础讲稿》
《王绵之方剂学讲稿》
《王洪图内经讲稿》
《李德新中医基础理论讲稿》
《刘景源温病学讲稿》
《郝万山伤寒论讲稿》
《连建伟金匮要略方论讲稿》

丛书突出以下特点：一是权威性。入选名家均是中医各学科的创始人或重要的奠基者，在中医界享有盛誉；同时又具有多年丰富的教学经验，讲稿也是其数十载教学生涯的积淀。入选名师均是全国中医药院校知名的优秀教师，具有丰富的教学经验，是本学科的学术带头人，有较高知名度。二是完整性。课程自始至终，均由专家们一人讲授。三是思想性。讲稿围绕教材又高于教材，专家的学术理论一以贯之，在一定程度上可视为充分反映其独特思想的专著。四是实践性。各位专家都有丰富的临床经验，理论与实践的完美结合能给读者以学以致用的动力。五是可读性。讲稿是讲课实录的再提高，最大限度地体现了专家们的授课思路和语言风格，使读者有一种亲切感。同时对于课程的重点和难点阐述深透，对读者加深理解颇有裨益。

在组稿过程中，我们得到了来自各方面的大力支持，许多专家虽年事已高，但均能躬身参与，稿凡数易；相关高校领导也极为重视，提供了必要的条件。在此，对老专家们的亲临指导、对整理者所付出的艰辛努力以及各校领导的大力支持，深表钦佩，并致以诚挚的谢意。

人民卫生出版社

2007年12月

前言

《金匮要略》一书，是东汉末年伟大的医学实践家张仲景，在上承《黄帝内经》和《八十一难经》等典籍的医学理论，广泛采集众家之方，并结合自己医疗经验而写出的《伤寒杂病论》一书中的“杂病部分”，其中包括内科、外伤科及妇产科等疾病，共22篇。它以病证名词为纲，以脏腑为理论核心，以辩证思维论述并奠定了内、妇科疾病的辨证施治理论体系，是一种理论与实际相结合的宝贵典籍。它以“分类简明，辨证切要，方药精练，经验可靠”为特点，1800年来受到后世医家的高度重视而奉为圭臬，与其他中医经典一起指导着后世医家临床医疗的实践，是中医药学的经典著作之一，是每个修习中医药学者的必读之书。

为了让读者学习方便，本书选用了1963年9月上海科学技术出版社出版的全国中医学院第2版试用教材《金匮要略讲义》中的《金匮要略》原文为底本，条文次序不变，改正了明显错字。书前列有绪论，简述《金匮要略》一书的形成过程、基本内容以及其学习方法，再用通俗浅显的文字逐篇详释《金匮要略》的内容。讲解的各篇中，于每篇篇题下先以简练文字概述该篇中所载疾病以及这些疾病的相互关系，从而阐明篇题的意义。篇中各条原文依次排列，各条原文之前，加序码“一、”“二、”“三、”“四、”……以醒眉目；各条原文之后，置〔讲解〕和〔临证意义〕两个项目。〔讲解〕项下，先对本条主要精神给予提要，再详解其有关发病、脉证、预后的机理及其治疗原则和方药作用，并训释其中疑难字词，校正其中文字错简。〔临证意义〕项下，则结合临床实际讲述本条脉、证、方、药的特殊之点，或注意事项，或与他条脉证原文比较，或与他条方药比较。某些与《伤寒论》内容重复的条文，则省去〔讲解〕和〔临证意义〕二项，只指出其见于《伤寒论》某篇之中。某些无须阐明临证意义的，则阙如。个别难懂条文，则阙疑待考，未作解释。各篇末列有“小结”，阐明全篇的主要内容，即疾病的发病原因、证候特征、治疗原则和具体的治疗方药；论述该篇内容对后世的影响，或对篇中有争议的内容进行比较后提出自己的见解；指出篇中内容的重点所在，以便切实掌握。

由于编者学识水平有限，错误在所难免，敬希读者提出宝贵意见，以资日后改进，是盼！

编者

2007年9月

目录

绪　论

一　《金匮要略》的源流

张仲景，名机，后汉南阳郡涅阳县人。据考证，仲景生于汉桓帝建和二年至元嘉二年，即公元148—152年之间，卒于汉献帝建安十六年至二十四年即公元211—219年之间。著有《伤寒杂病论》一书。

现在广泛流传的《伤寒论》和《金匮要略》两书，学术界一般公认为其确系张仲景著作，为《伤寒杂病论》的两个组成部分。然《伤寒杂病论》一书，是怎样成为现在流传的《伤寒论》和《金匮要略》两书了的呢？过去有人认为是晋代王叔和所分，有人认为是宋代林亿等人所分。其实，《伤寒杂病论》分成《伤寒论》、《金匮要略》两书，既不是分自晋代王叔和，也不是分自宋代林亿等人，而是在它长期流传过程中逐渐地自然形成的。

众所周知，张仲景所写的《伤寒杂病论》，经过数十年后，在晋代，王叔和对其"伤寒"部分进行了整理，从而出现了《伤寒论》一书的流传。到唐代，孙思邈《千金翼方》卷九、卷十两卷中所论述的"伤寒"，以"方证同条，比类相附"的方式，全载今本《伤寒论》中，从"痉湿暍病"到"阴阳易差后劳复食复病"的内容，且明谓这是对张仲景《伤寒大论》"鸠集要妙，以为其方"而"用之多验"的。这里所谓的《伤寒大论》，就是王叔和整理的《伤寒论》之书。然而在王焘所撰的《外台秘要》一书里，所引现在流传的《伤寒论》和《金匮要略》两书的内容，却概称引自《伤寒论》。王焘《外台秘要》所谓的《伤寒论》一书，既包括有今本《伤寒论》的内容，又包括有今本《金匮要略》的内容，说明了这个所谓《伤寒论》，实是《伤寒杂病论》书名的简称。从而也表明了在唐代，王叔和整理的《伤寒论》和张仲景原著的《伤寒杂病论》二书在同时流传。

迨至北宋仁宗之朝，林亿、孙奇、高保衡等奉敕校正医书时，王叔和整理的《伤寒论》继续在流传，而张仲景所著《伤寒杂病论》原书则已亡佚而无传本了，故林亿等谓“张仲景为《伤寒杂病论》合十六卷，今世但传《伤寒论》十卷，杂病未见其书”也。

根据林亿等《金匮要略方论序》载：“翰林学士王洙在馆阁日于蠹简中得仲景《金匮玉函要略方》三卷，上则辨伤寒，中则论杂病，下则载其方并疗妇人，乃录而传之士流才数家耳。尝以对方对证者施之于人，其效若神。然而或有证而无方，或有方而无证，救疾治病，其有未备，国家诏儒臣校正医书，臣奇先校定《伤寒论》，次校定《金匮玉函经》，今又校成此书，仍以逐方次于证候之下，使仓卒之际便于检用也，又采散在诸家之方，附于逐篇之末，以广其法。以其‘伤寒’文多节略，故所自‘杂病’以下，终于‘饮食禁忌’，凡二十五篇，除重复合二百六十二方，勒成上、中、下三卷，依旧名曰《金匮方论》。”表明了宋翰林学士王洙发现的《金匮玉函要略方》，“上则辨伤寒，中则论杂病，下则载其方并疗妇人”，一共只有三卷，显然不是张仲景所写十六卷本的《伤寒杂病论》原书，而是唐宋间人对张仲景《伤寒杂病论》的内容进行了不少删削而摘录其中自己认为重要的部分编为上、中、下三卷，是《伤寒杂病论》的一个删节本，故将其名更之曰《金匮玉函要略方》。从其书更名曰《金匮玉函要略方》，也可看出其是《伤寒杂病论》的删节本，所谓“金匮玉函”者，乃“珍贵”、“宝贵”、“贵重”、“保慎”之意，犹贾谊《新书·胎教》所谓“书之玉版，藏之金匮”也；所谓“要略”者，要，略也，略，要也。要、略二字，义可互训，叠词同义，故以为词。许慎注《淮南子·要略》说：“略数其要，明其所指，字其微妙，论其大体也。”此所谓“要略”者，乃谓其内容是医学精要中之最精要者。我们也发现了一些现在流传的《伤寒论》和《金匮要略》两书所未记载的张仲景著作的遗文，如《备急千金要方》卷二十六第一载：“仲景曰：人体平和，惟须好将养，勿妄服药，药势偏有所助，令人脏气不平，易受外患”，《外台秘要·疗疟方》载：“张仲景《伤寒论·辨疟病》……疟岁岁发至三岁发，连日发不解者，以胁下有痞也。疗之不得攻其痞，但虚其津液，先其时发汗，先小寒者，渐引衣自覆，汗出小便利则愈。疟者，病人形瘦肉上必粟起”等等是其例。这就足证王洙在蠹简中发现的《金匮玉函要略方》一书乃后人对张仲景《伤寒杂病论》的删节本。同时，在《金匮要略》一书中，所载“胸痹，胸中气塞，短气，茯苓杏仁甘草汤主之，橘枳姜汤亦主之”，“病溢饮者，当发其汗，大青龙汤主之，小青龙汤亦主之”，“小便不利，蒲灰散主之，滑石白鱼散、茯苓戎盐汤并主之”等文之文例，不见于汉唐时期的中医其他方书中，显然这是唐宋间人对张仲景《伤寒杂病论》一书进行删节时，而将有关条文归并如此的。这就从另一方面证明了王洙在蠹简中发现的《金匮玉函要略方》一书乃后人对张仲景《伤寒杂病论》的删节本。林亿等在校正此书时，以其书中伤寒之文甚为简略，且另有《伤寒论》一书在行世，故删其上卷，而将其下卷所载之方，又逐方次于证候之下，仍分上、中、下三卷，依旧名曰《金匮方论》。这就是现在流传的所谓《金匮要略方论》、《新编金匮要略方论》、《金匮玉函要略方》以及简称为《金匮要略》等本的来源。

二 《金匮要略》主要内容

现在流传的《金匮要略》一书，是现在流传的《伤寒论》一书的姐妹篇，是张仲景《伤寒杂病论》中的“杂病部分”，也是中医学的经典著作之一，它汇粹了后汉及其以前的医学知识，整理了后汉及其以前的医疗经验，以阴阳五行、脏腑经络、营卫气血以及六淫、七情等学说为基础，以病名为纲，创造性地发展了具有整体观念的辨证施治的中医学理论，并且，依据这一理论来阐述病因病机、诊断、预防和治疗方法。它是一部理论结合实际的医学专著。第一篇为总则，第二篇至十七篇为内科病，第十八篇为外科病，第十九篇为其他杂病，第二十篇至二十二篇为妇产科病，第二十三篇为杂疗方，第二十四篇至二十五篇为饮食禁忌。全书包括痉病、湿痹、中暍、百合病、狐蜮、阴阳毒、疟疾、中风、历节、血痹、虚劳、肺痿、肺痈、肺胀、胸痹、心痛、短气、奔豚气、腹满、寒疝、宿食、五脏风寒、肝著、肾著、脾约、三焦病、大肠病、小肠病、积聚、癫狂、痰饮、咳嗽、消渴、小便利、淋病、水气病、黄疸病、惊悸、出血、瘀血胸满、呕吐、哕证、下利（泄泻、痢疾）、创伤、痈疡、肠痈、浸淫疮、趺蹶、手指臂肿、转筋、阴狐疝、蛲虫病、尸厥、客忤和妇人胎前诸疾、产后诸疾、妇科杂病等数十种病证的辨证治疗及溺死、缢死的解救方法。为了帮助读者了解全书内容概况，现将各篇内容要点介绍如下：

《脏腑经络先后病脉证第一》说明人身脏腑经络隐于内而不见于外，然其活动情况却外著之于声息色脉、寒热痛痒、喜怒爱憎、便溺饮食之中，可以用望、闻、问、切的方法来诊知脏腑经络的病变。所载关于脏腑经络先后患病的脉象、症状和诊治法则的概论，具有全书纲领的意义，所以学习的人应当先研究它、领会它的基本精神实质。

《痉湿暍病脉证治第二》所论述的是痉、湿、暍三种不同的病证。痉病，是以项背强急，口噤不开，甚则角弓反张为其特征；湿病，是以身重，骨节疼烦为其特征；暍病，是以发热，口渴，汗出，恶寒，身重为其特征。由于痉、湿、暍三病，均为外感所引起，都属于太阳经之病，有太阳见症；并且痉病有因湿的，暍病有夹湿的，湿病之主因为湿，三者相类似的地方很多，所以合为一篇。

《百合狐蜮阴阳毒病脉证治第三》，论述百合、狐蜮、阴阳毒三种病的辨证和治疗。百合病是以精神恍惚不定，饮食、行为、语言的失调，以及口苦、小便赤、脉微数为其特征的一种疾病；狐蜮病是以目赤、咽喉以及前后二阴腐蚀溃烂为特征的疾病；阴阳毒是以发斑、咽痛为特征的一种感染疫毒引起的病变。虽然三者的病源不同，但它们在某些症状上却有一些类似的地方，如：在神志方面，百合病有神情恍惚不定之症，而狐蜮病有神思迷乱，类似百合病；狐蜮病有腐蚀溃烂之症，而阴阳毒也有脓血腐败，类似狐蜮病，所以三病列为一篇。

《疟病脉证并治第四》是专论疟病，对于疟病的症因脉治都有论述，它的理论和治法都比较精微和周密，其论证处方，可以补《素问》疟病刺法的不足。本篇的条文不多，但很有指导意义。

《中风历节病脉证并治第五》论述中风、历节病。中风，是以猝然昏倒，半身不遂，口眼㖞斜，甚则神识不清，不能言语为其特征；历节病是以关节疼痛剧烈，甚至肿大为其特征。由于二者都是体质薄弱，正气先虚，感受外在的风邪所引起，并且均有四肢部位的症状，所以合为一篇。

《血痹虚劳病脉证并治第六》，血痹病是因荣卫虚弱，腠理不密，外受风邪，痹于肌表，使血脉痹滞而不通者就是；虚劳病起因虽多，但终有至于血痹者，所谓“内有干血，肌肤甲错，两目黯黑”者就是。其血痹、虚劳二病，因虚所致，证有相通，所以合为一篇。

《肺痿肺痈咳嗽上气病脉证治第七》包括肺痿、肺痈、咳嗽上气三种病证。肺痿，就是肺叶萎弱不用，以多唾涎沫为主的病证；肺痈，就是肺生痈脓，以咳嗽、胸痛、吐脓痰腥臭为主的病证；咳嗽上气，就是肺气不利，气逆于上，以喘咳上气，不能平卧为主的病证。由于这三种病证的病变部位均在肺部，均有咳嗽、喘逆等症状，且这三者多互相影响，所以从《血痹虚劳病脉证并治第六》后，特立三病为一篇。

《奔豚气病脉证治第八》，奔，奔跑；豚，小猪，奔豚，是形容本病的证候发生犹如小猪之奔突，故名。奔豚气病就是以“气从少腹上冲咽喉，发作欲死，复还止”为其特征。本篇即专论此病的发病原因、机制、证候和治疗方法。

《胸痹心痛短气病脉证治第九》，痹，是痹闭不通的意思。胸痹，就是指胸中痹闭不通，它是以胸膺部疼痛为其主症的；心痛是指心窝部位的疼痛证；短气，是指呼吸迫促气短。本篇所载胸痹、心痛、短气三种病，其发病的部位相近，病理上往往互相影响，并且三者每每同时出现，所以合为一篇论述。

《腹满寒疝宿食病脉证治第十》，论述腹满、寒疝、宿食三种疾病。腹满，就是腹部胀满证；寒疝，就是寒性腹痛证；宿食，就是伤食证。由于三者都是胃肠病变，都能产生胀满滞塞或疼痛的症状，都为脏腑所病，所以合为一篇。

《五脏风寒积聚病脉证并治第十一》首先论述五脏风寒和真脏脉象，其次论述三焦各种病证，最后论述脏腑积聚脉证。从一定意义上说，也有全书纲领的意义。

《痰饮咳嗽病脉证并治第十二》论述痰饮病，如痰饮、悬饮、溢饮、支饮等。其篇题所说之痰饮是广义的，指本篇各种饮病；篇中各条所说之痰饮是狭义的，只是四饮中的一种。然咳嗽一证，由于饮邪而发者附于本篇，以表示和《肺痿肺痈咳嗽上气病篇》所载之“咳嗽”不同。

《消渴小便利淋病脉证并治第十三》，论述消渴、小便利、淋病三种病证。消渴，是以“善消而大渴”为特征的病证；小便利，是指小便利多的病证；淋病，是小便涩痛不畅和癃闭不通的病证。由于这三种病证都有小便异常，且往往相兼并现，所以合为一篇。

《水气病脉证并治第十四》，是论述水气病的专篇。论述的内容有水气病的病因病机、辨证治疗等。水气病是由于外感和内伤，导致阳气失职，不能制水，水气渗于皮肤肌肉所形成，其证是以“身体肿胀”为主。本篇根据其各个不同脉证和病机，把水气病分为五种：风水、皮水、正水、石水和黄汗。对于其治疗，以水邪所在的部位不同，分别提出了“腰以下肿，当利小便；腰以上肿，当发汗乃愈”以及“可下之”的治疗原则。

《黄疸病脉证并治第十五》专论黄疸病的脉因证治。并从黄疸病的不同原因和证候，分为谷疸、酒疸、女劳疸三种类型。最后载虚劳萎黄一条，以与黄疸病相鉴别。

《惊悸吐衄下血胸满瘀血病脉证治第十六》论述惊悸、吐血、衄血、下血、胸满瘀血等多种病证。由于它们都与心及其所主之血有着密切的关系，发病的原因多为心肝有病，营卫气血失调所引起，故而列为一篇。

《呕吐哕下利病脉证治第十七》论述呕吐、哕、下利等病证。哕，即呃逆；下利，即包括泄泻和痢疾两种。由于呕吐、哕、下利这三种病证，都是属于肠胃之病，由肠胃功能失调引起，在证候上三者往往互兼，所以列为一篇讨论。

《疮痈肠痈浸淫病脉证并治第十八》，疮，即金疮。痈，即痈肿。本篇论述痈肿、肠痈、金疮、浸淫疮等疾病的诊断和证治。这几种疾病都属于外科疾患，所以合为一篇。

《趺蹶手指臂肿转筋阴狐疝蚘虫病脉证治第十九》论述趺蹶，手指臂肿、转筋、阴狐疝、蚘虫五种病证。其中蚘虫病是本篇论述的重点。由于这些碎杂病证未经各篇收载叙述过，所以一概补论于本篇。

《妇人妊娠病脉证并治第二十》论述妇人妊娠病脉证和治疗的专篇。其论述的内容有妊娠呕吐、妊娠下血、妊娠小便不利、妊娠腹痛、妊娠养胎等。

《妇人产后病脉证治第二十一》论妇人产后诸病的专篇。由于妇人分娩以后，身体虚弱，气血不足，往往产生一些产后有关疾病。本篇论述产后各种疾病，包括有产后郁冒、产后大便难、产后腹痛、产后中虚、产后发热、产后中风、产后下利等等病证。

《妇人杂病脉证并治第二十二》论妇人杂病之病因、病证和治疗方法。妇人杂病的总的起因，有因虚、积冷、结气三种，而其病证有热入血室、经水不利、带下、漏下、腹痛、咽中如有炙脔、脏躁、转胞、阴吹、阴疮等等。

《杂病方第二十三》、《禽兽鱼虫禁忌并治第二十四》、《果实菜谷禁忌并治第二十五》，此三篇为宋人所附。暂不录入本书中。

三 如何学习《金匮要略》

本书总结了汉以前丰富的临床经验，提供了辨证论治和方药配伍的一些基本原则，创立了脏腑、气血辨证方法。所以，一千七百年来，它一直指导着中医临床实践，为中医治疗内、外、妇科疾病的一部宝贵典籍。因而，它是学习和研究中医学的人的一部必读之书。然其文字古朴，言简意赅，故而当明了其读法，才能理解原书原意。

1. 学习主要精神，不要死扣字眼或死于句下。由于现传《金匮要略》之书，为宋代翰林学士王洙在馆阁日于蠹简中发现，其中错简脱误颇多，例如《五脏风寒积聚病脉证并治第十一》，五脏各有中风、中寒，今脾只载中风不载中寒，而肾中风、中寒均不载；又如《痉湿暍病脉证第二》第七、八条错脱等等，再加上汉代的文字古奥，笔法古老，学习时应该掌握其主要的精神实质，不能尽钻牛角尖死扣字眼以辞害义。如《脏腑经络先后病脉证第一》第十三条说："风中于前，寒中于暮"；《百合狐蜮阴阳毒病脉证治第三》第一条说："百合病……每溺时头痛者，六十日乃愈，若溺时头不痛淅然者，四十日愈，若溺快然但头眩者，二十日愈。"前者是说热邪归阳，寒邪归阴，邪气总是循着"物从其类"的规律伤人；后者是说百合病证现"溺时头痛的"为病重而愈期较慢，证现"头不痛淅然的"为病较轻而愈期较快，证现"溺快然但头眩的"为病更轻而愈期更快。绝对不能机械地把前者理解为风邪只在上午伤人而下午不伤人、寒邪只在下午伤人而上午不伤人，也绝对不能机械地把后者理解为现出不同证候的百合病，一定要是"六十日乃愈"、"四十日愈"、"二十日愈"，一天也不能多，一天也不能少。如果这样死死地去理解，就将与临床的实际情况不相合。再如《血痹虚劳病脉证并治第六》第三条说："夫男子平人，脉大为劳，极虚亦为劳。"意思是说人的形体虽无症状而脉象已出现了"大"或"极虚"，这是虚劳之渐，精气内损，已将成为虚劳病证。所谓"男子"，是指病由房劳伤肾，并不是说本条之病只害男子而女子不害；所谓"平人"，是指脉病形不病，并不是指真正健康之人，与《素问·平人气象论》中所谓"平人者，不病也"的"平人"一词的意义不同。否则，何以解释其"大"或"极虚"的脉象？

2. 参阅汉代及其前后相距不远时代的医学著述，如《黄帝内经》、《难经》、《神农本草经》、《伤寒论》、《金匮玉函经》、《针灸甲乙经》、《脉经》、《肘后备急方》、《诸病源候论》、《备急千金要方》、《千金翼方》以及《外台秘要》等等，来帮助学习。其作用有二：一因其著作年代与《金匮要略》的成书年代相距不远，因而，其语言文字和学术思想都比较相近，可以互相会通，这就大大地便利于学习时能够比较正确地理解《金匮要略》内容的原意；一因其记载有《金匮要略》的某些内容，可以校正《金匮要略》某些文字的谬误，使其现出本来面貌而便于学习。

关于前者，例如《黄疸病脉证并治第十五》"黄疸病，茵陈五苓散主之。"文中只有"黄疸病"三字，而没有具体症状，然茵陈五苓散又不可能主治所有的黄疸病，这就需要考究《素问·平人气象论》"溺黄赤安卧者，黄疸"、"目黄者，曰黄疸"之文，才可了解本条黄疸病有"目黄"、"溺黄赤"、"安卧"等症在内；再例如《腹满寒疝宿食病脉证治第十》"问曰：人病有宿食，何以别之？师曰：寸口脉浮而大，按之反涩，尺中亦微而涩，故知有宿食，大承气汤主之"。

本条只有脉象而未载症状，若但从所载“寸口脉浮而大，按之反涩，尺中亦微而涩”的脉象上看，实际上无法“知其有宿食”，也无法贸然给以“大承气汤主之”。当然，可以从本条的文气上读出其包括有前面“腹满”、“寒疝”二病中所叙述的“腹部胀满”或“绕脐疼痛”的症状在内，倘能以《伤寒论·辨阳明病脉证并治》中“……烦不解，腹满而痛，此有燥屎也。所以然者，本有宿食故也，宜大承气汤”之文相参，就更为明了，切实；又例如《肺痿肺痈咳嗽上气病脉证治第七》“咳而脉浮者，厚朴麻黄汤主之”、“脉沉者，泽漆汤主之”，如果仅凭“咳而脉浮”或“脉沉”，就无法运用厚朴麻黄汤或泽漆汤，这在《备急千金要方》和《脉经》上记载较详，《备急千金要方·卷十八·第五》：“咳而大逆上气、胸满。喉中不利，如水鸡声，其脉浮者，厚朴麻黄汤”、“夫上气，其脉沉者，泽漆汤”，《脉经·卷二·第三》：“寸口脉沉，胸中引胁痛，胸中有水气，宜服泽漆汤”。

关于后者，例如《水气病脉证并治第十四》“……咳而喘不渴者，此为脾胀，其状如肿，发汗即愈。”既为“脾胀”，其证何以出现“咳而喘”且“其状如肿”而在治疗上“发汗即愈”？《灵枢·经脉》载：“肺手太阴之脉……是动则病肺胀满，膨膨而喘咳”，《肺痿肺痈咳嗽上气病脉证治第七》“上气，喘而躁者，此为肺胀，欲作风水，发汗则愈”，表明了所谓“脾胀”，乃“肺胀”之误；再例如《痉湿暍病脉证治第二》“风湿，脉浮，身重，汗出，恶风者，防己黄芪汤主之。防己黄芪汤方：防己一两，黄芪一两一分，甘草半两炙，白术七钱半，上剉麻豆大，每抄五钱匕，生姜四片，大枣一枚，水盏半，煎八分，去滓温服，良久再服。喘者加麻黄半两，胃不和者加芍药三分，气上冲者加桂枝三分，下有陈寒者加细辛三分。服后当如虫行皮中，从腰下如冰，后坐被上，又以一被绕腰下，温令微汗，差。”其方的煎法及药物用量何以与《金匮要略》中其他方剂的煎法及药物用量不一样？《备急千金要方》卷八载：“治风湿脉浮，身重，汗出，恶风，方：汉防己四两，甘草二两，黄芪五两，生姜、白术各三两，大枣十二枚。上六味㕮咀，以水六升，煮取三升，分三服，服了坐被中，欲解如虫行皮中，卧取汗。”表明了其方的煎法和药物用量均为后人所改定，而不是《金匮要略》的原方。

另外，《金匮要略》一书中的少数内容，还要运用“训诂学”知识，才能对它得到正确理解。如《五脏风寒积聚病脉证并治第十一》“阴气衰者为癫，阳气衰者为狂。”如用现在一般理解的字义，把“衰”字当作“虚少”解释是不能把它读通的，必须根据《说文·衣部》所谓“衰，草雨衣”之义，作“重叠”讲，始与《难经·十二难》“重阳者狂，重阴者癫”之义相符合。

3. 读于无字处。对于《金匮要略》书中的内容，不仅要从其文字的正面、反面、侧面去进行学习，进行理解，而且要从其没有字句的地方找出问题，发现内容。

（1）从下文找出上面内容。在《金匮要略》的文章中，往往有省笔法的语句，这必须从下文中发现上面的内容，如《痰饮咳嗽病脉证并治第十二》“病者脉伏，其人欲自利，利反快，虽利，心下续坚满……”从“心下续坚满”之句，就可确定其“病者脉伏”句下，原有“心下坚满”之症存在；再如《黄疸病脉证并治第十五》“谷疸之为病，寒热不食，食即头眩，心胸不安，久久发黄为谷疸，茵陈蒿汤主之。茵陈蒿汤方：茵陈蒿六两，栀子十四枚炒，大黄三两。上三味，煮取三升，去滓，分温三服，小便当利，尿如皂荚汁状，色正赤，一宿腹减，黄从小便去也。”从其文的“小便当利”和“一宿腹减”之句，就可确定其病原有“小便不利”和“腹满”之症存在。

（2）以方测证，即从方药中找出症状。《金匮要略》书中，很多条文叙述的证候不详而包括在所用的方药之中，这叫做“证以方略”，或者说“寓证于方”。例如《痓湿暍病脉证治第二》“湿家身烦疼，可与麻黄加术汤，发其汗为宜……。”仅只“湿家身烦疼”，是无法确定“可与麻黄加术汤”的。既然是可与麻黄加术汤，这就表明其病还有“麻黄汤”的“头痛、身痛、发热、恶寒、无汗而喘、脉浮紧”等征象存在；再例如《痰饮咳嗽病脉证并治第十二》“夫短气，有微饮，当从小便去之，苓桂术甘汤主之，肾气丸亦主之。”同一“微饮”“短气”（当然还有“小便不利”之症）而方治何以有二？这又必须从方药中找出二方的主治病证，苓桂术甘汤为温化中阳而利小便之剂，其病当有“心下逆满”之症，肾气丸为温化肾气而利小便之剂，其病当有“腰部酸痛”之症。

（3）以证测方，即从病证中找出方药。《金匮要略》书中，也有很多条文叙述病证较详而未出方治，这必须从病证中找出方治来，因为方治是包括在病证之中，这叫做“方以证略”，或者说是“寓方于证”。例如《痓湿暍病脉证治第二》“太阳中暍，发热恶寒，身重而疼痛，其脉弦细芤迟，小便已，洒洒然毛耸，手足逆冷，小有劳，身即热，口开，前板齿燥。若发其汗则其恶寒甚，加温针则发热甚，数下之则淋甚”。从其所述的病证及治疗禁忌，即知当用甘凉撤热、保津益气之法而宜“白虎加人参汤”方；再例如《水气病脉证并治第十四》“……病水，腹大，小便不利，其脉沉绝者，有水，可下之”和《惊悸吐衄下血胸满瘀血病脉证治第十六》“病者如热状，烦满，口干燥不（原误为“而”，今改）渴，其脉反无热，此为阴伏，是瘀血也，当下之。”从其叙述的病证上，前者“有水”，知其可用“十枣汤类”下其水，后者“是瘀血也”，知其当用“下瘀血汤类”下其瘀血。

4. 前后条文连贯读。前面说过，《金匮要略》一书的文章中有很多省笔法，除以下文找出上面内容和从方药中找病证、从病证中找方药外，还必须把前后条文连贯起来读，才能对条文内容掌握得更完全，理解得更好。例如《痉湿暍病脉证治第二》“太阳病，发热无汗，反（衍文，当删）恶寒者，名曰刚痉”，“太阳病，发热汗出，而不（此“不”字衍，当删）恶寒，名曰柔痉”等等，均须连接该篇“病者身热足寒，颈项强急，恶寒，时头热，面赤目赤，独头动摇，卒口噤，背反张者，痉病也”读，否则，前者即为“伤寒”，后者即为“中风”，而无能区别其为“痉病”了；再例如《痰饮咳嗽病脉证并治第十二》“脉沉而弦者，悬饮内痛”，“病悬饮者，十枣汤主之”，须连接该篇的“饮后水流在胁下，咳唾引痛，谓之悬饮”读，才能更好地确定“十枣汤”之治“悬饮”的具体适应证；该篇小青龙汤加减五法的六段条文，更是需要紧密地连贯在一起读。

5. 前后条文、前后疾病比较读。在《金匮要略》一书里，和在中医学的其他书中一样，每个疾病都有着一定的特点，而各个疾病的每一发展过程同样也都有着自己的特点，但是许多疾病和各个疾病的许多发展过程又都有着相互联系和相类似的症状。这必须依据各自的特点，才能区别于其他疾病或疾病的其他过程。因此，学习时必须将前后条文、前后疾病进行比较，才能得出同中之异和异中之同，而达到掌握辨证施治的法则。例如《胸痹心痛短气病脉证治第九》“胸痹之病，喘息咳唾，胸背痛，短气，寸口脉沉而迟，关上小紧数，瓜蒌薤白白酒汤主之。瓜蒌薤白白酒汤方：瓜蒌实一枚捣，薤白半斤，白酒七升。上三味，同煮取二升，分温再服”。“胸痹不得卧，心痛彻背者，瓜蒌薤白半夏汤主之。瓜蒌薤白半夏汤方：瓜蒌实一枚捣，薤白三两，半夏半升，白酒一斗。上四味，同煮取四升，温服一升，日三服。”前条为胸痹病的主证主方，而后条则是在前条的基础上多“不得卧”一症，为痰气阻塞，故瓜蒌薤白半夏汤为瓜蒌薤白白酒汤的加减，复纳“半夏”以化痰；再例如《痉湿暍病脉证治第二》第一条和第二条，都是在该篇第七条上半条症状的基础上，一为无汗而成刚痉，治用葛根汤，一为有汗而成柔痉，治用瓜蒌桂枝汤；又例如“痰饮病”和“水气病”，前者是水积于人体内腔，后者是水渗于人体肌肤，然都是水湿为病，临床上常互为因果，互相影响。

6. 和《伤寒论》内容联系读。《金匮要略》和《伤寒论》二书，原是《伤寒杂病论》这一部书的内容，是《伤寒杂病论》在流传过程中逐渐被人分开出来的。它们的内容之间实有许多相联结之处，所以在学习《金匮要略》中的某些内容时，必须和《伤寒论》中的某些内容相联系才能把它读好。如《消渴小便利淋病脉证并治第十三》“脉浮，小便不利，微热，消渴者，宜利小便发汗，五苓散主之”，“脉浮，发热，渴欲饮水，小便不利者，猪苓汤主之。”这两条文字虽有不同，其所述证候则均为“脉浮”、“发热”、“口渴”、“小便不利”等四症。然在治疗上，前者用“五苓散”发汗、利小便，后者用“猪苓汤”育阴、利小便。这就必须根据《伤寒论》中太阳病篇的“五苓散证”和阳明病篇的“猪苓汤证”加以理解，以区别二者在临床上的证候。

7. 在《金匮要略》一书中，有许多倒装文法和夹注文法的条文，必须加以认识，才能正确理解其条文内容。所谓“倒装文法”，是文章中某些句子进行着倒装的排列，如《疮痈肠痈浸淫病脉证并治第十八》“肠痈者，少腹肿痞，按之即痛如淋，小便自调，时时发热，自汗出，复恶寒，其脉迟紧者，脓未成也，可下之，当有血；脉洪数者，脓已成，不可下也。大黄牡丹汤主之。”这里“大黄牡丹汤主之”之句，应当移于“当有血”句下，读为“肠痈者……其脉迟紧者，脓未成，可下之，当有血，大黄牡丹汤主之；脉洪数者，脓已成，不可下也”等等。所谓“夹注文法”，是文章中自行注释，即条文中某些句子又是另一些句子的注释，如《妇人产后病脉证治第二十一》“产妇郁冒，其脉微弱，呕不能食，大便反坚，但头汗出，所以然者，血虚而厥，厥而必冒，冒家欲解，必大汗出。以血虚下厥，孤阳上出，故头汗出，所以产妇喜汗出者，亡阴血虚，阳气独盛，故当汗出，阴阳乃复，大便坚，呕不能食，小柴胡汤主之。”其中从“所以然者”句起到“阴阳乃复”句止等十三句，就是层层注释本节产后郁冒病证的发病和病愈机制。

8.《金匮要略》一书年代久远，其纸烂虫蛀，臆添妄改，辗转抄误均在所难免，在学习过程中，除以汉代及其前后相距不远时代的医学著作进行会通和校勘外，还应该从《金匮要略》的写作文例来确定其内容的是非，如《呕吐哕下利病脉证治第十七》“吐后渴欲得水而贪饮者，文蛤汤主之。兼主微风脉紧头痛。”这一条若据《金匮要略》文章先叙病证、后列方药的文例，则其“兼主微风脉紧头痛”一句，就不是《金匮要略》的原文，而是《金匮要略》的注者不究文蛤汤为文蛤散之误遂妄加注释，又被后人抄写将注语混入正文之中的。另外，有些内容，通过古代书籍的校考和医学理论的会通以及临床实践的体会也无法理解，这就应该缺疑，不要死死地钻牛角尖和强加解释，因为这样做是徒劳无益的，如《奔豚气病脉证治第八》“师曰：病有奔豚，有吐脓，有惊怖，有火邪，此四部病，皆从惊发得之。”这是于理难通的，权且付之阙如，以待将来学者考证。

总之，《金匮要略》是一部理论结合实际的古代医学著作，应该把它学好，以指导我们的临床实践工作，并为继承发扬祖国医学创造条件。

脏腑经络先后病脉证第一

概　述

本篇论述了人在大自然中，“因风气而生长”，与自然气候息息相关。虽“客气邪风，中人多死”，但“五脏元真通畅，人即安和”。提出了“内养真气，外慎邪风”，“不遗形体有衰”的“未病先防”和“见肝之病，知肝传脾，当先实脾”的既病防变的治未病思想；提示了人体疾病有外感，有内伤，而外邪中人，总是阳邪亲上，阴邪亲下，热邪归阳，寒邪归阴，遵循“物从其类”的规律；简明扼要地指出各种疾病都可以用望色、闻声、切脉和询问疾苦等“四诊”进行审察和认识，其疾病都是变动不居，其病从内走外者易治，从外入内者难治，并根据人体疾病的新久、表里、虚实和五脏常性以及五脏所合，确立了“分缓急施治”、“分先后施治”、“随五脏常性施治”和“随病脏所合施治”等等治疗原则。本篇具有全书纲领性的意义。

一、问曰：“上工治未病(1)**，何也？师曰：夫治未病者，见肝之病，知肝传脾，当先实脾，四季脾旺不受邪，即勿补之；中工不晓相传，见肝之病，不解实脾，唯治肝也**(2)。

夫肝之病，补用酸，助用焦苦，益用甘味之药调之。肝虚则用此法，实则不在用之。(3)

经曰：“虚虚实实，补不足，损有余。”是其义也。余脏准此(4)。

〔**讲解**〕本条从人体内部脏腑相关的整体观念出发，以五脏配五行的克制规律，论述五脏病变的传变和防止疾病传变的治疗原则。

（1）上工治未病：上工，是古时指医道比较高明的医生，治疗疾病的效果能愈十分之九的；治未病，即治疗未病的脏腑。由于五脏配五行，根据五行生克制化的理论，五脏之间是相互联系和制约的，这是在生理上的关系；在病理上，如果某脏有病则可以影响他脏，使他脏也发生疾病。肝配木，脾配土，肝木有病，则往往容易传于脾土，所谓肝木克脾土，所以治疗当先实脾。

（2）夫治未病者……唯治肝也：实脾：就是调补脾脏的意思。脾气得补，则旺盛而不受邪，这就是治其未病之意。如果四季脾气旺盛，则可以不受肝邪的侵犯，治疗可以不用单纯补它。这是上工治未病的情况。如果见肝病而唯治肝，不了解其传变的规律，缺乏整体观念，这是中工的水平。所谓中工，是医疗水平较低的医生，临床只能愈病十分之七。

（3）夫肝之病……用之：是治疗肝虚的方法。由于酸味入肝，为肝脏之本味，故补用酸。焦苦入心，心为肝之子，子能令母实。甘味性缓，用以缓解肝之急迫，故曰“益用甘味之药调之”。这是肝虚所用的治疗方法。如果肝实，则不可以用此法。条文中的“酸入肝，焦苦入心……此治肝补脾之要妙也。”等十五句，据考（疏证从略），不是本段的原文。

（4）虚虚实实……准此：“虚虚实实”，当作“无虚虚，无实实”。“无虚虚，无实实，补不足，损有余”，是引经文以明上文之意，并作出对于病证虚实治疗的结论：虚证当补，实证当泻，补其不足，损其有余，是正确治疗虚实病证的原则。如果实证用补法，虚证用泻法，则实证更实，虚证更虚，病不但不能痊愈，反而病情加重。肝病是这样，心、肺、脾、肾等脏也同样是这样，所以说“余脏准此”。

〔临证意义〕

1. 人体是一个以五脏为中心的有机整体，这个有机整体，其内部的脏腑，它们之间是相互关联的：在生理上互相联系，在病理上互相影响。

2. 本条，就是举肝病为例，以五脏配五行的克制规律，说明了人体内部脏腑之间的联系，以及它们之间的相互影响，这对我们初学者，很有启发意义：必须具有整体观念，才能掌握辨证施治的原则。

3. 本条提出了“治未病”的原则。所谓“治未病”有二个含义：其一，是指未病之前的预防性治疗，即未病先防；其二，是阐明已病之后，要争取早期诊断，积极治疗，可以防止疾病的发展与传变。“见肝之病，知肝传脾，当先实脾”是已病防变的一个实例。对于其他病证，也都要根据其疾病传变的规律，治其已病之脏腑，安其未病而又可能受病之脏腑。

4. 虚证、实证，是辨别疾病的两大门类，治疗中不能虚其虚，实其实，只能补其不足，损其有余，这是治疗疾病的两大原则，要正确运用这个原则，临床中要特别注意“大实有羸状，至虚有盛候”之象，认真辨别病情，掌握病机，治疗时正确运用补泻原则。

二、夫人禀五常，因风气而生长，风气虽能生万物，亦能害万物，如水能浮舟，亦能覆舟(1)。若五脏元真通畅，人即安和，客气邪风，中人多死，千般疢难，不越三条：一者，经络受邪，入脏腑，为内所因也；二者，四肢九窍，血脉相传，壅塞不通，为外皮肤所中也；三者，房室、金刃、虫兽所伤。以此详之，病由都尽(2)。

若人能养慎，不令邪风干忤经络；适中经络，未流传脏腑，即医治之。四肢才觉重滞，即导引、吐纳、针灸、膏摩，勿令九窍闭塞；更能无犯王法禽兽灾伤，房室勿令竭乏，服食节其冷热苦酸辛甘，不遗形体有衰，病则无由入其腠理(3)。腠者，是三焦通会元真之处，为血气所注；理者，是皮肤脏腑之文理也(4)。

〔**讲解**〕 本条论述人与自然的密切关系，以及疾病发生的原因，强调预防疾病和对疾病应早期治疗的重要性。

（1）夫人禀无常……覆舟：人生活于自然之中，与自然息息相关，是禀着木火土金水五行，因循着自然界的各种气候而生长着，自然界中的气候能使万物生长，如果在异常情况下，气候反常，则会损害万物，犹如水能使舟浮起，也能够使舟覆没一样。气候对万物这样，对人体也同样是这样。

（2）若五脏元真通畅……都尽：如果心肝脾肺肾五脏的元真之气通畅，功能活动正常，能够适应于自然气候的各种变化，则人体安和无病。客气，即外来的六淫邪气；邪风，即虚邪贼风。如果外在的六淫虚邪乘虚侵犯人体，则会多致人体发病甚至死亡，这是一般的道理。疾病的发生，归纳起来，原因不外乎三：①经络受邪，传之于脏腑，为内所因；②皮肤受邪，传注于四肢、九窍、血脉之中，使之互相搏结，壅塞不通，为外所中；③房室、金刃、虫兽所伤，既非内伤，又非外中，为不内外因。以此三条之因，详审其疾病。则各种病因包括殆尽。千般疢难，即各种疾病。疢，音“趁”。九窍，即眼、耳、鼻、口、前阴、后阴等九个孔窍。

（3）若人能养慎，……腠理：疾病侵犯人体，是乘虚而入的。如果人体能保养谨慎，在内养其正气，在外慎其邪风，不使虚邪贼风干忤其人体经络，则人体健康无病，一旦邪气刚刚中入人体的经络，还未流传于脏腑的时候，即应给予早期的治疗，以免邪气由外入里、病情由浅到深，不断发展。四肢才觉重滞，为初感邪气，可以运用导引、吐纳、针灸、膏摩等方法治疗，不使九窍闭塞不通；导引，即自摩自捏，伸缩手足，除烦去劳的一种强身健体方法；吐纳，是吐出体内的浊气，纳入体外的清气，即所谓的吐故纳新，是古代调整呼吸的一种养生却病方法。膏摩，是以药膏摩擦体表一定部位的外治方法。另外，对于虫兽灾伤、房室、饮食、起居等各方面注意调节，不使精气竭乏，那么形体强健，邪气即无由入其腠理而发病。

（4）腠者……文理也：所谓腠理，腠，是三焦交通融会元真的地方，又是血气所灌注的处所；理，是皮肤肌肉的纹理。总之，腠理是营卫气血交会出入的门户，又是抗御外部的屏障。

〔临证意义〕

1. 本条强调“防重于治”、“未病先防”、“已病早治”的思想　用调节饮食、起居、房事等养生法以内养正气，用导引、吐纳、针灸、膏摩等法以祛邪，这对当代正在开展的预防医学、临床医学和非药物疗法的研究均具有指导意义和实用价值。

2. 本条把疾病病因进行归纳而分为三：①为内所因，是经络受邪以后，又传之于脏腑；②为外所中，是皮肤受邪以后，又传注于四肢、九窍、血脉之中；③为房室、金刃、虫兽所引起，这对后世的病因学说有很大的启发作用。后世陈无择的三因学说就是在本篇第二条文的基础上，根据自己的见识，提出了外感六淫邪气为外因；内伤五脏情志为内因；饮食房室跌仆金刃所伤为不内外因，虽然不同于本篇的病因归纳分类，但实为在本篇的基础上发展起来的。

三、问曰：病人有气色见于面部，愿闻其说。师曰：鼻头色青，腹中痛，苦冷者死(1)；一云腹中冷，苦痛者死，**鼻头色微黑者，有水气**(2)；**色黄者，胸上有寒**(3)；**色白者，亡血也，设微赤非时者死；其目正圆者，痉，不治**(4)。**又色青为痛，色黑为劳，色赤为风，色黄者便难，色鲜明者有留饮**(5)。

〔讲解〕　本条是以气色判断疾病和推测其预后的望诊方法。或者说是面部和鼻部的望诊在临床上的应用。

（1）鼻头色青，……冷者死：鼻头为脾之部位，也就是居于面中，内应于脾，其正色为黄，即黄而润泽，隐然含蓄，主平人无病，如果鼻部之色不见黄而反见青，证又见腹中疼痛，由于青为肝之颜色，腹为脾之部位，是为肝木乘脾土，故腹中痛；如再见有极度的怕冷，则是脾阳衰败，阴寒内盛的表现，为有阴无阳，所以其证主死。

（2）鼻头色微黑者，有水气：黑为肾之色，说明脾土溃败，不能制水，肾水反侮脾土，故主有水气。

（3）色黄者，胸上有寒：是说面部色黄，黄为脾之色，脾病则产生湿气，湿气停于胸膈，成为寒饮之邪气，所以色黄者，胸中有寒。

（4）色白者，……不治：是说面部色白，则为亡血之证。由于血为阴，血亡则阴虚，阴虚则阳气不可更浮，假设亡血之人的面部现出微赤之色，而不是在火气当令之时，为虚阳浮越于上，阳浮于上而与阴气相离，所以主死。其目正圆，是指两眼直视而目珠不能转动，为风邪强盛，精气亡绝，其病为痉，甚难治疗。

（5）又色青为痛，……留饮：青为血脉凝滞之色，不通则痛，所以主痛；色黑为劳，黑为肾色，劳则伤肾，其色外露，所以主劳；色赤为风，赤色主火，风从火发，所以主风；色黄者便难，黄为脾色，脾病不运，所以大便困难；色鲜明者有留饮，色鲜明，即明亮光润，为水饮留聚，泛溢于面部，所以主有留饮。

〔临证意义〕

1. 气色是五脏六腑的气血精华，藏于内者为气，现于外者为色，所以临床望色可以测知内在脏腑的盛衰，血气的有余不足。望色是望诊中的一个重要内容，在中医四诊中列于首位。

2. 异常的气色反映于面部，由于气色不同，其主病不同：白色，多主虚寒病证和失血病证；黄色，多主脾虚病证和湿邪病证；青色，多主寒凝病证、疼痛病证、瘀血病证和惊风病证；赤色，多主实热病证和虚热病证；黑色，多主肾虚病证、水饮病证和瘀血病证。

四、师曰：病人语声寂然喜惊呼者，骨节间病(1)；语声喑喑然不彻者，心膈间病(2)；语声啾啾然细而长者，头中病(3)。一作痛。

〔讲解〕 本条是以语音的不同测知疾病，也就是举例说明闻诊在临床上的意义。

（1）语声寂然喜惊呼者，骨节间病：是指安静无语之状；骨节间病，是指关节疼痛一类病证。由于病在关节，关节疼痛，屈伸转动不利，所以病人常喜安静而恶动，若不慎而动，则疼痛加剧，故而发出惊呼之声。

（2）语声喑喑然不彻者，心膈间病：由于膈胸为心肺之居，肺主气而司声音，肺气不清，则气道塞而不畅，声音不能彰明，故喑喑然而不彻。

（3）语声啾啾然细而长者，头中病：由于病在头中，则声不敢扬，扬声则头部震动而痛剧，所以声音细小，又由于膈间无病，气道通利，所以声音虽细小但清彻而长。

〔临证意义〕 以上以三种语音的不同测知了骨节间病、心膈间病和头中病三种疾患，这在临床上很有指导意义，说明了闻诊同望诊一样，在临床诊断上具有很重要的地位，在临床诊断疾病中是不可缺少的一个重要内容。

五、师曰：息摇肩者，心中坚[1]；息引胸中上气者，咳[2]；息张口短气者，肺痿唾沫[3]。

〔讲解〕 本条以患者的呼吸形态等情况诊察疾病，也就是综合闻诊和望诊在临床上进行具体运用。

（1）息摇肩者，心中坚：息，一呼一吸谓之息。息摇肩者，是说呼吸时摇引着肩动；心中坚，即胸中坚实，为邪气壅滞于胸中所致，由于邪气壅滞，格阻其气机的升降，所以息而摇肩。

（2）息引胸中上气者，咳：气道不利，气机逆乱，肺气升而不降，故息而引咳。

（3）息张口短气者，肺痿唾沫：肺中燥热，肺叶焦枯，气弱不振，故张口短气。津液化为涎沫，上溢出于口中，故浊唾涎沫，这就是肺痿病证。

〔临证意义〕

1.“息摇肩”虽有虚实之别，但一般多为实邪之证。肺肾二脏关系呼吸，肺肾发生异常，则出现“息摇肩”。如病在肺，为邪阻胸中，肺气不利，为实证。除有“息摇肩”外，还伴有胸闷、短气、喘咳、脉实等症。如病为肾气不足，不能纳气归根，致使元气耗散于上，为虚证。除有“息摇肩”外，还伴有短气喘促，动则尤甚，声低气怯，肢冷汗出面青，脉虚浮无根等症。

2.“张口短气”也并非只见于肺痿之病，它可以见于多种病证：有肾气不足，不能纳气归根的“张口短气”；也有胸痞、痰饮等病证之邪气阻滞的“张口短气”。

六、师曰：吸而微数，其病在中焦，实也，当下之则愈；虚者不治[1]。在上焦者[2]，其吸促[3]，在下焦者[4]，其吸远[5]，此

皆难治(6)。呼吸动摇振振者，不治(7)。

〔讲解〕 本条以呼吸的不同，辨别病位的所在，判断疾病的吉凶。

(1) 吸而微数，……虚者不治：是指吸气轻微而又急促，中焦为气机升降的道路，如果邪实阻于中，碍于气机之升降，气不能下降，所以吸而微数，病为实证，实证当下，下之则气机通利，气机通利，则呼吸恢复常态；虚者，是指正气亏虚，如果邪实而又兼以正虚，是为不治，因为攻邪则碍正，扶正则留邪。

(2) 在上焦者：是指病在横膈膜以上的部位，此处主要是指病在肺。

(3) 吸促：是指吸气短浅、快速。由于肺气大虚，不能正常行使呼吸之功能，故“在上焦者，其吸促”。

(4) 在下焦者：是指病在肚脐以下的部位，此处主要是指病在肾。

(5) 吸远：是指吸气深长。下焦之肾异常，元阳衰竭，不能纳气助肺，所以“在下焦者，其吸远”。

(6) 此皆难治：无论病在上，还是病在下，吸气浅短，还是吸气深长，均为正气大虚之候，所以皆为难治。

(7) 呼吸动摇振振者，不治：是指呼吸时，全身动摇不宁，不能自持，这是由于正气虚弱至极，不能使形气得以相保，病属危候，所以不可治疗。

〔临证意义〕 一般情况下，呼吸关系到肺肾二脏，所以呼吸异常可以测知病之所在，或在肺，或在肾。至于实证还是虚证，须结合全身证脉进行判断。另外，如果虚证而见呼吸病变的，不论病变在何处，均属难治证候。

七、师曰：寸口脉动者，因其旺时而动，假令肝旺色青，四时各随其色(1)。肝色青而反色白，非其时色脉，皆当病(2)。

〔讲解〕 本条是论述脉色四时相应的诊法。

(1) 寸口脉动者，……其色：人与自然环境相关，与天时气候相应，与四时五色相合，所以人体寸口脉象的变动，是随着气候旺盛之时而发生变动，并且颜色也随之而变化，即色、脉、四时相应一致。例如：四时之春，肝气旺盛，则色当青，脉当弦，是为合于常规而无病。寸口，是指两手的桡动脉腕后的表浅部分，即寸、关、尺三部之脉；四时各随其色，是指春青、夏赤、秋白、冬黑。

(2) 肝色青而反色白，……当病：假令肝气旺于春时，色不现青而反见白，脉不现弦而反见毛，即为非其时而有其色脉，异于常规而当发病。

〔临证意义〕 本条所论的色脉四时，是说明它们之间的密切关系，以示医者在临证时，必须结合起来，以认识疾病。

八、问曰：有未至而至，有至而不至，有至而不去，有至而太过，何谓也？师曰：冬至之后，甲子夜半少阳起，少阳之时，阳始生，天得温和[(1)]。以未得甲子，天因温和，此为未至而至也[(2)]；以得甲子，而天未温和，为至而不至也[(3)]；以得甲子，而天大寒不解，此为至而不去也[(4)]；以得甲子，而天温如盛夏五六月时，此为至而太过也[(5)]。

〔讲解〕 本条论述时令气候的太过、不及而易导致人体发生异常情况。

（1）冬至之后……温和：自然界的时令和气候，一般来说是相应的。四季的春温、夏热、秋凉、冬寒的正常交替转移，是万物人类赖以生存活动的基本条件。如果时令、气候异常，或发生太过，或发生不及，都可影响到万物和人类，从而发生异常情况。具体说来，有未至而至，有至而不至，有至而不去，有至而太过。“至”，前一“至”是指时令至，后一“至”是指那个时令的气候至。时令、气候之始，是以冬至之后的甲子夜半算起，也就是农历十一月间冬至节以后六十日到雨水节，此时少阳当令，阳气始生未盛，天气逐渐转为温和，这是正常的气候，合于四时之令。

（2）以未得甲子……而至也：如果未得其甲子，也就是未到雨水节，天气已转温和，是为时令未至而气候已至，即所谓的“未至而至也”。

（3）以得甲子……不至也：如果已得其甲子，交于雨水节时，天气未转温和，是为时令已至而气候不至，即所谓的“至而不至也”。

（4）以得甲子……不去也：如果已得甲子，至雨水节时，而天气大寒不解，是时令已至，而气候当去不去，即所谓的“至而不去也”。

（5）以得甲子……太过也：如果已得甲子，雨水节已到，而气候过温如盛夏之五六月时，是为时令已至，而气候至而太过，即所谓的“至而太过也”。凡此，先至、不至、不去、太过，皆为异常，往往会引起万物和人类的异常变化，而失去正常状态，人类往往发生疾病。

〔临证意义〕 四时正常的表象是春温、夏热、秋凉、冬寒。如果时令与气候不相一致，或非其时而有其气，或非其气而有其时，均为反常。春夏秋冬、风寒暑湿燥火六气均可影响人体发生疾病。因此，掌握这一点，就可以使人体在气交之中，注意调摄，避免邪气，适应自然的变化，以免发生疾病。医者治病用药时，也必须注意到这一点，因时制宜。药物的寒热温凉和时令、气候变化相适应，疗效必然显著。

九、师曰：病人脉浮者在前，其病在表；浮者在后，其病在里[1]，腰痛背强不能行，必短气而极也[2]。

〔**讲解**〕 本条论同一脉象，由于出现的部位不同，则主病亦不相同。

（1）病人脉浮者在前……在里：前、后，是以关脉而分的，指寸、关、尺三部脉中之寸脉、尺脉。前，即关前的寸脉，寸属阳主表，浮在前，是邪在表，即六淫侵袭之外感；后，即关后之尺脉，尺脉属阴主里，浮在后，是病在里，即内伤精血之疾病。

（2）腰痛背强不能行，必短气而极也：两尺主肾，肾脏主骨，其外府为腰，其经脉贯脊，由于肾虚，精血内伤，虚阳浮越而不潜，故尺部之脉见浮；精虚血少，不能充养腰府脊骨，故腰痛背强不能行走；肾虚不能纳气归原，故呼吸气短而疲极。

〔**临证意义**〕 本条的脉浮在前主表证和脉浮在后主里证，是明示不同的部位出现的同一浮脉，并非主同一病证，而是主外感内伤之表里病证。所以临床上不可一见浮脉就视为表证，而忽视了里证的存在。然外感表证之脉浮，必为有力；精虚里证之脉浮，必为无力。

十、问曰：经云："厥阳独行"[1]，何谓也？师曰：此为有阳无阴，故称厥阳[2]。

〔**讲解**〕 本条论"厥阳独行"的病理。

（1）厥阳独行：在人体正常的生理情况下，阴和阳是维持着相对协调平衡状态的，任何一方失常，都会打乱这一协调平衡状态，从而出现一系列的病理变化，所谓"厥阳独行"，也即有阳无阴，正是这一病理变化的反映。

（2）此为有阳无阴，故称厥阳：厥，极也，尽也。也就是指阴气虚竭、阳气偏盛，有阳无阴，阳气盛极而厥。由于阳盛阴绝，孤阳上逆，有升无降，故厥阳独行于上。

〔**临证意义**〕 厥阳独行在临床上有许多证候表现，如肝阳上亢的面赤眩晕、僵仆；中风之卒厥暴死；虚火炎上的目赤咽痛；产后阴虚阳越的汗出昏闷等等，都是属于这一病理变化。

十一、问曰：寸脉沉大而滑，沉则为实，滑则为气，实气相搏[1]，血气入脏即死，入腑即愈[2]，此为卒厥[3]，何谓也？师曰：

唇口青，身冷，为入脏即死；如身和，汗自出，为入腑即愈[(4)]。

〔**讲解**〕 本条借脉象论述卒厥病证的机制和预后。

（1）寸脉沉大而滑，……相搏：寸脉，是指两手的寸口脉。沉则为实，滑则为气，实气相搏是对寸脉沉大而滑及卒厥的病理阐述。实，指血实；气，指气实。左寸候心主血，右寸候肺主气，本证血气相并，故脉应于寸部。寸脉沉大而滑，是气血相并而逆乱于上，发生卒然昏倒而为卒厥之病。

（2）血气入脏即死，入腑即愈：血气相并成实，已为病邪而非正常的血气，故云入脏即死，入腑则愈。因为五脏属阴，藏而不泻，邪气并入以后，不能自行外出，以致脏闭神去，气机灭息，所以入脏即死；六腑属阳，泻而不藏，邪气并入以后，可以自行化而外泻，血气得以流行，气机恢复，所以入腑即愈。

（3）卒厥：就是突然昏倒的一种病证。卒，同“猝”，猝然，突然的意思。

（4）唇口青，……即愈：入脏以后，所出现的唇口青，冷，是为血液凝滞，阳气涣散，正是为死证之候；入腑以后，出现的身和，汗自出，为血气运行正常的现象，所以“入腑即愈”。这就是卒厥病证的预后。

〔**临证意义**〕 《素问·调经论》说：“血之与气，并走于上，则为大厥，厥则暴死，气复反则生，不反则死。”这就是本条理论之所本。然本条从证候表现对《素问》的理论进行了阐发，更有助于指导临床的实践。

十二、问曰：脉脱[(1)]入脏即死[(2)]，入腑即愈[(3)]，何谓也？师曰：非为一病，百病皆然。譬如浸淫疮，从口起流向四肢者可治，从四肢流来入口者不可治；病在外者可治，入里者即死[(4)]。

〔**讲解**〕 本条承上第十一条，并举例而进一步论述：病入脏即死，入腑即愈；病在外者可治，病在里者不可治。

（1）脉脱：是指脉象乍伏不见，为正气被邪气所阻碍，经隧之道不通，血脉不能流行所致，主卒厥之病。

（2）入脏即死：厥病进入脏中，邪气入深而难出，所以“入脏即死”。

（3）入腑即愈：若厥病只入腑中，邪气入浅而又出，所以“入腑即愈”。

（4）非为一病，……即死：卒厥病是这样，其他百病也同样是这样。譬如，皮肤病中之浸淫疮病，其疮从口流向四肢者，为病由内而外出，病情渐轻，故曰“可治”；若疮从四肢流来入口者，为病从外而内入，病情渐重，故曰“不可治”。所以“病在外者可治，入里者即死”，这是一般的规律。

〔**临证意义**〕 浸淫疮：是一种皮肤病，风热发于肌肤，初生甚小，先痒后痛而成疮，汁出浸渍肌肉，重则遍及全身。

十三、问曰：阳病十八，何谓也？师曰：头痛，项、腰、脊、臂、脚掣痛。阴病十八，何谓也？师曰：咳，上气，喘，哕[(1)]，咽[(2)]，肠鸣，胀满，心痛，拘急。五脏病各有十八，合为九十病，人又有六微[(3)]，微有十八病，合为一百八病，五劳[(4)]七伤[(5)]六极[(6)]，妇人三十六病[(7)]，不在其中[(8)]。

清邪居上，浊邪居下，大邪中表，小邪中里，槃饪之邪，从口入者，宿食也[(9)]。五邪中人，各有法度，风中于前，寒中于暮，湿伤于下，雾伤于上，风令脉浮，寒令脉急，雾伤皮腠，湿流关节，食伤脾胃[(10)]，极寒伤经，极热伤络[(11)]。

〔**讲解**〕 本条是论述疾病病证的分类、计数方法以及五邪中人各有一定的法度（规律）。

（1）哕：即呃逆。

（2）咽：音“噎”，即哽咽。

（3）六微：是指六腑之病。

（4）五劳：是指五脏之劳，包括肺劳、心劳、肝劳、脾劳、肾劳。

（5）七伤：指食伤、忧伤、饮伤、房室伤、饥伤、劳伤、经络营卫气伤。

（6）六极：指气极、血极、筋极、骨极、肌极、精极。极，作“疲”字解，是疲极劳损的意思。

（7）妇人三十六病：指十二瘕、九痛、七害、五伤、三痼。

（8）（问曰：阳病十八）……不在其中：把各种疾病总起来分为两类：阳病和阴病。所谓阳病，是指人体躯壳以外的病证，头、项、腰、脊、臂、脚等六者，病兼上下而在外，故通谓之阳病；所谓阴病，是指人体躯壳以内的病证，咳、上气、喘、哕、咽、肠鸣、胀满、心痛、拘急等九者，病兼脏腑而在内，故通谓之阴病。在外的阳病中，有营病、卫病，营卫交病的不同，这是一病而有三，其三六得一十八病，所以说“阳病十八”；在里的阴病中，有虚病、实病的区别，这是一病而有二，其二九得一十八病，所以说“阴病十八”。另外，除阳病和阴病以外，还有五脏之病和六微之病，也就是邪气中于脏腑，气血失调所引起的脏腑病证。五脏之病和六微之病都各具有十八，其皆为风、寒、暑、湿、燥、火等六淫之邪所中。然脏腑之受邪，又各有气分、血分、气血并受之三端，其六而三之，则为十八病，以十八之数推算，则五脏合得九十病，六微合得一百八病。至于五劳、七伤、六极，是起居饮食情志所生，妇科三十六病，是月经产乳带下之疾，均非六淫外感所致，所以说不在其中。

（9）清邪居上……食也：根据病邪的性质定位不同名目。清邪：谓雾露之邪，是本之于天，故居于上部。浊邪：为水湿之邪，是本之于地，故居于下部。大邪：即指漫风之邪，漫风虽大而力散，故中于表分。小邪：即是户牖隙风，隙风虽小而力锐，故中于里分，槃饪之邪：槃读"馨"（xīn），即为饮食之邪，饮食从口而入，进入中焦，故伤于脾胃。

（10）五邪中人，……脾胃：已知其邪气有清浊大小之不同，人身有上下表里之区别，同时邪气袭人所中部位，也有一定规律可循，这就是所谓"各有法度"。如风为阳邪而中于午前；寒为阴邪而中于午后；湿气重浊而伤于下部；雾气轻清而中于上部；胃主纳食，脾主运化，故饮食不节，则伤脾胃。

（11）极寒伤经，极热伤络：经脉在里为阴，络脉在外为阳，寒气归阴，所以寒极则伤经；热气归阳，所以热极则伤络。

〔**临证意义**〕　五邪中人的规律，主要是阳邪亲上，阴邪亲下，热邪归阳，寒邪归阴。在临床上很有指导意义。临床上，我们可以用来分析疾病病位的上下表里、病邪的阴阳属性，从而正确诊断疾病和治疗疾病。

十四、问曰：病有急当救里救表者，何谓也？师曰：病，医下之，续得下利清穀不止，身体疼痛者，急当救里；后身体疼痛，清便自调者，急当救表也。

〔**讲解**〕　本条论述表里同病的缓急治疗原则。

在一般情况下，病在表分的，治疗法当解表，使邪从外而解，如果医者不慎，误用攻下之法，则在表之病不但不解，且因下法，徒伤其肠胃，从而在原有疾病的基础上，又增完谷不化之泄泻一证。

身体疼痛为表证，下利清谷为里证，在表里病证同时存在的情况下，如何治疗？首先，分清证情的先后缓急，权衡病情的表里轻重。里证急治，表证缓治。由于攻下以后，下利清谷不止，正气严重损伤，即将亡阳虚脱，往往会导致其他危笃之证的发生，所以救里扶正，是治疗的当务之急。只有在里证解除，正气恢复以后，再着手于治疗身体疼痛之表证，如此先里后表，里和表解，疾病痊愈。救，即救治的意思。

〔临证意义〕 本条是论述误下以后的表里先后的治疗原则。身体疼痛为寒邪在表，下利清谷为里气虚寒，根据条文提出的治则，是先治下利清谷证，而后治疗身体疼痛证。但如何具体治疗？《伤寒论》中提出了具体的治疗方剂，即治疗下利清谷的，用四逆汤；治疗身体疼痛的，用桂枝汤。四逆汤有回阳救逆的作用；桂枝汤有解表祛寒的作用。

十五、夫病痼疾(1)加以卒病(2)，当先治其卒病，后乃治其痼疾也(3)。

〔讲解〕 本条为论新久同病的先后治疗原则。

(1) 痼疾：是痼久难治的旧病，痼，音“固”。

(2) 卒病：卒然而得的新病。

(3) 当先治其卒病，后乃治其痼疾也：旧病加新病，如何治疗？同样，也是要首先分析疾病的先后缓急，然后才施以相应的治疗措施。由于旧病病势较缓，病根深固而难以速愈，新病病势较急，病情轻浅而易以祛除，不治则病势发展加重。所以在旧病新病同时存在的情况下，先治其新病，后治其旧病。新病除，旧病解，则疾病痊愈。

〔临证意义〕 先治新病，后治旧病，这是治疗的一般原则。但是，临床上，新病和旧病往往是相互影响的，所以在先治新病的同时，某些情况下要兼顾旧病，而不可偏颇。如一味治其新病，则会产生变证。例如，久患淋病之人，又感受了邪气，如果只先治外感而发汗，忘记了“淋家不可发汗”的禁戒，就会引起便血的变证。

十六、师曰、五脏病(1)各有所得(2)者愈，五脏病各有所恶(3)，各随其所不喜(4)者为病。病者素不应食，而反暴思之，必发热也(5)。

〔讲解〕 本条论述五脏病各有所得、各有所恶、各有所不喜，以及脏气为邪气所易的病证。

(1) 五脏病：是指心肝脾肺肾各脏中之某一脏患病而言，并非是指五脏齐病。

(2) 各有所得：即各有所合。得，合也，相合的意思。

“五脏病各有所得者愈”：是说：五脏者，肝苦急者，得甘缓之剂即愈；肝病欲散者，得辛散之剂即愈。心病苦缓者，得酸收之剂即愈；心病欲软者，得咸软之剂即愈。脾病苦湿者，得苦燥之剂即愈；脾病欲缓者，得甘缓之剂即愈。肺病苦气上逆者，得苦降之剂即愈；肺病欲收者，得酸收之剂即愈。肾病苦燥者，得辛润之剂即愈；肾病欲坚者，得苦坚之剂即愈。

（3）各有所恶：即各有所憎恶的东西。恶，憎也。

（4）各随其所不喜：即各有所不相合的东西。不喜，谓凡与其不相合者，皆为不喜。

“五脏病各有所恶，各随其所不喜者为病”，是说：五脏病，心肺肝脾肾如果随其恶热、恶寒、恶风、恶湿、恶燥，随其不喜咸、不喜苦、不喜辛、不喜酸、不喜甘等，则会发生疾病。以上，五脏之病，因其所得而愈，因其所恶、所不喜为病，这是由于五脏的生理特性所决定的。

（5）病者素不应食……热也：是说患病之人，平常不喜欢饮食的食物，而忽然却想饮食其物，这是因为脏腑之气被病邪之气所改变而导致的，脾主饮食而外合肌肉，脾气为病邪所改变，故暴思其素不喜食之食物而外为肌肤发热。上世纪80年代，笔者在北京某大医院会诊一女性胰腺癌患者，素不喜甜食，一日晚间突现发热，寸口无脉，血压降到零，神志清醒而欲喝糖水。该医院急输血浆，笔者则急灸百会穴救治，数小时后脉象、血压复起，则患者旋又不思甜食。

〔临证意义〕 人体五脏的生理各有不同的特性，病理上各有不同特点。因此，治疗五脏疾病，应根据其生理特性、病理特点，随其所得、所喜而治，远其所恶、所不喜。例如：临床上治疗肝病，当食辛而禁当风；治疗心病，当食咸而禁温食、热衣；治疗脾病，当食甘而禁饱食、湿地、湿衣；治疗肺病，当食酸而禁寒饮食、寒衣；治疗肾病，当食苦而禁焠烪热食、温炙衣等等。

十七、夫诸病在脏(1)，欲攻之，当随其所得(2)而攻之(3)，如渴者，与猪苓汤(4)。余皆仿此(5)。

〔讲解〕 本条论述在临床上治疗疾病应随其所得而施治。

（1）诸病在脏：这里泛指在里的疾病。

（2）所得：相结合之意。

（3）（夫诸病在脏），……而攻之：人身之各种在里的疾病，如果病邪日久不解，则往往与体内的有害物质结合，譬如：与痰水结合，与瘀血结合，与宿食结合等等，所以医者欲想治疗，则必须随其所得而施以适合疾病的病因病理、证候特点的治疗方法。

(4) 如渴者，与猪苓汤：就是因为体内的邪热之病不解，热邪伤阴，与有害的水气结合，形成水热互结之阴伤证。猪苓汤具有育阴清热利水的作用，正适合于本证，所以根据“随其所得而攻之”的原则，以猪苓汤应用于阴伤之渴证，使水去、热除、阴复而渴证自解。

(5) 余皆仿此：其他的病证都可以仿此而类推。如热与食结用大、小承气汤，热与水结用大陷胸汤，热与血结用桃仁承气汤。

小　结

本篇冠于《金匮》篇首，共有一十七节。篇中首先扼要地承用了《内经》、《难经》等古典医经的医学理论，内容相当广泛，包括有疾病的预防、预后、病因、病理、诊断，以及疾病治疗的一些基本原则，指导着临床工作的具体实践，实具有全书纲领的意义。

本篇根据人体与天地相参、阴阳平秘，五行生克的整体观念，认为四时气候对于人体的影响很大，人体内脏与内脏之间更有不可分割的联系。因此，首先昭示了气候的变化有助于万物的生长，但在另一情况下，又是引起人体发病的重要因素，“夫人禀五常，因风气而生长，风气虽能生万物，亦能害万物”。并且以肝病传脾举例，说明内脏相互影响的必然性和规律性。

本篇在整体观的思想指导下，认为邪气之所以能害人，首先是由于正气的失调，若五脏元真通畅，则人即安和无病，与《内经》里“邪之所凑，其气必虚”、“正气存内，邪不可干”的理论完全一致，说明正邪之间，正气的强弱是极为关键的，因而教人内养正气，外慎邪风，使病邪无由入其腠理。这种预防医学思想，在中医学中有其重要意义。

本篇基于宇宙间皆“物从其类”的精神，说明邪气中人，是各有其一定的法度，即各有其一定的规律，总是阳邪亲上，阴邪亲下，热邪归阳，寒邪归阴。且又本于经络脏腑的内外表里，说明病邪的进展，一般都是从外而内，从表而里，从经络而脏腑的。

人类疾病的来源和发展，本来是千头万绪和变化多端的。本篇根据内外虚实及其他，把许多疾病的起因，归纳而分为三条，并且论及治疗疾病应当防微杜渐、治此应当顾彼，如知肝传脾当先实脾，从而构成了本篇在治疗学上的“治未病”的防治医学思想。

本篇对于望、闻、问、切，即所谓“四诊”的诊断方法，扼要地作了讨论。在望诊方面，主要以面部的色泽配以其他特征，来诊断疾病的原因、病情和预测疾病的后果；在闻诊方面，根据声音、呼吸以测知疾病情况和病势所在；在问诊方面，注意到病人的疾病历史、治疗经过和饮食习惯，以诊断其疾病的起因，从而决定其治疗步骤和方法；在切诊方面，重点地提出了“脉浮在前，其病在表；脉浮在后，其病在里”，以诊知疾病的在表、在里、外感、内伤，同时又认为色脉时令如不相应，即所谓“非其时色脉”，皆能发病。并以卒厥的脉候结合症状以判断其病为入腑、入脏。此外，又提出病邪从内出外者可治，从外入内者不可治；入腑的即愈，入脏的即死。可启发学者从表面现象探讨疾病的本质，做出客观的诊断，以知病情吉凶的预后。

本篇对于疾病的治疗方法，也本着辨证论治的精神进行了讨论。其根据病邪在人体内的传变规律，首先提出了治未病，继而则分疾病的新久、在表在里、属实属虚和五脏常性，以及五脏所合，而提出了①分缓急施治；②分先后施治；③随五脏常性施治；④随疾病所得施治等治疗原则。

本篇在《金匮要略》全书中，具有纲领性，富有指导临床实践意义。要想学好《金匮要略》全书内容，必须首先学好本篇作为基础。

痉湿暍病脉证治第二

概　　述

本篇论述了痉病、湿病、暍病三种疾病。痉病以“身热足寒，颈项强急，恶寒，时头热，面赤，目赤，独头动摇，卒口噤，背反张”等为主要证候，脉象沉紧弦直。如表实无汗者为刚痉，治以葛根汤；表虚有汗者为柔痉，治以栝蒌桂枝汤。如表证已罢，风燥盛极，则以大承气汤急下存阴为治。湿病的主要证候为“骨节疼烦”或“一身尽痛，发热”，“小便不利”等，治疗原则取“微微似欲汗”，表实无汗者，以麻黄加术汤、麻黄杏仁薏苡甘草汤等方为治；表虚汗出者，以防已黄芪汤、桂枝附子汤、白术附子汤、甘草附子汤等方为治。暍病乃伤暑邪而成，其主要证候为发热恶寒，汗出而渴，小便已洒洒然毛耸，身重，小有劳即热而喘喝，治以清热益气生津，用白虎加人参汤；其夹水湿为病而致一身见肿者，以一物瓜蒂汤行湿为治。

一、太阳病(1)，发热无汗，反恶寒者，名曰刚痉(2)。

〔**讲解**〕　本条是讨论刚痉的证候，当结合本篇第七条上半条读。

（1）太阳病：人身之表为太阳所主，太阳是人体外表的屏障，以抵御外邪，固护人体。如果邪气侵袭人体，则太阳首当其冲。

（2）发热无汗……刚痉：邪气外束，阳气奋而抗邪，邪正相争，故发热；邪气束表，毛窍闭塞不通，故无汗；恶寒，说明外寒阻滞，阳气不通于表。“反”字是衍文，当删去。

上述证候是为刚痉之病，无汗是其特征。

〔**临证意义**〕 刚痉之病，除了所述的发热无汗，恶寒以外，临床上还包括头身疼痛证；既名“痉”，则当有项背强急，口噤不开，甚则角弓反张等证候，是为邪气干忤经络，筋脉不利所致。

二、太阳病(1)，发热汗出，而不恶寒，名曰柔痉(2)。

〔**讲解**〕 本条讨论了柔痉的证候，也当结合本篇第七条上半条读。

（1）太阳病：是为外在之邪气犯于太阳之经所致。

（2）发热汗出……柔痉：经气与邪气相争，则发热；风邪外感，卫伤表虚，腠理疏松，则汗出、恶寒。“不”字为衍文，当删。

上述之证候是为柔痉之病，汗出是其特性。

〔**临证意义**〕 同第一条一样，除了条文所述的证候以外，临床上还有头项强痛，身疼腰疼，口噤，角弓反张等证。所不同的是，第一条论述的是刚痉，临床上以无汗为其特征；而本条所论述的是柔痉，临床上以汗出为其特征，所以临床辨证时，当分清刚痉和柔痉的区别，前者为太阳表实之刚痉，后者为太阳表虚之柔痉。

三、太阳病，发热，脉沉而细者(1)，名曰痉，为难治(2)。

〔**讲解**〕 本条以脉证说明痉病的预后。

（1）太阳病……细者：邪气犯表，则太阳为病，发热是为太阳病见证之一。病痉，则脉一般当见沉紧弦直，今反而现出沉细脉象，是为气血不足，无力抗病。

（2）为难治：由于正不胜邪，所以难治。

四、太阳病，发汗太多(1)，因致痉(2)。

〔**讲解**〕 本条说明太阳病发汗不可太过，否则容易导致痉病。

（1）太阳病，发汗太多：太阳病，病在表，以法当汗解，但不可以太过。因为人身之汗是以津液为基础，发汗太多，伤津耗液是其必然。

（2）因致痉：津液受伤，不能濡养筋脉，筋脉失去濡润，就会发生筋脉挛急的痉病。发汗太过，伤津耗液是因，致痉是果。

五、夫风病(1)下之则痉(2)，复发汗，必拘急(3)。

〔**讲解**〕 本条说明风病误下则成痉。

（1）风病：是指伤于风邪所导致的疾患。

（2）下之则痉：既然病证之因为风邪所引起，则治疗当以祛风。若误用下法，则易致阴液下夺，筋脉失其濡养而病痉。

（3）复发汗，必拘急：如果又发其汗，则津液外泄，筋脉不养，必定出现四肢筋脉强急拘挛的现象。

六、疮家[(1)]虽身疼痛，不可发汗[(2)]，汗出则痉[(3)]。

〔讲解〕 本条说明疮家发汗则病痉。

（1）疮家：指素患疮疡之人。

（2）（疮家）虽身疼痛，不可发汗：由于平素患有疮疡，经常流脓失血，脓血丢失过多，津液亏损而不足，虽有身体疼痛之表证，也不可发汗，发汗则伤津耗液。

（3）汗出则痉：疮家血损津亏，津血同源，若误发其汗，则犯“夺血者无汗”、“夺汗者无血”之戒，血燥筋急，成为痉病。

〔临证意义〕

1.以上四、五、六三条，一为太阳病过汗；一为风病误下；一为疮家误汗，它们的发病过程虽然不同，但津伤液脱，血燥筋急而为痉病的病理机制却是一样的。这说明无论是何种病证，如果误治伤阴都有导致痉病的可能。

2.破伤风证，虽属疮家，但不因误汗而成痉，是疮家复感风邪，病毒深入经络所致，病情险恶。

七、病者身热足寒，颈项强急，恶寒[(1)]，时头热[(2)]，面赤目赤，独头动摇，卒口噤，背反张[(3)]者，痉病也。若发其汗者，寒湿相得，其表益虚，即恶寒甚[(4)]。发其汗已，其脉如蛇[(5)]。

〔讲解〕 本条论述痉病的主要证候。

（1）病者身热足寒……恶寒：为太阳表证，是邪客于肌表，营卫之气失于和合所致。

（2）时头热：风为阳热之邪，其气上行主动，风邪伤卫，郁而化热，所以出现时头热，面赤目赤，独头动摇等症。由于阳热之气上行而不下达，所以两足反寒。

（3）面赤目赤……反张：邪气犯经，阻于筋脉，筋脉被邪所碍而不利所致。

以上所述的各种证候，均为风邪从外而感，太阳之经输不利所导致的。

（4）若发其汗者……寒甚：此乃他病之文，错简至此，不释。

（5）发其汗已，其脉如蛇：此两句，当移于下条之首，连下条读。

〔临证意义〕 本条为痉病的主要证候，学习本篇各条均需联系本段条文读。

八、暴腹胀大者，为欲解。脉如故，反伏弦者痉。

〔讲解〕 本条论痉病欲解脉象与未解脉证。接上条“发其汗已，实脉如蛇”读于“暴者”为句。然其“脉”字下，当补“浛浛”二字，文作“发其汗已，其脉浛浛如蛇暴者，为欲解”(1)。本条“腹胀大”三字，移于下文“如故”之上，其“脉”字则当移于“反伏弦者痉”句上，读作“腹胀大如故，脉反伏弦者痉”(2)。

（1）发其汗已……为欲解：痉脉沉紧弦直，发汗后变为缓解无力而弛缓显见，为邪去而正亦受损之象。痉为邪实之病，正虽受损而邪已清除，无邪则正将自复，故其病“为欲解”。

（2）腹胀大如故……痉：故，乃“鼓”字之借。腹胀大如鼓，乃痉邪内盛，气机窒塞使然，而脉亦为之沉伏弦急，是乃痉病无疑。

九、夫痉脉，按之紧如弦(1)，直上下行(2)。

〔讲解〕 本条指出痉病的主脉。

（1）夫痉脉，按之紧如弦：痉病为筋脉拘急挛强之病证，所以脉象也应出现与之相应的现象。按：此“按之”之“按”乃“举按寻”之“按”，指脉在沉分。所谓“紧如弦”，紧，状如转索，紧而有力；弦，状如弓弦，端直以长；如，应为“而”字。“紧而弦”为沉紧而弦硬，是劲急之象。

（2）直上下行：上，指寸部；下，指尺部，即紧弦之象从寸部到尺部同时显现。

沉紧弦直是为痉病的主脉，乃筋脉强急所致。

〔临证意义〕 病在太阳，其脉或缓或紧而见浮，则为中风或者伤寒之病；其脉弦紧强直而见沉，正乃痉病无疑。

十、痉病有灸疮(1)，难治(2)。

〔讲解〕 本条论痉病有灸疮为难治。

（1）痉病有灸疮：为倒装句，应为“灸疮患痉病”。即先有灸疮之疾，而后患有痉病。灸疮，就是因灸所致的疮。

（2）难治：由于久患灸疮，脓液久亏，津血不足，不能濡筋，如果再患有痉病，势必阴更伤，血更枯，风燥筋急，病情严重。治疗时，扶正则碍邪，攻邪则伤正，所以说难治。

〔**临证意义**〕 本条提示痉病有灸疮者，临床治疗当兼及灸疮之邪，佐以养血凉血。

十一、太阳病，其证备(1)**，身体强，几几然**(2)**，脉反沉迟，此为痉**(3)**，栝蒌桂枝汤主之**(4)。

栝蒌桂枝汤方

栝蒌根二两　桂枝三两，去皮　芍药三两　甘草二两，炙　生姜三两，切　大枣十二枚，擘

上六味，以水九升，煮取三升，分温三服，微取汗。汗不出，食顷，啜热粥发之。

〔**讲解**〕 本条论述柔痉的脉证和方治。

（1）太阳病，其证备：是说太阳病的发热汗出，恶风，头项强痛等症俱备。

（2）身体强，几几然：身体强直而不柔和，不能俯仰自如，有如短羽之小鸟，欲飞却不能的样子，这是由于邪气阻滞太阳之经，经输不利的缘故。

（3）脉反沉迟，此为痉：太阳中风，脉当浮缓，今反见沉迟，是风燥邪气灼伤津液，以致荣卫之气流行不畅所致。兼见第七条上半条的证候，此为痉病。

（4）栝蒌桂枝汤主之：治以栝蒌桂枝汤，栝蒌根生津滋液，合桂枝汤解肌祛邪，以舒缓筋脉。

〔**临证意义**〕 本条为柔痉的脉证方治，应与《伤寒论》太阳中风的桂枝加葛根汤证区别。桂枝加葛根汤证是太阳中风，风邪阻滞经输为病，故以桂枝汤解肌祛风为主，配以葛根解肌发表、增升津液而舒缓经输；本条为柔痉，兼有本篇第七条上半条证候，是风燥邪气灼伤津液，筋脉无以濡养而强急，故以栝蒌根为主，生津液以养经脉，配以桂枝汤祛风散邪。另外，本条所述脉象，虽为沉迟，然沉迟之中必带弦紧之象。

十二、太阳病，无汗(1)**而小便反少**(2)**，气上冲胸，口噤不得语，欲作刚痉**(3)**，葛根汤主之**(4)。

葛根汤方

葛根四两　麻黄三两，去节　桂枝二两，去皮　芍药二两　甘草二两，炙　生姜三两，切　大枣十二枚，擘

上七味，㕮咀，以水一斗，先煮麻黄、葛根，减二升，去沫，内诸药，煮取三升，去滓，温服一升，覆取微似汗，不须啜粥，余如桂枝汤法将息及禁忌。

〔讲解〕 本条论述欲作刚痉的证治。

（1）太阳病、无汗：邪气束表，腠理闭塞，则太阳病无汗，属太阳表实证。

（2）而小便反少：无汗，则水液下趋，必然小便多。今小便反少，则为体内的津液不足。

（3）气上冲胸……刚痉：由于无汗，邪气不能外达；小便反少，里气不能宣行，如此则气机不能够通利，势必逆而上冲于胸中。邪气碍滞，筋脉不利，所以出现牙关紧闭而不能说话，表明痉病正欲发作。

（4）葛根汤主之：治疗当用葛根汤。葛根为君，输津滋筋以缓筋急；麻黄发表，开腠理之闭塞；合桂枝汤以调和营卫，共奏输津发表，舒筋缓脉之效。

〔临证意义〕

1. 本方证与栝蒌桂枝汤证同为太阳痉病之证，所不同的是本方证为太阳表实之欲作刚痉证，以无汗为辨，而栝蒌桂枝汤证为太阳表虚之柔痉证，以汗出为辨，临床上要予以区别之。

2. 本方葛根汤也见于《伤寒论·辨太阳病脉证并治上》中。

十三、痉为病，一本痉字上有刚字。**胸满口噤(1)，卧不着席，脚挛急(2)，必齘齿(3)，可与大承气汤(4)。**

大承气汤方

大黄四两，酒洗　厚朴半斤，炙去皮　枳实五枚，炙　芒硝三合

上四味，以水一斗，先煮二物，取五升，去滓，内大黄，煮取二升，去滓，内芒硝，更上微火一二沸，分温再服，得下止服。

〔讲解〕 本条论述刚痉急证的方治。

（1）痉为病，胸满口噤：痉病，胸部胀满，口噤，为邪热壅盛于胸中

所致。

(2) 卧不着席，脚挛急：邪热太盛，劫烁津液，津伤不能濡养筋脉，所以形成角弓反张，卧不着席，肢体拘挛的现象。

(3) 必齘齿：手足阳明经入于上、下齿中，经热风动，故有口紧闭不开，锉磨牙齿等证出现。

(4) 可与大承气汤：由于风燥过盛，阴液耗绝，病情较重，故用大承气汤泻其燥热之里实，存其真阴以治痉病。大承气汤，枳实、厚朴行气宽中泻满；芒硝、大黄咸苦而寒，软坚攻热，使实热之邪从下而解。此为泻热通腑、急下存阴之法。"可与"，示意医者应用本方时，可酌情变化投之。

〔临证意义〕

1. 本条大承气汤用治燥极液绝、筋脉无以为养而强急的痉病急证，为急下存阴法，其证不必见有腹胀、便秘之症。

2. 痉病是指以项背强急，口噤不开，四肢抽搐为特征的病证。引起的原因为外邪和里虚，发病的机制是邪气伤筋，正气不养，病变的部位在于筋脉。后世根据临床，把它细分为邪壅经络、热甚发痉、气血亏损和瘀血内阻四种。邪壅经络：是风寒湿邪壅脉络，致使气血运行不利，筋脉受病，拘急而成痉。临床表现有寒热头痛，项背强直，肢体酸重，舌淡苔白，脉象浮紧等症；热甚发痉：是邪热内盛，灼伤津液，津液不濡，筋脉燥而成痉。临床表现有身热烦闷，口渴汗出，口噤齘齿，手足挛急，甚则角弓反张，腹满便秘，苔黄而燥，脉实而数等症；气血亏损，是体虚气血不足，气虚则不温，血虚则不养，筋脉失于温养而成痉。临床表现有神疲乏力，短气自汗，头目晕眩，肢体筋挛，手足蠕动，语言不利，舌淡苔红，脉象弦细等症；瘀血内阻：是由于病久入络，血瘀而阻，气血不畅，筋脉失养而成痉。临床表现有体瘦神疲，项背强直，肢体屈伸不利，舌紫而黯，脉象细涩等症。其治疗，根据不同的类型，分别采取祛风胜湿、散寒通络，泻热通下、养阴润燥，益气补血、温经养脉，活血化瘀、通络解痉等治疗方法。

3. 须要指出的是，还有一种破伤风病证，也有发痉的表现，但它不同于一般的痉病，它是由金属利器创伤以后，导致创口不合，感受风毒邪气，侵入皮腠经脉，伤及营卫所引起的。所以临床上应给予鉴别而分清，不可混淆。

十四、太阳病，关节疼痛而烦[(1)]**，脉沉细**[(2)]一作缓。**者，此名湿痹**[(3)]。《玉函》云中湿。**湿痹之候，小便不利，大便反快**[(4)]**，但当利其小便**[(5)]。

〔**讲解**〕 本条论述湿痹的证治。

（1）太阳病，关节疼痛而烦：太阳病，是为邪气外感之病；关节疼痛而烦，是湿邪为患、湿流关节所致。湿为浊阴之邪，伤及人体，往往流注于肢体的大小关节中，阻遏阳气，阴盛阳遏，所以关节疼痛而躁扰不安。

（2）脉沉细：湿性濡滞，重浊下注，所以脉现沉细。

（3）此名湿痹：以上脉证为湿痹之候。痹，就是闭塞不通的意思；湿痹，就是因湿邪为患，关节痹塞不通而为疼痛的一种病证。

（4）湿痹之候……反快：如果见有小便不利、大便反快的，说明不但有外湿之邪，还有内湿之气。由于湿邪困脾，脾气运化失职，所以大便泄而快速；湿邪中阻，升降之气不通，所以小便不利。

（5）但当利其小便：本证之湿痹为内外湿邪相合，并且内湿重于外湿，所以治疗以治内湿为主，当利其小便，小便通利，则里湿得去、气机得畅、脾气得运、大便得调，湿痹之病亦即得除。

〔**临证意义**〕 本条提示了治疗内湿的基本原则：通利小便。这对后世治疗湿病有指导意义。本条证未举出具体的方剂，但根据后世医家，多主张用五苓散治疗。

十五、湿家之为病，一身尽疼(1)**，**一云疼烦。**发热**(2)**，身色如熏黄也**(3)。

〔**讲解**〕 本条是湿郁发黄的证候。

（1）湿家之为病，一身尽疼：素患有湿邪为病的人，由于湿邪留于肌肉筋骨之间，所以一身尽疼。

（2）发热：邪湿滞留日久，郁而化热，所以身体发热。

（3）身色如熏黄也：湿阻热郁，郁热熏蒸肌表，所以身体颜色黄而晦黯，犹如烟熏之状。

〔**临证意义**〕 本条为湿病日久，郁而化热，成为后世的所谓热痹，临床上当以清热燥湿为治。

十六、湿家，其人但头汗出(1)**，背强**(2)**，欲得被覆向火**(3)。**若下之早则哕，或胸满，小便不利**(4)**，舌上如胎者**(5)**，以丹田有热，胸上有寒，渴欲得饮而不能饮，则口燥烦也**(6)。

〔**讲解**〕 本条论述湿家误下以后的变证。

（1）湿家，其人但头汗出：寒湿在表，阳气不得外通而上越，所以头汗出。

（2）背强：太阳经脉为寒湿之邪所客，经气不利，所以项背强直。

（3）欲得被覆向火：为寒湿邪气郁遏阳气，阳气不能宣通温煦，故欲盖被向火，以解其寒。

（4）若下之早则哕……不利：对于这种寒湿为病，阳气不通之证，治疗宜祛寒利湿，宣通阳气。如果误用攻下之法，不但邪不去，病不解，还会因此而出现一系列的变证：中阳伤，胃气不利，则呃逆；寒湿仍滞上焦，痹阻阳气，所以胸中胀满；下焦之阳受伤，气化不行，所以小便不利。

（5）舌上如胎者：是指舌上有一种似苔非苔的垢腻之物，刮之易去，这是由于下焦有热，熏蒸上焦寒湿，升腾于上所引起的。胎，同“苔”，泛指舌上附着的一种苔状物。

（6）丹田有热……烦也：丹田，泛指下焦。下焦有热，上焦有寒，津液不布，所以口燥渴欲饮水而又不能饮水。“烦”为“故”字之误。

以上（4）、（5）、（6）各证，是为误下以后所形成的下热上寒的变证。

十七、湿家(1)下之，额上汗出，微喘(2)，小便利者，死；若下利不止者，亦死(3)。

〔讲解〕 本条是论述湿家误下以后的死证。

（1）湿家：素来患有湿病的人。

（2）下之……微喘：由于湿邪为患，机体阳气往往不足，湿胜阳衰。如果误下，则阳气大伤，不能下交于阴，从上而越，所以额上出汗，气息喘微。

（3）小便利者……亦死：阳气上越，不下交于阴，阴阳不能相交，下焦无阳，而阴亦从下而脱，故或为小便清长，或为下利不止。其病阴阳离决，上越下脱，所以主死。

〔临证意义〕 治疗湿病，在表，当发微微似欲汗；在里，当利其小便。此两条论述湿病误用攻下后，所发生的变证，一者病情加重，一者主死，是湿病不能擅以下法为治。

十八、风湿相搏，一身尽疼痛(1)，法当汗出而解(2)，值天阴雨不止，医云此可发汗，汗之病不愈者，何也？盖发其汗，汗大出者，但风气去，湿气在，是故不愈也(3)。若治风湿者，发其汗，但微微似欲汗出者，风湿俱去也(4)。

〔**讲解**〕 本条论述风湿在表的发汗方法。

（1）风湿相搏，一身尽疼痛：外感风湿之邪互相搏结，犯于体表，客于肌腠，邪气留连人身之筋骨关节皮肉之间，痹阻阳气，所以一身尽疼痛。

（2）法当汗出而解：治疗风湿，当用发汗的方法，使风湿之邪从汗而解。

（3）值天阴雨不止……不愈也：外湿又甚，正宜发汗使湿邪从外而解。如果发汗以后，其病不解，是汗法不当，发汗太过，风气虽去，湿邪仍在，以风性轻飏，湿性黏滞，大汗可去其风，而不能除其湿，故病不愈。

（4）若治风湿者……去也：欲发汗治其风湿，必使其微微似汗，才能阳通而风湿俱去。

〔**临证意义**〕 本条提示了治疗风湿在表的治疗原则：微微发汗，不可以大汗。这对临床上治疗外湿病很有指导性的作用。另外，也说明了外界气候对人体疾病和治疗都有密切关系。

十九、湿家病身疼发热(1)，面黄而喘(2)，头痛鼻塞而烦(3)，其脉大(4)，自能饮食，腹中和无病(5)，病在头中寒湿，故鼻塞，内药鼻中则愈(6)。

〔**讲解**〕 本条是论头部伤于寒湿的证治。

（1）湿家病身疼发热：为湿家病常见症状。湿邪滞留于人体，则身体疼痛；湿郁化热，则身发热。

（2）面黄而喘：湿热郁蒸于上，肺气失宣，则面黄而喘息。

（3）头痛鼻塞而烦：为寒湿在上，干扰头面心胸之清阳。

（4）脉大：主病在上。

（5）自能饮食，腹中和无病：胃气平和，里和无病，则能饮食。

（6）病在头中寒湿……则愈：病在上，头有寒湿，故治宜宣泄在上之邪，纳辛香之药于鼻中，使寒湿去，肺气得以通利，头中之阳得以宣展，诸症得以解除。

〔**临证意义**〕 纳药鼻中，其药究竟指什么药，原文未曾指出。针对本条湿病证候，后世多有主张用瓜蒂散搐鼻以出黄水者。临证用辛夷消风散，以辛夷、细辛、藁本、白芷、川芎、升麻、防风、甘草、木通等药研末，亦有一定的疗效。

二十、湿家身烦疼(1)，可与麻黄加术汤发其汗为宜(2)，慎不

可以火攻之[3]。

麻黄加术汤方

麻黄三两，去节　桂枝二两，去皮　甘草一两，炙　杏仁七十个，去皮尖　白术四两

上五味，以水九升，先煮麻黄，减二升，去上沫，内诸药，煮取二升半，去滓，温服八合，覆取微似汗。

〔讲解〕 本条是寒湿在表属于表实的证治和禁忌。

(1) 湿家身烦疼：是指疼痛剧烈，不得安静的样子，是湿病的主要症状，为外感湿邪留于肌肉筋骨所致。

(2) 可与麻黄加术汤发其汗为宜：麻黄加术汤，以麻黄汤解表发汗而祛外感之湿邪；加白术，一方面健脾燥湿，另一方面防止麻黄汤的发汗太过，以达到微微似汗的原则。

(3) 慎不可以火攻之：湿病最忌火攻之法，因为火攻之法有导致大汗淋漓的弊病。湿性黏滞，大汗则湿不去、病不愈，且火热内攻，湿热相合，熏蒸机体，伤于血脉，往往会出现发黄、衄血等一系列的变证。所以火攻为寒湿在表之所禁忌。

〔临证意义〕 湿病在表，不宜大发其汗，前第十八条已说明。本条再次举出麻黄加术汤的方例，以麻黄汤散其表邪，重用白术以燥除湿气。白术既能祛湿，又能制麻黄汤发汗之大出。这是湿病发表的一个治疗方例。另外，以方测证，本条除身体烦疼等湿病见证以外，临床上还有恶寒发热，头痛身疼、无汗、舌苔薄白，脉象浮紧等外寒表证。

二十一、病者一身尽疼，发热，日晡所剧者，名风湿[1]。**此病伤于汗出当风，或久伤取冷所致也**[2]**，可与麻黄杏仁薏苡甘草汤**[3]。

麻黄杏仁薏苡甘草汤方

麻黄半两，去节，汤炮　甘草一两，炙　薏苡仁半两　杏仁十个，去皮尖，炒

上剉麻豆大，每服四钱匕，水盏半，煮八分，去滓，温服。有微汗，避风。

〔讲解〕 本条论述风湿在表属表实的证候、成因和治疗。

(1) 病者一身尽疼……风湿：风湿在表，则一身尽疼痛；日晡所，是指

大约傍晚的时候，为阳明所主；发热在阳明所主之时增剧，是风湿将从阳明之气而有化热化燥的倾向。

（2）此病伤于汗出当风……致也：本病的形成原因，是汗出之时，腠理疏松，感受风邪，以致汗液不得外泄而为湿着，或者经常贪凉受寒所引起。

（3）可与麻黄杏仁薏苡甘草汤：治疗用麻黄杏仁薏苡甘草汤清宣利湿。麻黄、杏仁，宣肺祛风；薏苡仁、甘草，除湿和中。

〔临证意义〕 本方所用剂量很轻，说明所治的证候是轻浅的外感风湿表实证。它同麻黄加术汤一样，同属于微汗之剂。本方与麻黄加术汤的比较：两者同治疗风寒湿之表实证，但它们二者不同，麻黄加术汤是治疗寒湿表实证，症见身体烦疼，治疗散寒利湿，以温化在表之寒湿；而麻黄杏仁薏苡甘草汤是治疗风湿表实证，症有一身尽疼，发热，日晡所剧，治疗轻清宣化，以清化在表之风湿。

二十二、风湿脉浮身重(1)，汗出恶风(2)者，防己黄芪汤主之(3)。

防己黄芪汤方

防己一两　甘草半两，炒　白术七钱半　黄芪一两一分，去芦

上剉麻豆大，每抄五钱匕，生姜四片，大枣一枚，水盏半，煎八分，去滓，温服，良久再服。喘者加麻黄半两，胃中不和者加芍药三分，气上冲者加桂枝三分，下有陈寒者加细辛三分。服后当如虫行皮中，从腰下如冰，后坐被上，又以一被绕腰以下，温令微汗，差。

〔讲解〕 本条是风湿在表属于表虚的脉证和治疗。

（1）脉浮身重：风湿在表。

（2）汗出恶风：表虚，卫外不固，故汗不待发而自出，且恶寒不已。

（3）防己黄芪汤主之：本证以防己黄芪汤治疗。防己祛湿；黄芪实卫固表；甘草、白术健脾燥湿；姜枣散寒和胃。

方后云：若喘，则加麻黄以平喘；若胃中不和，则加芍药以和胃；若气上冲，则加桂枝以平冲；若有陈寒，则加细辛以祛寒。药服以后，有如虫行于皮中的感觉，是卫外之阳复振而尚未通，风湿之邪欲解未解，故腰以下如冰。宜坐被上，并加被以围腰中，助阳令其温暖以出汗，则湿去而病即愈。

〔临证意义〕 本条亦见于水气病篇中，叙证相同，只是“风湿”二字为

"风水"二字，可互参。

二十三、伤寒八九日，风湿相搏，身体疼烦，不能自转侧(1)，不呕不渴(2)，脉浮虚而涩者(3)，桂枝附子汤主之(4)；若大便坚，小便自利者，去桂加白术汤主之(5)。

桂枝附子汤方

桂枝四两，去皮　生姜三两，切　附子三枚，炮，去皮，破八片　甘草二两，炙　大枣十二枚，擘

上五味，以水六升，煮取二升，去滓，分温三服。

白术附子汤方

白术二两　附子一枚半，炮，去皮　甘草一两，炙　生姜一两半，切　大枣六枚，擘

上五味，以水三升，煮取一升，去滓，分温三服。一服觉身痹，半日许再服，三服都尽，其人如冒状，勿怪，即是术、附并走皮中，逐水气，未得除故耳。

〔讲解〕 本条为风湿阳虚而拟出方治。

(1) 伤寒八九日……转侧：伤寒八九日，风湿之邪相互搏结于人体，已成痹证，所以身体疼烦；由于痛势较剧，所以活动不利而不能自转侧。

(2) 不呕不渴：说明病邪在表而未入于里，里和表病之故。

(3) 脉浮虚而涩者：浮虚，即浮软而无力，涩，即涩滞而不畅，此浮虚而涩的脉象，主风湿留于表，表阳之气虚弱，湿阴之邪滞涩。

(4) 桂枝附子汤主之：用桂枝附子汤治疗。桂枝辛温解表祛风；附子辛热温阳止痛；生姜、甘草、大枣辛甘而温散寒和胃。本方具有助表阳、祛风湿的作用。

(5) 若大便坚……主之：为脾气不能正常转输津液而膀胱气化正常，故去通阳化气的桂枝，而加用白术以健脾燥湿。

二十四、风湿相搏，骨节疼烦掣痛，不得屈伸(1)，近之则痛剧(2)，汗出短气，小便不利，恶风不欲去衣(3)，或身微肿者，甘草附子汤主之(4)。

甘草附子汤方

甘草二两，炙　白术二两　附子一枚，炮，去皮　桂枝四两，去皮

上四味，以水六升，煮取三升，去滓，温服一升，日三服。初服得微汗则解，能食。汗出复烦者，服五合。恐一升多者，服六七合为妙。

〔讲解〕 本条论述风湿正阳不足的证治。

（1）风湿相搏……屈伸：风湿之邪搏结于筋骨关节之间，阳气痹闭而不通，筋骨关节伤而不利，所以筋骨关节抽掣而疼痛、屈伸不得自如。

（2）近之则疼剧：由于疼痛剧烈，故不可触近，触近则疼痛增剧不可忍。

（3）汗出短气……去衣：正气不足，在表之阳虚弱，失其卫外之用，故汗出短气、恶风不欲去衣；气化失司，故小便不利；或身体微肿。

（4）甘草附子汤主之：治宜甘草附子汤，甘草补中缓急，扶助正气；白术健脾燥湿；附子温经散寒；桂枝通阳祛风。如此邪去正复，其病即愈。

〔临证意义〕

1.本条与上条均为风湿病阳气虚弱的证治，证候均是风湿搏结，阳气虚弱之证，治疗均以祛风湿、助阳气、止疼痛为目的。桂枝附子汤、白术附子汤、甘草附子汤三方均为此而设。但三方各自又有其特点：桂枝附子汤是治疗表阳虚弱，风重于湿之风湿搏结疼痛证，用桂枝通表阳祛外风，合附子温经止痛；白术附子汤证是治疗里阳虚弱，湿重于风的风湿搏结证，故以白术健脾气燥内湿，合以附子温阳止痛；甘草附子汤证是治疗表里阳气皆虚，风湿之邪并重，以白术桂枝助表里之阳气，祛内外之风湿，合以甘草，附子益气止痛。

2.湿病，就是因为湿邪引起的病。湿邪为病，多由于汗出当风、或汗出淋雨、或汗出入水、或久伤取冷、或居处潮湿等，致使湿邪侵袭人体而然。然湿邪袭人，有因脾阳不运，则湿邪伤于人体肌肉关节而为湿痹，表现为“一身尽疼痛”或“骨节疼烦”等症，治疗当取微微似欲汗出，是乃本篇所述。

有因肝肾不足，则湿邪伤于人体筋骨，而为“历节病”，表现为“关节递历而痛”等症，则在后第五篇中进行讨论。

二十五、太阳中暍，发热恶寒，身重而疼痛，其脉弦细芤

迟[1]。小便已，洒洒然毛耸，手足逆冷[2]，小有劳，身即热，口开，前板齿燥[3]。若发其汗，则恶寒甚；加温针，则发热甚；数下之，则淋甚[4]。

〔讲解〕 本条论述太阳中暍的主要脉证，以及误治可产生的变证。

（1）太阳中暍……芤迟：中暍，即中暑证。暑为阳邪，伤人则出现发热；热性弛缓，致皮肤腠理缓纵，故汗出；汗出过多，卫阳失于固护，故恶寒；热邪耗津伤气，正气不周于一身，故身重而疼痛。其脉弦细芤迟，均为虚象之脉，为气阴不足的表现。因为暑为阳热邪气，其性易升易散，往往致人体腠理开泄而出汗，汗出过多，则伤耗津气，从而形成气阴不足证。

（2）小便已……逆冷：太阳内合膀胱，外应皮毛，小便之后，热随尿失，一时阳气虚馁，所以感到形体寒冷，毫毛竖起；阳虚不能温暖四肢，故手足逆冷。

（3）小有劳……齿燥：由于劳动易搅动阳气，阳气者，烦劳则张，动则阳浮于外，所以小有劳身即发热，且见口开气喘；阴虚津不足，所以齿见干燥。

（4）若发其汗……淋甚：证为伤暑，自当以甘寒清热，益气生津为治。若误发其汗，则阳气外散，不能温煦，而恶寒更甚；若误用温针，则火热伤阴，阴虚阳旺，而发热更甚；若误下之，则津液一伤再伤，津液亏耗，而小便淋沥涩痛。

〔临证意义〕 本条所论中暍，即后世一般所谓的中暑证，与《备急千金要方》所载夏季烈日下行走而卒然昏倒的“中暍”不同。它是以身热、口渴、心烦、尿赤、少气、脉数虚等为主症，治宜以甘凉撤热，益气生津为法，禁用发汗、温针、攻下等法治疗。

二十六、太阳中热者，暍是也[1]。汗出恶寒，身热而渴[2]，白虎加人参汤主之[3]。

白虎加人参汤方

知母六两　石膏一斤，碎　甘草二两　粳米六合　人参三两

上五味，以水一斗，煮米熟汤成，去滓，温服一升，日三服。

〔讲解〕 本条论述暍病的证治。

（1）太阳中热者，暍是也：暑热伤人之表，即为暍病。

（2）汗出恶寒，身热而渴：暍病，汗出恶寒，身热而渴，为感受暑热所出现的典型症状。热性弛缓，皮肤纵懈，则汗出；汗出，腠理疏松，卫气不

能为固，则恶寒。病由热伤，故身热；热盛伤津，故口渴。

（3）白虎加人参汤主之：本证正治之方当用白虎加人参汤治疗，白虎汤清热消暑，加人参益气生津。叶天士所谓“夏暑发自阳明，古人以白虎汤为主方”，即宗本证而言。

〔**临证意义**〕 白虎汤用治伤寒阳明证，必具有大热、大汗、大烦渴、脉洪大之所谓“四大”证，而用治中暍病则不必见有是证。

二十七、太阳中暍，身热疼重（1），而脉微弱（2），此以夏月伤冷水，水行皮中所致也（3），一物瓜蒂汤主之（4）。

一物瓜蒂汤方

瓜蒂二十个

上剉，以水一升，煮取五合，去滓，顿服。

〔**讲解**〕 本条是太阳中暍夹湿的脉证和治疗。

（1）太阳中暍，身热疼重：暑热夹湿犯于人体，暑热伤气，湿邪困体，所以身体发热而疼重。

（2）脉微弱：暑湿伤阴伤阳，所以脉象微弱。

（3）此以夏月伤冷水，水行皮中所致也：此病的成因，是由于夏月伤及冷水，水湿行于皮肤肌腠之间所导致。

（4）一物瓜蒂汤主之：本证用一物瓜蒂汤主治，瓜蒂去水气，水气去则暑热无所依附，湿去热退则病痊愈。

〔**临证意义**〕 暍病即是后世的中暑病证。它有明显的季节性，独发于夏季暑气当令之时。由于夏季气候炎炎，暑气偏旺，人体不能适应其气候的变化，为暑气所伤，故而发生伤暑之病。暑为阳邪，其性为缓，所以它的临床表现主要有身体发热，心胸烦乱，汗出过多，口渴喜饮，倦怠乏力，小便短赤，舌红脉虚数等症。在治疗上，以清热解暑、益气生津为原则。

小　　结

本篇所载的痉湿暍三病，都是以外感为主的。痉病多因于风燥；湿病主要为伤湿；暍病则是伤于暑，三者虽然病因不同，病变的过程、机制不同，但是，其病邪则均首犯于太阳经。

本篇所论及的痉病，其主要证候是“身热足寒，颈项强急，恶寒，时头热，面赤目赤，独头动摇，卒口噤。背反张”，脉象是沉紧弦直。其表实无汗者为“刚痉”；表虚有汗者为“柔痉”。

本篇主要所论及的痉病，是由于六淫之邪气侵袭，化风化燥致伤筋耗液所引起。所以在许多条文里皆冠以“太阳病”三个字以示注意经脉，又于第三条论难治之脉，第四、第五、第六各条论因误治而致痉之由，第十条申明有灸疮难治，是将病因与治法谆谆详示无遗。学者体会经旨，审证处方，自无不愈之理。其所示汗下的三个方剂，有葛根汤，栝蒌桂枝汤，一为发汗，一为解肌，但都有滋养津液，舒缓筋脉之功，故治风寒之邪，亦必注意生津；用大承气汤取其急下存阴，是适宜于燥热实证的痉病。因此，知本篇所载三方，是于痉病的正治法之外，又有因证施治的汗下法，学者尤应知经文略常规、详变例的道理。

湿是六淫之一，感湿致病，一般有内湿和外湿。其病在上、在表者为外湿；其病在下、在里者为内湿。本篇所载湿病，外湿占的比重大。湿病的主要症状是“骨节疼烦”或“一身尽痛，发热”、“小便不利”等。

湿病之分类，一般可以分为“湿热”和“寒湿”两种，本篇所论寒湿之治疗比较详细。湿热之治疗则因详于《伤寒论》而叙述简略。

湿病之治法，内湿在里者，当利其小便，使湿邪从水道去之；外湿在表者，当取微微似欲汗，使湿邪从表分而解。然湿邪在表分者，如表实无汗，宜麻黄加术汤，麻黄杏仁薏苡甘草汤等方发表散湿；如表虚汗出，宜防己黄芪汤；若湿盛阳微，虽有表证，也当选用桂枝附子汤、桂枝附子去桂加白术汤、甘草附子汤等方助阳祛湿。

治疗表湿，必须微微发汗，使营卫畅行，则停留在肌腠或骨节的湿邪，得以缓缓而解。同时，湿为阴邪，最易伤阳，因此在发汗时，要不妄利湿，在泄湿时，更要照顾阳气。

暑气也是六淫之一。暑热伤人，多从外受，所以本篇中暍三条均冠以“太阳”字样。然本篇所论之“中暍”，是一种伤暑病证，即《素问》热论里所说的“后夏至日为病暑”的疾病，和后世所说之中暑、中暍之由于避暑而伤于寒或由于烈日远行，中恶触秽致卒然昏倒的中暍不同。本篇所论述的虽只三条，例举了虚证、实证、夹湿证，可以说暑病的主要证候已经完备了。

本篇对于中暍，首先指出不可汗、下，温针，而作为治疗暍病的纲领。本病纯于热者，宜用清热法，如白虎加人参汤是；其夹水湿者，宜用行经去水法，如一物瓜蒂汤是。

百合狐𧏾阴阳毒病脉证治第三

概　述

本篇论述百合病、狐𧏾病、阴阳毒等三种病。百合病，乃百脉一宗，悉致其病。其证“意欲食复不能食，常默然，欲卧不能卧，欲行不能行，饮食或有美时，或有不用闻食臭时，如寒无寒，如热无热，口苦，小便赤，诸药不能治，得药则剧吐利，如有神灵者，身形如和，其脉微数”等，为肺虚燥热、魄气变幻所致，以补肺阴、清燥热为治，百合地黄汤为正方，余则随证加减。狐𧏾病为湿热之邪积久，腐蒸气血蚀于人体幽隐部位而成。主要证候为“默默欲眠，目不得闭，卧起不安”，“不欲饮食，恶闻食臭”等，其蚀于喉者则声喝，为𧏾，治以甘草泻心汤，蚀于前阴者则咽干，为狐，治以苦参汤外洗患部，蚀于后阴者，治以雄黄熏法以熏其肛部。阴阳毒，是由疫疠之气伤人，邪毒蕴结所致，其主要证候为“咽喉痛”，“面赤斑斑如锦文”或“面目青，身痛如被杖”，治以解毒活血为法，用升麻鳖甲汤加减。

一、论曰：百合病者，百脉一宗，悉致其病也(1)**。意欲食复不能食，常默然，欲卧不能卧，欲行不能行，饮食或有美时，或有不用闻食臭时，如寒无寒，如热无热，口苦，小便赤，诸药不能治，得药则剧吐利，如有神灵者，身形如和，其脉微数**(2)**。**

每溺时头痛者，六十日乃愈；若溺时头不痛，淅然者，四十日愈；若溺快然，但头眩者，二十日愈(3)**。**

其证或未病而预见，或病四五日而出，或病二十日或一月后

见者，各随证治之(4)。

〔**讲解**〕 本条为百合病的总纲。

条文可以分为四段读。第一段，“论曰……悉致其病也”，百合病形成的原因；第二段，“意欲食复不能食……其脉微数”，是叙述百合病的证候特征；第三段，“每溺时头痛者……二十日愈”，是百合病病愈日期的预断；第四段，“其证或未病而预见……各随证治之”，为提出百合病的治疗原则。

(1) 百合病者……病也：百脉一宗，是说人身的所有经脉同出一源，如果分之，则为百脉；合之，则为一宗。肺藏魄而为百脉之朝会。肺脏阴虚燥热，百脉统体皆病，故曰“百合病”。

(2) 意欲食复不能食……微数：肺虚燥热，金令不清，魄不能藏，魄气变幻，故其现出“意欲食而又复不能食，口欲言而又常默然不言，欲卧又躁而不能卧，欲行又懒而不能行，饮食或有美时而又或有不用闻食臭时，如寒而又无寒，如热而又无热，诸药不能治，得药则剧吐利而又身形如和”等如有神灵样的神志失守、恍惚错妄的证象。这些证象，虽全是恍惚去来，不可为凭现象，但口苦、小便赤、脉微数则是其常证，可于此得出其为肺虚燥热之证。

(3) 每溺时头痛者……二十日愈：肺居上，为水之上源，有通调水道，下输膀胱的功用；而膀胱为水府，其外应于皮毛，其经上行至头，并内入络脑，小便之时，太阳之经气不利，或头痛；或洒洒然寒战恶风；或头昏目眩，由于小便时所出现的症状有重有轻，所以病愈的时间有长有短，或六十日愈；或四十日愈；或二十日愈，这就是本病病愈日期的判断。

(4) 其证或未病而预见……治之：本病证的发生，或见于伤寒未病之前，或见于伤寒已病之后。由于前后不等，所以必须根据具体的情况，随证施治。

二、百合病发汗后者(1)，百合知母汤主之(2)。

百合知母汤方

百合七枚，擘　知母三两，切

上先以水洗百合，渍一宿，当白沫出，去其水，更以泉水二升，煮取一升，去滓；别以泉水二升煎知母，取一升，去滓；后合和，煎取一升五合，分温再服。

〔**讲解**〕 本条为百合病见于发汗后的方治。

(1) 百合病发汗后者：百合病本不应发汗，若误发其汗则必伤阴而损津液，余热留连不去向上熏蒸其肺，肺虚而燥热以致成为百合病。

(2) 百合知母汤主之：本方用百合甘平入肺，清热育阴，知母苦寒，泻火生津，益其水源，百合知母之甘苦合化以平肺养阴，更用泉水之下热利溺，使热从小便以外出。

〔临证意义〕

1.百合病是由于肺经阴虚燥热，影响到百脉平和，精神魂魄不定而引起的。由于阴虚有热，百脉不利，魄气变幻，所以人体出现一系列的异常现象。

2.百合病除了表现的如寒无寒，如热无热，欲食不食，欲卧不卧，常默默等证候各异以外，口苦、小便赤、脉微数症是它的主要辨证要点，这对我们认识百合病是一很好的依据。

三、百合病下之后者(1)，滑石代赭汤主之(2)。

滑石代赭汤方

百合七枚，擘　滑石三两，碎，绵裹　代赭石如弹子大一枚，碎，绵裹

上先以水洗百合，渍一宿，当白沫出，去其水，更以泉水二升，煎取一升，去滓；别以泉水二升煎滑石、代赭，取一升，去滓；后合和重煎，取一升五合，分温服。

〔讲解〕　本条为百合病见于下后的方治。

(1) 百合病下之后者：为下后伤阴，热邪随因之入里，使气上逆，肺受熏灼而虚燥以致成为百合病。

(2) 滑石代赭汤主之：应作“百合滑石代赭汤”主之，用百合清肺金以净水源，代赭石重镇离火而下逆气，滑石导热气而通水府，使深入的热邪从小便而去。

四、百合病吐之后者(1)，用后方主之(2)。

百合鸡子黄汤方

百合七枚，擘　鸡子黄一枚

上先以水洗百合，渍一宿，当白沫出，去其水，更以泉水二升，煮取一升，去滓，内鸡子黄，搅匀，煎五分，温服。

〔讲解〕 本条为百合病见于吐后的方治。

（1）百合病吐之后者：为吐后内伤脏阴，较发汗更损中气。脏阴受伤，阴火上乘，肺受熏灼而虚燥以致成为百合病。

（2）用后方主之：指百合鸡子黄汤主之，用百合清热润燥，益肺宁心，鸡子黄血肉有情之品，养胃安中，扶正气以祛邪。

〔临证意义〕 上三条所论，皆为热病后或汗、或下、或吐，伤津耗液，余热熏肺所致百合病，故以百合为主治。然其因有汗、下、吐之异，则所伤有别，故分别配以知母益水源而滋口燥，配以代赭石降逆气而止呕哕，配以鸡子黄养中气而除虚烦。

五、百合病不经吐、下、发汗(1)，病形如初者(2)，百合地黄汤主之(3)。

百合地黄汤方

百合七枚，擘　生地黄汁一升

上以水洗百合，渍一宿，当白沫出，去其水，更以泉水二升，煎取一升，去滓，内地黄汁，煎取一升五合，分温再服。中病，勿更服。大便当如漆。

〔讲解〕 本条是指出百合病的正治之法。

（1）百合病不经吐、下、发汗：百合病未经误治而致变者，为邪热灼肺而成。

（2）病形如初者：是说病状如第一条所叙述的那样，精神恍惚不定，行为语言异常，饮食感觉失调，以及口苦、小便赤、脉微数等。

（3）百合地黄汤主之：百合病肺热阴虚治以百合地黄汤，百合养肺阴而清气分热邪，生地黄益心营而清血分热邪，气血既理，百脉皆平，并以泉水煎药，取之导下清热之意。服药后，大便呈黑色，为地黄本色，是正常现象。

〔临证意义〕

1.百合病是一种慢性虚热性疾病，不容易在短时间内治愈，往往一服中病，停服后又发，所以在服用百合地黄汤时，应以守方为宜，长期服用，不可中间停服。

2.近年来有人治疗百合本病，用百合地黄汤合以甘麦大枣汤，临床上有一定的疗效。因甘麦大枣汤也属于一首平调之剂，有润燥缓急，调理经脉的作用，故而合之以治。

六、百合病一月不解，变成渴者(1)，百合洗方主之(2)。

百合洗方

上以百合一升，以水一斗，渍之一宿，以洗身。洗已，食煮饼，勿以盐豉也。

〔讲解〕 本条为百合病一月不解而变渴的出一外治法。

（1）百合病一月不解，变成渴者：百合病为肺虚内热之病，假如日久而不愈，病情可以发生变化，而出现变证。如果证现口渴的，则表明邪热留聚于肺，肺津不布，所以口渴。

（2）百合洗方主之：用百合洗方渍水洗身以治之。由于肺与皮毛相应，其气相通，用百合渍水洗身，洗其外而通其内，达到滋润止渴的目的。食用煮饼益气养阴，煮饼即汤煮面条，为小麦粉制成。因盐豉味咸，偏走血分，多食则令人增渴，所以戒之曰“勿以盐豉”，而只能食淡味之煮饼。

七、百合病渴不差者(1)，栝蒌牡蛎散主之(2)。

栝蒌牡蛎散方

栝蒌根　牡蛎熬，等分

上为细末，饮服方寸匕，日三服。

〔讲解〕 本条是承上条，为百合病变渴，用百合洗方而不差，再出一内服方。

（1）百合病渴不差者：百合病而变渴，用百合洗方治疗，病证不解，说明病情较重而药力较轻。

（2）栝蒌牡蛎散主之：药不胜病，则改用栝蒌牡蛎散。栝蒌根苦寒清解肺胃之热、生津滋液而止渴；牡蛎咸寒引导热气下行，使邪热不致上烁，津生热降，渴证自解。

〔临证意义〕 上两条均为百合病变渴的方治。一为外洗，一为内服，临床上可同用，并可配以百合地黄汤使用。

八、百合病变发热者(1)，一作发寒热。　百合滑石散主之(2)。

百合滑石散方

百合一两，炙　滑石二两

上为散，饮服方寸匕，日三服。当微利者，止服，热则除。

〔讲解〕 本条为百合病变发热的治法。

（1）百合病变发热者：百合病本为如热无热，今见发热，是热盛于里，外达肌肤所致。

（2）百合滑石散主之：仍用百合滋养肺阴，加用滑石清热利尿，使里盛之热从小便排出，共奏益阴宁心，清除积热之效。由于过利可以伤阴，所以方后云“当微利者止服”。

〔临证意义〕 以上第六、第七、第八三条是为百合病变证的治疗方法。百合病证本为欲食不能食，欲卧不能卧，欲行不能行，如寒无寒，如热无热，口苦，小便赤，脉微数等，治疗用百合地黄汤润理气血，清其邪热；如果又见口渴或发热，是为百合病经久不愈，阴虚内热更甚而产生的变证，治疗可以选用百合洗方、栝蒌牡蛎散或百合滑石散，以滋阴清热。然既是治疗百合病，则均当以百合地黄汤为其主方。

九、百合病见于阴者，以阳法救之(1)**；见于阳者，以阴法救之**(2)**。见阳攻阴，复发其汗，此为逆；见阴攻阳，乃复下之，此亦为逆**(3)**。**

〔讲解〕 本条指示百合病的治疗原则。

（1）百合病见于阴者，以阳法救之：阴，是指里证；阳法，是指外治方法。

（2）见于阳者，以阴法救之：阳，是指外证；阴法，是指内治方法。

（3）见阳攻阴……为逆：如上所述之例，百合病外表证候当以里治，而反发汗，此为治之逆误，病必不愈；里阴证候当从外治，而反通下，亦为治之逆误，其病亦必不愈。攻，作“治”字讲；复，作“反”字解。

〔临证意义〕 本条是指出百合病的治疗原则，即条文所谓的“见于阴者，以阳法救之；见于阳者，以阴法救之”、“见阳攻阴，见阴攻阳”。而前几条所述的证治正是符合这一原则的。如第六条百合病一月不解，变成渴证的治疗，口渴，即是在里的证候，用百合洗方渍水而外洗其身，是为从表而治，这就是“见于阴者，以阳法救之”之义。再如第八条的百合病病变发热的治法，发热，是为在表的证候，服用百合滑石散从里而治，是为治里的方法，这就是“见于阳者，以阴法救之”之义。如果违反了这一治疗原则，而误用发汗，或者攻下的方法，津液就会从外、从下而泄，津泄阴伤，虚热更甚，则百合病证加重不愈。

十、狐蜮之为病[1]，状如伤寒[2]，默默欲眠，目不得闭，卧起不安，蚀于喉为蜮，蚀于阴为狐，不欲饮食，恶闻食臭，其面目乍赤、乍黑、乍白[3]。蚀于上部则声喝，一作嗄。**甘草泻心汤主之[4]。**

甘草泻心汤方

甘草四两，炙　黄芩　人参　干姜各三两　黄连一两　大枣十二枚，擘　半夏半升

上七味，水一斗，煮取六升，去滓再煎，温服一升，日三服。

〔**讲解**〕　本条是论述狐蜮病的证候及其病变在喉部的治疗。

（1）狐蜮之为病：是热毒停积在幽阴之病。湿热之邪停积过久，则腐败气血而成为瘀浊，于是风化所腐，成为虫，这种虫是不被人之肉眼所见的。其为病，往往腐蚀在人体的阴幽晦暗之处，使其溃烂。

（2）状如伤寒：此病病变的初起类似伤寒，发病迅速。

（3）默默欲眠……乍白：由于湿热之邪内蕴，变生之虫毒内扰，则营卫运行不利，使其精神魂魄不宁，而出现心神不安、神态恍惚，默默想睡，但又不能闭目，睡了起来，起来睡下，不能安定；面目之色一会儿变红、一会儿变黑、一会儿变白等；湿热影响中焦，脾胃不和，则不思饮食、恶闻食臭。湿热虫毒腐蚀溃烂于喉部的，则为蜮病；腐蚀溃烂于前后二阴的，则为狐病，总称则为狐蜮病。

（4）蚀于上部则声喝，甘草泻心汤主之：如果病在上部，蚀烂于喉，证见说话声音嘶哑者，用甘草泻心汤治疗。黄芩、黄连苦寒清热燥湿解毒；干姜、半夏辛温和胃；人参、大枣、甘草甘温补中，共奏清热解毒，化湿和中之效，且苦辛合化以杀虫。

〔**临证意义**〕　本方甘草泻心汤苦辛合化、补泻兼用，为治狐蜮病蚀烂于喉的方剂。今人用治口腔糜烂经年不愈的病人，颇有效验。

十一、蚀于下部则咽干[1]，苦参汤洗之[2]。

苦参汤方

苦参一升，以水一斗，煎取七升，去滓，熏洗，日三服。

〔**讲解**〕 本条为狐蜮病变在前阴的治法。

（1）蚀于下部则咽干：下部，即指前阴部。如果湿热虫毒蚀于下部前阴，则前阴部腐蚀溃烂而咽喉干燥。此因足厥阴肝经循前阴上通于咽喉。下部邪热之气循经从下而上，冲于咽部所致。

（2）苦参汤洗之：治疗用苦参汤洗其前阴，苦参苦寒，清热燥湿，解毒杀虫，洗之则湿热去，虫毒解，其病即愈。

十二、蚀于肛者，雄黄熏之。

雄黄熏法

上一味为末，筒瓦二枚合之，烧向肛熏之。

〔**讲解**〕 本条为狐蜮病变在后阴的治法。

湿热内蕴，虫毒腐蚀于后阴肛门为病，用燥湿杀虫之雄黄，烧之以熏其病处。

〔**临证意义**〕 以上三条是论述狐蜮病的证候，以及蚀于喉、前阴、后阴等部位的不同治法。由于病变的部位不同，所以治疗也不相同，但是除湿化热、解毒杀虫的目的是一致的。

十三、病者脉数，无热，微烦，默默但欲卧，汗出，初得之三四日，目赤如鸠眼[(1)]；七八日，目四眦黑[(2)]。若能食者，脓已成也[(3)]，赤小豆当归散主之[(4)]。

赤小豆当归散方

赤小豆三升，浸令芽出，曝干　当归

上二味，杵为散，浆水服方寸匕，日三服。

〔**讲解**〕 本条论述狐蜮病成脓的证治。

（1）病者脉数……鸠眼：狐蜮病，湿热郁遏，日久不宣，气机不畅，所以“微烦，默默但欲卧”；“脉数”是热盛的征象；由于热盛于里，迫津于外，所以“汗出”；“无热”，即是无寒热，说明没有表证，病不在表；“目赤如鸠眼”，鸠眼，是指眼睛色赤，犹如斑鸠之眼，这是由于热邪侵入血分。

肝主藏血，开窍于目，血中之热由肝循经上注于目，故目赤如鸠眼。

（2）七八日，目四眦黑：血热搏结，迁延七八日之久而不散，热瘀血腐，则病情进一步发展，两眼就会由色赤发展成为色黑。四眦，指两眼内外四眦，眦络色黑，即是表明血分热邪至深，热蒸血腐将成为痈脓的兆象。

（3）若能食者，脓已成也：由于病变未影响到中焦脾胃，所以能饮食。反过来，饮食正常，则病不在胃而限于局部，局部热蒸肉腐脓成。

（4）赤小豆当归散主之：脓成之狐蜮，治疗当清利湿热，消痈排脓。赤小豆芽利湿消痈，清热排脓解毒；当归活血养血、祛瘀生新；浆水清凉解热、调和气血。

〔临证意义〕 本条赤小豆当归散方，亦见于后第十六篇“近血”条，可参看。

十四、阳毒之为病(1)，面赤斑斑如锦文，咽喉痛，唾脓血(2)。五日可治，七日不可治(3)，升麻鳖甲汤主之(4)。

升麻鳖甲汤方

升麻二两　当归一两　蜀椒炒去汗，一两　甘草二两　鳖甲手指大一片，炙　雄黄半两，研

上六味，以水四升，煮取一升，顿服之，老小再服，取汗。

〔讲解〕 本条是论述阳毒的证治和预后。

（1）阳毒之为病：阳毒病是一种感受疫疠之邪而引起的血分病证。由于邪气犯于阳分，着而在表的，所以称为“阳毒”。

（2）面赤斑斑如锦文……脓血：疫毒血热上壅于面，所以面部赤色斑烂，犹如锦绢上的花纹；若聚滞于咽喉，咽喉不利，故疼痛；若疫毒腐败气血，化而成脓，所以口吐脓血。

（3）五日可治，七日不可治：是说病变时间短，病情较轻，病邪较浅，正气尚盛，治疗就容易；如果迁延日久，往往病邪转盛，正气转弱，病情重着，治疗就难。

（4）升麻鳖甲汤主之：用升麻鳖甲汤治疗。升麻配以甘草、雄黄清热解毒，辟恶疗斑；鳖甲血肉有情，配以当归滋阴养血散瘀通脉；蜀椒禀纯阳之气，导火归原，下达命门，以降上壅之热。共奏清热解毒，散瘀疗斑之功。

十五、阴毒之为病(1)，面目青，身痛如被杖，咽喉痛(2)。五

日可治，七日不可治[3]，升麻鳖甲汤去雄黄、蜀椒主之[4]。

〔**讲解**〕 本条是论述阴毒的证治和预后。

（1）阴毒之为病：阴毒同阳毒一样，也是感受了疫疠热毒所引起的血分病证。由于邪气侵于阴分，隐而在里，所以称为“阴毒”。

（2）面目青，身痛如被杖，咽喉痛：血分有病，疫疠热毒侵入血分，阻于脉络，脉络不通，瘀热搏结凝滞，血不能上荣其面目，所以面目色青；由于脉阻血瘀，周身经脉不利，所以遍身疼痛，犹如受棍棒之敲打；咽喉疼痛，是为邪结于此而不利所致。

（3）五日可治，七日不可治：五日正气不虚，邪轻位浅，治之尚易；七日正气不支，邪气重着，治之较难。以五、七日代表病程长短的意思。

（4）升麻鳖甲汤去雄黄、蜀椒主之：升麻甘草清热解毒；鳖甲当归活血散瘀；去雄黄、蜀椒，是为阴毒病在阴分，不堪受用此辛热燥烈之品，以免重伤其阴气。

〔**临证意义**〕

1.以上二条为阴阳毒的证治和预后。阴毒和阳毒同为疫毒所引起的病变，二者虽然病变所在的部位、感邪的轻重、表现的证候都不尽相同，但同属疫疠热毒引起的血分病证，总以升麻鳖甲汤一方进行治疗。方中雄黄、蜀椒理阳气之药，故阴毒去之。

2.“五日可治，七日不可治”，说明早期治疗疾病的重要意义。正所谓谨守病机，勿失其宜。

3.近代有人用升麻鳖甲汤加减治疗紫癜病、红斑狼疮之属于热毒血瘀者，临床上可供参考。

小　结

百合病是因为“百脉一宗，悉致其病”而命名。其发病原因，一部分是由于伤寒大病前后热邪熏烁肺阴所致，另一部分是由于七情之刺激所引起。

百合病之症状是：精神恍惚，神志不定——“意欲食复不能食，常默然，欲卧不能卧，欲行不能行，饮食或有美时，或有不用闻食臭时，如寒无寒，如热无热，口苦、小便赤，诸药不能治，得药则剧吐利，如有神灵者，身形如和，其脉微数”这一系列之症状，和《素问·疏五过论》里所说之

“不在脏腑，不变躯形，诊之而疑，不知病名”，正是相同。

从本篇所举百合病之“口苦、小便赤、脉微数”等证候方面来看，本病是属于肺经之阴虚燥热，在治法上用平剂调补、清解邪热，故以百合地黄汤为主治疗本病。

狐蟚病之起因，是一种温热之邪气停积过久，腐蒸气血成为瘀浊，腐蚀于人身幽阴之部位。其主要症状表现为神态恍惚之“默默欲眠，目不得闭，卧起不安”和病人之咽喉部以及前阴或后阴之蚀烂，所以本病在治法上是“清化湿热”、“解毒杀虫”。如腐蚀在于咽喉部者，用甘草泻心汤；腐蚀见于前后阴部者，用苦参汤洗法或者是雄黄熏法。

阴阳毒病为一种疫疠之气伤人，有犯阴阳之不同，然总为邪毒令血壅结而致气机不得升降。其症状主要表现为“咽喉痛”、“面赤斑斑如锦文”或“面目青，身痛如被杖”，所以用解毒活血之升麻鳖甲汤为主，进行加减治疗。但是，在疫疠流行之际，因各地的气候不同，治法亦应有异，决不能执一方以统应之。

疟病脉证并治第四

概　述

本篇论述疟病一病。首揭“疟脉自弦”，提示“痎疟皆生于风”。其临床表现多寒少热者为牡疟，治以蜀漆散；无寒但热、骨节疼烦，时呕，其脉如平者为温疟，治以白虎加桂枝汤；但热不寒，手足热而欲呕，少气烦冤者为瘅疟，未出方；疟病日久，外有寒热，内有癥瘕者为疟母，治以鳖甲煎丸。

一、师曰：疟脉自弦(1)，弦数者多热(2)，弦迟者多寒(3)。弦小紧者下之差(4)，弦迟者可温之(5)，弦紧者可发汗针灸也(6)，浮大者可吐之(7)，弦数者风发也，以饮食消息止之(8)。

〔**讲解**〕　本条首先指出疟病的主脉，然后根据脉证所出现的不同，又指出病情性质和不同的治疗方法。

（1）疟脉自弦：为疟病的主脉。《内经》说：“夫痎疟皆生于风”。风邪为病多弦脉，所以疟病之脉当出现弦象。由于患者的具体情况和病邪性质的差异，所以疟病之弦脉有弦中带数、弦中带迟、弦中带小紧等等之象。

（2）弦数者多热：以热邪属阳而行速，致脉行加快，则知其病多热。

（3）弦迟者多寒：以寒邪属阴而行迟，致脉行缓慢，则知其病多寒。

（4）弦小紧者下之差：如果脉见小紧，是病邪入于里阴，邪在里则不可表散而只可从里解，故说弦小紧者下之差。差，指病愈。

（5）弦迟者可温之：脉见弦迟，多为内寒，故可用温剂。

（6）弦紧者可发汗针灸也：脉见弦紧而无沉象者，为寒脉而不是里阴之脉，病邪不在里而在表，故可用发汗针灸。

（7）浮大者可吐之：疟病之脉皆弦而忽见浮大之象者，是邪在高分，故可用催吐法治疗。

（8）弦数者风发也，以饮食消息止之：弦数之脉，必是多热，热极则生风，故云弦数者风发也；其风邪发生，势必出现肝木乘侮脾土而传其热于胃，伤耗津液，须以饮食消息制止其邪热，这正是“风淫于内，治以甘寒”之意。

〔临证意义〕 “疟脉自弦”列于篇首，说明“弦”为疟病的主脉。但是，在临床上由于各种不同的因素，脉象往往有所差异。譬如：疟病寒热发作在不同的阶段上，脉象是不一样的，在寒战期多现弦脉，而在高热期则多转为洪大而数或滑数。疟病除弦脉以外，尚见“蓄作有时的欠伸寒战，继之高热口渴，再汗已证退”等证候特征。

二、病疟以月一日发，当以十五日愈，设不差，当月尽解[(1)]；如其不差，当云何？师曰：此结为癥瘕，名曰疟母[(2)]，急治之，宜鳖甲煎丸[(3)]。

鳖甲煎丸方

鳖甲十二分，炙　乌扇三分，烧　黄芩三分　柴胡六分　鼠妇三分，熬　干姜三分　大黄三分　芍药五分　桂枝三分　葶苈一分，熬　石韦三分，去毛　厚朴三分　牡丹五分，去心　瞿麦二分　紫葳三分　半夏一分　人参一分　䗪虫五分，熬　阿胶三分，炙　蜂窝四分，炙　赤硝十二分　蜣螂六分，熬　桃仁二分

上二十三味，为末，取煅灶下灰一斗，清酒一斛五斗，浸灰，候酒尽一半，着鳖甲于中，煮令泛烂如胶漆，绞取汁，内诸药，煎为丸，如梧子大，空心服七丸，日三服。

〔讲解〕 本条论述疟病的自然转机和疟母形成原因，以及它的方治。

（1）病疟以月一日发……尽解：任何疾病，当它发展到一定的时候，都有其一定的转归，或向好的方面转，或向坏的方面转。疟病也是这样。在一般的情况下，疟病经过十五日或一个月后，正气往往可以胜于邪气，使邪气告退而病痊愈。

（2）此结为癥瘕……疟母：假如疟病经过一段时间以后还不解，是为正气不能胜于邪气；如病情进一步发展，正气渐衰，疟邪与痰、食、血等有形之物搏结不散，日久形成痞块，结于胁下，名叫癥瘕，又称疟母。一旦成为疟母，则疟病往往迁延时间很长，并且反复发作。

（3）急治之，宜鳖甲煎丸：疟母为坚结之患，兼有正气虚弱。有坚则软，有结则散，正气不足则补，所以用鳖甲煎丸进行攻补兼施、扶正祛邪。鳖甲咸寒软坚；大黄苦寒攻下祛邪；桃仁、䗪虫、蜣螂活血祛瘀；人参、阿胶、桂枝等药扶助正气、调和营卫气血，这样，邪气得以祛、正气得以补，疾病遂愈。

〔**临证意义**〕

1.鳖甲煎丸是治疗疟母的主要方剂，方剂的组成是由攻邪的药和补正的药而组成的，所以在临床上适用于正虚而邪实的病证，除了用于疟母以外，对于其他的疾病，凡是属于这一类型的积病、癥瘕，都可以运用。须注意的是，本方虽为扶正祛邪之剂，但毕竟是以攻邪为主，对体质虚弱较甚的应慎用，或在具体运用的时候，多配伍一些补益之品。

2.本条的叙述还表明了一个问题：疾病的治疗应以早治为好，这样可以防止疾病的进一步发展和传变，否则，疾病发展或传变，邪气进一步深入，以致病情更加复杂，治也不太容易，还会产生更为严重的后果。

三、师曰：阴气孤绝，阳气独发(1)**，则热而少气烦寃，手足热而欲呕，名曰瘅疟。若但热不寒者，邪气内藏于心，外舍分肉之间，令人消铄脱肉**(2)**。**

〔**讲解**〕 本条论述但热不寒的瘅疟病机和症状。

（1）阴气孤绝，阳气独发：是指阴津亏竭，阳邪亢盛，是为瘅疟的病理机制。

（2）则热而少气烦寃……脱肉：由于阴虚阳亢，阳亢则邪热盛极，所以身体发热；邪热伤及气阴，则出现气息短少，肌肉消瘦。影响到心胸，则心中郁闷不舒。四肢属阳，为诸阳之本，阳热盛于手足四肢，则手足发热；胃气受到邪热干犯，则恶心欲呕。所有这些症状的出现，其根本原因就是阴津亏竭而导致阳热偏亢，偏亢的邪热之气充斥于内在的脏腑和外在的肌表，形成内外热盛、表里皆炽。“邪气内藏于心，外舍分肉之间”，正是说明这一点。这就是瘅疟之病。

〔**临证意义**〕 本条未出示方治，但根据瘅疟的发病机制和临床上所表现的症状，临床上当以生津益气为主，可用白虎加人参汤治疗。

四、温疟者，其脉如平，身无寒但热，骨节疼烦，时呕(1)**，白虎加桂枝汤主之**(2)**。**

白虎加桂枝汤方

知母六两　甘草二两，炙　石膏一斤　粳米二合　桂枝去皮，三两

上剉，每五钱，水一盏半，煎至八分，去滓，温服，汗出愈。

〔讲解〕　本条论述无寒但热的温疟脉证和方治。

（1）温疟者……时呕：温疟，也为疟病中之一种，它是伏邪外出之病而不是乍感，故其脉平，正是《难经·五十八难》所说“温病之脉，行在诸经，不知何经之动也，各随其所在而取之”的意思。伏邪化热外出，所以身无寒但热；邪热犯胃，胃气不和，所以时时作呕；温疟为邪气藏于骨髓，至春夏外发而为病，故骨节疼烦。

（2）白虎加桂枝汤主之：本方以白虎汤清热生津，用桂枝辛温解肌因势利导以散欲出之伏邪。据考其文当补“朝发暮解，暮发朝解”两句。

〔临证意义〕　本条与上条所论瘅疟，均见身但热无寒而呕。上条瘅疟为阴衰阳盛、伤耗气津而证兼少气烦寃；此条温疟为伏邪化热因时外发而证兼骨节疼烦，故均可以白虎汤清其热邪，只一加人参益气生津，一加桂枝导邪外出。

五、疟多寒者，名曰牡疟[1]，蜀漆散主之[2]。

蜀漆散方

蜀漆洗去腥　云母烧二日夜　龙骨等分

上三味，杵为散，未发前以浆水服半钱。温疟加蜀漆半分，临发时服一钱匕。

〔讲解〕　本条为寒多热少的牡疟证治。

（1）疟多寒者，名曰牡疟：心为牡脏，痰邪伏于心间为病，以致症见多寒而蓄作有时，故曰“牡疟”。所谓“疟多寒”，是指证候的偏寒。邪伏心间，心阳不能外达，故证候为之多寒。

（2）蜀漆散主之：以蜀漆散治之。蜀漆乃常山幼苗，具有祛痰截疟的作用，因阳虚寒多，故配云母、龙骨助阳扶正，镇逆安神；云母升清阳之气，使阳气达于外；龙骨降逆以制涌吐之太过。此散剂当于疟病未发前服用，才能奏效。

〔临证意义〕　本方是治疗疟病的常用方之一，方中的蜀漆，即常山幼苗，同常山一样是治疗疟病的专药，临床上常被运用，效果十分显著。但须

要注意蜀漆有毒，催吐作用比较强，服后往往容易引起恶心呕吐，伤及正气。所以临床上运用时须要煎炙，并且配伍一些和胃止呕、补益正气的药物，比如半夏、陈皮、甘草、党参等等。服用时以未发病之前一至二小时为最好。过早则药力已衰，达不到治疗效果，过迟则药力不达，甚或发作更为剧烈。方后云“未发前”服药，是仲景治疟的创见。

附方

牡蛎汤 治牡疟。

牡蛎四两，熬 麻黄四两，去节 甘草二两 蜀漆三两

上四味，以水八升，先煮蜀漆、麻黄，去上沫，得六升，内诸药，煮取二升，温服一升。若吐，则勿更服。

〔**讲解**〕 此亦蜀漆散方证之意，而外攻之力比较猛，牡蛎软坚消结，麻黄散寒且发越阳气使通于外。结散阳通，其病即愈。

柴胡去半夏加栝蒌根汤 治疟病发渴者，亦治劳疟。

柴胡八两 人参 黄芩 甘草各三两 栝蒌根四两 生姜二两 大枣十二枚

上七味，以水一斗二升，煮取六升，去滓，再煎，取三升，温服一升，日二服。

〔**讲解**〕 本方柴胡黄芩清解少阳邪热，生姜红枣调和营卫，人参甘草扶助正气，栝蒌根生津止渴，故云“亦治劳疟”。应参看《伤寒论·辨太阳病脉证并治中》小柴胡汤方后加减法。

柴胡桂姜汤 治疟寒多微有热，或但寒不热。服一剂如神。

柴胡半斤 桂枝三两，去皮 干姜二两 栝蒌根四两 黄芩三两 牡蛎三两，熬 甘草二两，炙

上七味，以水一斗二升，煮取六升，去滓，再煎，取三升，温服一升，日三服。初服微烦，复服汗出便愈。

〔**讲解**〕 本方柴胡、黄芩和解少阳表里，桂枝、牡蛎和解太阳表里，干姜、栝蒌根和解阳明表里，甘草调和得宜，故初服微烦，复服汗出得愈。应参看《伤寒论》柴胡桂姜汤方证。

〔**临证意义**〕

1.后世认为，饮食不节，脾胃损伤，是疟病发生的内在因素，疟邪夹风、夹寒、夹暑、夹湿，从外而感，是疟病发生的外在因素，也是主要致病因素。由于脾虚体弱、营卫不利，疟邪及风寒暑湿之气侵入人体，邪正交争而发病。如果发病日久不解，则往往形成正虚邪留之虚实夹杂病证。

2.疟病的分类，后世在《金匮要略》的基础上，根据寒战与发热的多少和病情的轻重、病程的长短，邪正的盛衰，把它分为正疟、瘅疟、温疟、寒疟、劳疟、疟母等类型。治疗上，总的原则是，初期以和解祛邪为法，中、后期以扶正截疟为治。具体说来，正疟用和解达邪的方法治疗；瘅疟用清热益气的方法治疗；温疟用清热导邪的方法治疗；寒疟用辛温助阳的方法治疗；劳疟用扶正调和的方法治疗；疟母用化瘀去痰的方法治疗。

小　结

本篇专论疟病。首先，提出了“疟脉自弦”一句，作为疟病之总纲，次以“弦迟”、“弦数”之脉象，分别疟病的偏寒、偏热，作为疟病总纲之两翼；同时，并以疟邪之多寒多热和在阴在阳在高之不同，而分别决定汗、吐、下、温、针灸、饮食等治疗方法。

本篇分疟病为瘅疟、温疟、牡疟三种。疟病但热无寒而少气烦冤的为瘅疟，虽未出方，但可以试用白虎加人参汤清解偏盛之热，滋益亏耗之津气；疟病但热无寒而骨节烦痛的为温疟，用白虎汤清解邪热，加桂枝导邪外出；疟病多寒的为牡疟，以蜀漆散吐越疟痰，安神助阳。另外，疟病日久不解，疟邪依假痰、食、血，在左胁下结为“疟母”，以“内有癥瘕，外有寒热”为主要证候，治宜鳖甲煎丸软坚散结，扶助正气。

中风历节病脉证并治第五

概　述

本篇论述中风病、历节病两种疾病。中风病，为风邪伤人。其证分为“中脏”、“中腑”、“中经”、“中络”，并分别提出了其各自的主要证候。其病有猝然僵仆而为半身不遂者，有口眼㖞斜者，有发瘾疹者，有如狂状而妄行独语者，内容甚为广泛，但不包括《伤寒论》中之外感中风病。历节病主要证候为“历节疼痛不可屈伸”，“历节黄汗出”、或“身体魁㿗”等，是由肝肾先虚，气血不足，又汗出入水或汗出当风所致，以助阳气、驱外邪为治，乌头汤为主方。其桂枝芍药知母汤，为“诸肢节疼痛，身体魁㿗，脚肿如脱，头眩短气，温温欲吐”而设。

一、夫风之为病，当半身不遂[(1)]，或但臂不遂者，此为痹[(2)]，脉微而数[(3)]，中风使然[(4)]。

〔**讲解**〕　本条论中风病的脉证和它的病因。

（1）夫风之为病，当半身不遂：中风病，左侧或右侧半身不能随意运动，这是邪气痹阻经脉，气血不能运行的缘故。

（2）或但臂不遂者，此为痹：“或”字读“若”。若但一臂不能随意运动，这是痹证，不是中风，宜鉴别。

（3）脉微而数：是以脉象来说明中风病的形成原因。脉微，为气血不足、正气亏虚之征；脉数，为邪气有余之象。邪气乘虚侵犯人体，伤及经络而致痹塞不通，所以发为中风病。

（4）中风使然：是点出邪气乃为风邪，是风邪侵犯人体所导致本病的。

〔临证意义〕

1. 本条的意义在于说明中风一病的形成。其原因，在内为脏腑气血的不足，正气亏虚；在外为风邪所伤，导致经络瘀塞不通，气血不能濡养所致。临床症状为突然昏倒，不省人事，半身不遂，口眼㖞斜，言语不利等。

2. 中风证与痹症在某些症状上有相似的地方，所以宜应鉴别：痹证的原因为风寒湿之邪三气杂至，合而留于肌肉、筋骨之间，痹阻气血，在临床上出现肩臂肢体等局部的麻木疼痛。其有以风气偏胜的行痹；有以寒气偏胜的痛痹；有以湿气偏胜的着痹。总之，痹证在病因、病机、病证等各个方面都是不同于中风病的。

3.《伤寒论》里中风一病，不同于本篇里的中风病。《伤寒论》里的中风病，是感受外在的风邪，出现发热恶风、头项强痛、汗出、脉浮缓等症，属于外感风寒表证。其病变机制为风邪伤卫，营卫不和。治疗是用桂枝汤类，解肌祛风、调和营卫。与本篇所载的中风病迥然不同。

二、寸口脉浮而紧，紧则为寒，浮则为虚；寒虚相搏，邪在皮肤(1)；浮者血虚，络脉空虚；贼邪不泄，或左或右；邪气反缓，正气即急，正气引邪，㖞僻不遂(2)。

邪在于络，肌肤不仁；邪在于经，即重不胜；邪入于腑，即不识人；邪入于脏，舌即难言，口吐涎(3)。

〔讲解〕 本条是论述中风病的病因、病理、症状，以及风中于经、络、脏、腑的不同证候。

（1）寸口脉浮而紧……皮肤：寸关尺三部脉既浮又紧，脉浮（此浮脉按之无力），为正气虚而卫外不固，脉紧主寒，为风寒之邪外感。脉之浮紧相兼，表明中风病的形成原因是表虚受寒、正虚邪实相合所致。与太阳病伤寒之脉浮紧有所不同。

（2）浮者血虚……不遂：邪气犯人，先袭人之皮肤，继之进一步发展，邪气由皮肤进入血脉，伤及气血，致使血气亏耗，络脉空虚，以致无力抵御外邪，使贼邪留而不泻。由于邪气稽留的部位不同，病变的部位也不同，或在人体左侧，或在人体右侧。具体说来，正气偏虚于左，邪气乘虚留于左，则左侧的络脉之气痹阻，筋脉弛缓，而右边的一侧，由于无邪气侵害，气血运行正常，筋脉相对出见拘急，由于一侧之筋脉弛缓，一侧之筋脉拘急，则弛缓的左侧为拘急的右侧所牵引，从而出现口眼㖞斜，肢体不遂证；反之，同样的道理，如果正气偏虚于右，邪气乘虚留于右侧，则右边一侧的络脉痹阻不用，筋脉弛缓，而左边一侧由于无病，筋脉相对出见拘急之象，缓侧为急侧所引，则同样出现口眼㖞斜，半身不遂的症状。

（3）邪在于络……吐涎：中风的主要病因为正虚感受风寒，病机为经脉痹阻，病证为半身不遂，口眼㖞斜，已如上述，这是从总的方面而论的。实际上病变有浅深的不同，证候有轻重的差异。由于人体的经络在浅部，脏腑在深部，络为经之表，经为络之里，腑为脏之外，脏为腑之内，如果邪气中于络，则络脉不和，营卫不运，肌肤不养，所以麻木不仁；若邪气中于经，则经脉不利，气血不通，周身不贯，所以肢体重滞不举；若邪气入于腑，阻遏神识，则昏不识人；若邪气入于脏，脏气受邪，气机将息，所以出现舌謇难言，口吐清涎等症。这就是邪气中络、中经、入腑、入脏所产生的不同症状。

〔临证意义〕

1.本条叙述中风病的中经、中络、中脏、中腑，只是表明邪气所中部位的浅深，病情的轻重而已，并不是说本病的邪气中人是依次相传的，往往出现直接中脏、中腑的证候。

2.条文论的入腑、入脏，入腑应为入于胃腑，由于胃脉上通于心，而心主神明，邪气由胃之腑循经上迫于心中，影响神明，所以神明乱而不识人；入脏是入于五脏，由于诸脏属阴，诸阴之脉皆连于舌本，脏气受邪，则厥而不达于舌下，机息于上，所以难言、吐涎。

3.中风病是以突然昏倒、不省人事、口眼㖞斜、语言不利、半身不遂为特征的一种疾病。它发病急骤，症见多端，变化迅速。其发病原因，多由患者平素情志异常、或饮食起居不节、或房劳过度而导致脏腑不和、气血瘀滞、化风生痰，偶因外邪侵袭，即引起内风而发病。《金匮要略》于本病论述治疗较少，后世医家在中医基本理论指导下，结合自己的实践，提出了一些自己的见解，创造了不少的经验。有以补虚化痰为治者；有以养血祛风为治者；有以活血破瘀为治者；有以化痰祛风为治者，有以化瘀祛痰为治者；有以祛风通络为治者，等等，均在各自不同的情况下，取得了一定的治疗效果。

侯氏黑散　治大风四肢烦重，心中恶寒不足者。《外台》治风癫。

菊花四十分　白术十分　细辛三分　茯苓三分　牡蛎三分　桔梗八分　防风十分　人参三分　矾石三分　黄芩五分　当归三分　干姜三分　芎䓖三分　桂枝三分

上十四味，杵为散，酒服方寸匕，日一服，初服二十日，温酒调服，禁一切鱼肉大蒜，常宜冷食，六十日止，即药积在腹中不下也。热食即下矣，冷食自能助药力。

〔**讲解**〕 正气不足，风痰邪气阻塞于经络，故见四肢烦重；风痰阻遏心阳，阳气不得宣通，故感心中恶寒不足，甚则神明失聪发为风癫，治以侯氏黑散祛风除热，补虚下痰。

三、寸口脉迟而缓，迟则为寒，缓则为虚；营缓则为亡血，卫缓则为中风(1)**。邪气中经，则身痒而瘾疹**(2)**；心气不足，邪气入中，则胸满而短气**(3)。

〔**讲解**〕 本条以脉象论述中风病的病机，以及邪气入中所产生的病证。

（1）寸口脉迟为缓……中风：脉迟而缓，脉行不及常数为迟，迟为寒象；脉至而无力为缓，缓为虚象，脉象迟而缓，为营不足，卫中风。亡血则营不充盛，所以营缓则为亡血；卫虚不能卫外为固而易伤于邪，所以卫缓则为中风。总之，营卫不足，感受风寒，即为本病。

（2）邪气中经，则身痒而瘾疹：邪气中经，正是由于营虚卫弱，正气不能抗邪所致。邪气在经而动血，所以皮肤现疹作痒。

（3）心气不足……短气：如果心胸之气不足，邪气乘虚而入，居于胸中，影响气机之升降，就会导致胸满而短气。

〔**临证意义**〕 通过以上三条原文的论述，可以明确中风病的成因有内外之分。脏腑经络，营卫气血不足，正气不敌邪气，风寒之邪乘虚侵袭人体，发为本病。文中未出方治，但根据其病因病机，治疗原则当是扶正祛邪，通经活络。

风引汤 除热瘫痫

大黄 干姜 龙骨各四两 桂枝三两 甘草 牡蛎各二两 寒水石 滑石 赤石脂 白石脂 紫石英 石膏各六两

上十二味，杵，粗筛，以韦囊盛之，取三指撮，井花水三升，煮三沸，温服一升。治大人风引，少小惊痫瘈疭，日数十发，医所不疗，除热方。巢氏云：脚气宜风引汤。

〔**讲解**〕 风引汤为下热清热之剂，由于中风多从热起，所以用此方治疗。

须要注意本方剂为峻猛之剂，用者当详审之。《外台》卷十五风痫门紫石汤，与此方同。

防己地黄汤 治病如狂状，妄行，独语不休，无寒热，其脉浮。

防己一分 桂枝三分 防风三分 甘草一分

上四味，以酒一杯，浸之一宿，绞取汁；生地黄二斤，㕮咀，蒸之如斗米饭久，以铜器盛其汁；更绞地黄汁，和，分再服。

〔**讲解**〕 狂走谵语、身热脉大者，其病属阳明。此无寒热，其脉浮者，是乃血虚生热、邪并于阳所致。方中的桂枝、防风、防己、甘草，酒浸取汁，取其轻清，归之于阳，以散其邪气；重用生地黄之甘寒，熟蒸浓汁，归之于阴，以养血而除热。

头风摩散方

大附子一枚，炮 盐等分

上二味，为散，沐了，以方寸匕，以摩疾上，令药力行。

〔**讲解**〕 头风摩散方是治疗阳虚头痛证。方中的附子有通阳散寒的作用，食盐有祛皮肤风邪的作用。

四、寸口脉沉而弱，沉即主骨，弱即主筋，沉即为肾，弱即为肝(1)。汗出入水中，如水伤心，历节黄汗出，故曰历节(2)。

〔**讲解**〕 本条以脉象论述历节病的病机和证候。

（1）寸口脉沉而弱……为肝：寸口，指寸关尺三部。寸口脉沉而弱，为肝肾不足的征象。肾为主水之脏器，外合于骨，水性就下，水寒则脉沉，故脉沉者为病在骨；肝为藏血之脏器，外合于筋，血性沾濡，血虚则脉弱，故脉弱者为病在筋。骨属于肾，所以脉沉即为肾；筋属于肝，所以脉弱即为肝。总之，沉弱之脉是肝肾筋骨病变的反映。

（2）汗出入水中……历节：汗出入水中，如水伤心，是说由于肝肾不足，正气亏虚不能固护，以致汗液外出，汗出以后，人体的腠理疏松，又入于水中，则水寒之气就会乘虚而入，伤及血脉，浸淫筋骨，流入关节，阻碍气血畅通，发为递历关节疼痛。心主血脉，水湿伤及血脉，犹言如水伤心。且历节黄汗出，成为历节之病。

〔**临证意义**〕 本条在于说明历节病的发生，是由于体内肝肾先虚以后，又感受了水寒之邪，邪气乘虚犯于人体的筋骨关节而致病。肝肾先虚为历节之本，水气内侵为历节之标，与上第二篇所载湿病关节疼烦的病机是不同的。

五、趺阳脉浮而滑(1)，滑则谷气实，浮则汗自出(2)。

〔**讲解**〕 本条承上条补论历节病的成因。

(1) 趺阳脉浮而滑：趺阳脉为胃脉，在足背上五寸骨节动脉处。

(2) 滑则谷气实，浮则汗自出：脉浮为风，脉滑为谷气实。谷气充实，则可因食助热而使内热偏盛，风性疏泄，疏泄则使腠理开张，如此内热偏盛，腠理开张，则津液可因热盛所迫而外泄，所以汗自出。

〔**临证意义**〕 如果汗出入水而感邪，则可成为历节病。

本段条文有脱漏，语义不全，可以临床为据，推求其因。

六、少阴脉(1)浮而弱，弱则血不足，浮则为风，风血相搏，即疼痛如掣(2)。

〔**讲解**〕 本条承上两条以脉象论历节病的成因。

(1) 少阴脉：少阴脉，是指手少阴的神门脉和足少阴的太溪脉，也就是心、肾所主之脉。脉浮是为有风之象，脉弱是为阴血不足之征。

(2)（少阴脉）浮而弱……如掣：少阴脉浮而弱，是阴血不足，风邪侵扰。如果风血相互搏结于经脉，邪正相互交争于筋骨，则经脉筋骨痹阻不通，气机不畅，所以关节抽掣疼痛。血气内虚，风邪侵入，是历节病的发病机制，疼痛如掣是历节病的症状表现。

〔**临证意义**〕 本条提示临床上治疗历节病应注意养血，于养血中祛风。

七、盛人(1)脉涩小，短气，自汗出，历节痛不可屈伸(2)，此皆饮酒汗出当风所致(3)。

〔**讲解**〕 本条是叙历节病的脉证和成因。

(1) 盛人：盛人，即肥胖之人。

(2) 脉涩小……屈伸：肥胖之人，脉本不应涩小，今脉现沉小，症见短气、自汗出，历节痛不可屈伸，是湿邪盛阳气虚所致。

(3) 此皆饮酒汗出当风所致：饮酒则生湿热，湿邪阻滞，气血运行滞涩，则脉象涩小。肺气不利，则短气。湿热相蒸，则汗出。汗出，则腠理疏松而易伤于风。汗出当风，则风邪入内，与湿热相合，风湿热气搏结于筋骨关节，阻碍气机，气血痹塞不通，所以递历关节疼痛而不可屈伸。

〔**临证意义**〕 本条提示肥胖人病历节，亦为体虚伤湿所致，治疗亦当顾其气血之虚。

八、诸肢节疼痛[1]，身体尪羸[2]，脚肿如脱[3]，头眩短气，温温欲吐[4]，桂枝芍药知母汤主之[5]。

桂枝芍药知母汤方

桂枝四两　芍药三两　甘草二两　麻黄二两　生姜五两　白术五两　知母四两　防风四两　附子二枚，炮

上九味，以水七升，煮取二升，温服七合，日三服。

〔讲解〕 本条论述历节病化热的证治。

（1）诸肢节疼痛：历节病已成的表现。

（2）尪羸：应为“魁瘰”，是形容关节疼痛肿大，有如块磥之状。如果邪盛病剧，则关节肿大有如块磥之状。

（3）脚肿如脱：因湿郁化热，湿热注于下，导致两脚肿胀、麻木，犹如与自身之体脱离一般。

（4）头眩短气，温温欲吐：如果湿热又逆冲于上，则又出现头眩、短气、泛泛呕恶。

（5）桂枝芍药知母汤主之：治以桂枝芍药知母汤，方以桂枝、麻黄、防风、附子等大群辛温发散温阳药中，加用芍药、知母最为精妙。芍药酸寒，配伍甘草，酸甘合化，敛阴和营，缓急舒筋止痛；知母也是苦寒阴柔之品，清热养阴，庶可引诸温药直达病所，祛湿而不伤阴，育阴而不敛邪。总以芍药、知母合用以制诸温药之燥，清血中之热。

〔临证意义〕 桂枝芍药知母汤，是治疗风湿化热的历节病卓有实效之方，症以关节疼痛肿大为主。近人有用其治疗风寒湿邪所引起的所谓“风湿性、类风湿性关节炎”者。但在具体运用时，当以病情为据，分析其病机，准确运用。因本方药性偏于温燥，以祛邪为主，若病日久，气血不足，肝肾两亏者，还应酌情加减。

九、味酸则伤筋，筋伤则缓，名曰泄。咸则伤骨，骨伤则痿，名曰枯。枯泄相搏，名曰断泄[1]。营气不通，卫不独行，营卫俱微，三焦无所御，四属断绝，身体羸瘦，独足肿大，黄汗出，胫冷[2]。假令发热，便为历节也[3]。

〔讲解〕 本条是论述五味酸咸太过所导致的历节病，以及历节病与黄汗

病的鉴别。

（1）味酸则伤筋……断泄：五味入五脏而养人，须适量有节，若嗜食太过，五味入口，反能伤人。酸味入肝，本能补肝，过食酸反而伤肝。肝主筋而藏血，肝伤则筋损血泄，诸筋弛纵不用，称之为“泄”。咸味入肾，本能益肾，过食咸反能伤肾。肾主骨而生髓，肾伤则骨痿髓枯，全身软弱不能直立行走，称之为“枯”。枯泄相搏，名曰断泄，意思是说肝肾俱伤、生气日衰不能相续，以致逐渐断绝。

（2）营气不通……胫冷：肝肾伤损、营卫微弱，不相协调，营微不能正常流通，卫微不能正常运行，营卫俱虚，则三焦无所御使。三焦不能布精于四肢皮肉脂髓，则肢体得不到气血营养，而虚羸瘦弱。“四属”，即指四肢皮肉脂髓。三焦不利，浊阴下注，则独足肿大而黄汗出。

（3）假令发热，便为历节也：如两胫关节发热，便为历节之病；如见胫冷，则非历节而即为黄汗之病，此又是历节病与黄汗病应当区别者。

〔临证意义〕

1.本条说明了饮食五味可以伤脏而发病。正常情况下，饮食中酸、苦、甘、辛、咸五味，分别入于肝、心、脾、肺、肾而养五脏之气，脏气得以养，则人体健康无病。假如饮食五味发生太过或不及，则五脏即为其所伤，脏气伤则人体病。所以必须遵循饮食五味的多味调和，不可偏嗜太过，也不可以摄取不足。

2.历节病须与黄汗病鉴别比较：两者都有汗出色黄证。不同的是，历节病，黄汗出于局部，并伴有关节疼痛、独足肿大、两胫发热等证；黄汗病，黄汗遍出于全身，特点是汗出沾衣，色正黄如柏汁，并伴有身体肿胀，两胫发冷症。

3.历节病的成因，以条文为据，归纳起来有五：有肝肾不足，而又感受水湿者；有谷实热盛、汗出感邪者；有血虚风入、风血相搏者；有饮酒汗出当风、风湿相合者；有过食酸咸，味伤肝肾者，虽病因各不相同，但都是从虚而得的，以虚为病之本。治疗上可以根据补虚祛邪的原则，以补虚为主，兼以祛邪。

十、病历节不可屈伸，疼痛(1)，乌头汤主之(2)。

〔讲解〕 本条论述历节病寒胜的证治。

（1）病历节不可屈伸，疼痛：人体历节疼痛不可屈伸，实为历节病的主症。《内经》谓风寒湿三气杂至合而为痹，此风少寒湿居多，属“寒气胜者为痛痹”之证。寒性凝敛，湿邪黏浊，寒湿痹阻关节筋骨，所以历节疼痛而不能屈伸，以屈伸则其疼痛增剧。

(2) 乌头汤主之：治以乌头汤，温经祛寒、逐湿止痛。

乌头汤方 治脚气疼痛，不可屈伸。

麻黄 芍药 黄芪各三两 甘草三两，炙 川乌五枚 㕮咀，以蜜二升，煎取一升，即出乌头

上五味，㕮咀四味，以水三升，煮取一升，去滓，内蜜煎中更煎之，服七合。不知，尽服之。

〔讲解〕 由于寒湿偏胜于人体，所以脚气疼痛，不可屈伸。乌头汤，麻黄辛以外散寒湿，温则通阳行痹；乌头大热，长于逐寒止痛，芍药、甘草酸甘和阴缓急，而利关节；黄芪实卫固表、益气蠲痹，以防麻黄发散太过；白蜜甘以缓解、以制乌头峻烈之毒。

〔临证意义〕

1. 据方药，则本条是寒湿偏盛的历节病证治，除所叙症状外，当有痛处寒冷、脉象沉细、舌淡苔白滑等症，治疗以祛逐寒湿而达通阳止痛的目的。但临床运用乌头汤时，乌头当炮用、且煎药时间宜长，以减其毒性。

2. 本方与桂枝芍药知母汤相比，本方主治寒湿之痹，寒邪尤盛之“痛痹”，桂芍知母汤主治风湿之痹，而兼有化热之证；本方以全身关节疼痛，不可屈伸，脉沉细舌淡苔白滑等为临证施治要点，桂芍知母汤以发热恶寒无汗以外，尚有脚肿如脱，头眩短气等为辨证关键；本方以乌头为君，重在温经散寒镇痛，佐以麻黄散风通络，黄芪益气蠲痹，桂芍知母汤以附子为君温经散寒止痛，而佐以白术祛湿，麻桂散风解表，芍药、知母敛阴清热。

矾石汤 治脚气冲心。

矾石二两

上一味，以浆水一斗五升，煎三五沸，浸脚良。

〔讲解〕 湿伤于下而气冲于上，故脚气冲心。矾石汤浸洗外治，矾石味酸涩性燥、能却水收湿解毒，毒解湿收，则上冲自止。

附方

《古今录验》续命汤 治中风痱，身体不能自收持，口不能言，冒昧不知痛处，或拘急不得转侧。姚云：与大续命同，兼治妇人产后出血者，及老人小儿。

麻黄 桂枝 当归 人参 石膏 干姜 甘草各三两 芎䓖一两五钱

杏仁四十枚

上九味，以水一斗，煮取四升，温服一升，当小汗。薄覆脊，凭几坐，汗出则愈，不汗更服。无所禁，勿当风。并治但伏不得卧，咳逆上气，面目浮肿。

〔讲解〕 正气内虚，邪气外凑，所以形成中风痱病。治疗，以麻黄、桂枝散邪，人参、甘草、当归、川芎养正，再助之以石膏、杏仁、干姜，而祛邪复气，如此攻补兼行，则疾病可愈。

《千金》三黄汤 治中风手足拘急，百节疼痛，烦热心乱，恶寒，经日不欲饮食。

麻黄五分 独活四分 细辛二分 黄芪二分 黄芩二分

上五味，以水六升，煮取二升，分温三服，一服小汗，二服大汗。心热加大黄二分，腹满加枳实一枚，气逆加人参三分，悸加牡蛎三分，渴加栝蒌根三分，先有寒加附子一枚。

〔讲解〕 中风病，以麻黄祛表寒，黄芩清里热，黄芪走肌表，独活、细辛引诸药以达百节，使风邪驱于体外。

《近效》术附汤 治风虚头重眩苦极，不知食味，暖肌补中益精气。

白术二两 附子一枚半，炮去皮 甘草一两，炙

上三味，剉，每五钱匕，姜五片，枣一枚，水盏半，煎七成，去滓，温服。

〔讲解〕 附子壮肾阳以暖肌，白术、甘草补中焦益精气，加以生姜、大枣内和脾胃而外调营卫，下阳充足，上寒自降。这是阳虚夹风寒的头重头晕的治法。

崔氏八味丸 治脚气上入少腹不仁。

干地黄八两 山茱萸 薯蓣各四两 泽泻 茯苓 牡丹皮各三两 桂枝 附子炮，各一两

上八味，末之，炼蜜和丸梧子大。酒下十五丸，日再服。

〔讲解〕 肾之脉起于足而入于腹，肾气不治，寒湿之气随经上入而聚于少腹，所以少腹不仁。治疗以肾气丸，补肾中之气而化寒湿。

《千金》越婢加术汤 治肉极，热则身体津脱，腠理开，汗大泄，厉风气，下焦脚弱。

麻黄六两 石膏半斤 生姜三两 甘草二两 白术四两 大枣十五枚

上六味，以水六升，先煮麻黄，去上沫，内诸药，煮取三升，分温三服。恶风加附子一枚，炮。

〔讲解〕 方中以越婢汤治肌肉风热，白术祛肌肉风湿，风热风湿俱驱，则汗止而肌肉得养，诸症俱除。

小结

本篇所载为中风和历节二病。其中风一病与《伤寒论》中所载之外感中风不同。中风病的发病原因，是由于人体的正气先虚，发生气郁血滞，偶触外风，诱而发病。其症状的主要表现是口眼㖞斜，半身不遂，但亦有中络、中经、中腑、中脏之异。

本篇论述的中风，原文三条，未及处方。但从所附的侯氏黑散、风引汤、防己地黄丸三方推测，其治疗大法也可以明了，即补虚祛邪通络。针对其病因病机，补其虚体，祛其邪气，通其经络。具体证治，尚须参看后世有关文献。

本篇所载历节之病，以“历节痛不可屈伸”、“历节黄汗出”、“身体魁瘰”，即关节肿大等证为其主要证候。它的发病原因，为肝肾先虚，气血不足，再汗出入水中，或饮酒汗出当风等等，复感外邪而引起。所以在治疗上，必以助正祛邪为主要方法。其因风湿之邪者，“诸肢节疼痛，身体魁瘰，脚肿如脱，头眩短气，温温欲吐”，用桂枝芍药知母汤；因寒湿之邪者，“历节疼痛不可屈伸”，用乌头汤。所附的《古今录验》续命汤、《近效》术附汤、《千金》三黄汤、头风摩散，虽然不是本篇主方，也可随证选用。

血痹虚劳病脉证并治第六

概　述

本篇论述血痹病、虚劳病两种疾病。血痹病，是由阳虚不能卫外，邪风侵入，致血凝泣于肌肤而成。其证“身体不仁”，治以通阳气、和营卫为法。虚劳病首以“大”和“极虚”的脉象，揭示虚劳病的总纲，着重在先天之肾和后天之脾。虚劳病为一系列的衰弱证候，如里急、心悸、鼻衄、腹中痛、梦失精、四肢酸痛、手足烦热、咽干口燥、喘喝、失眠、盗汗、腰痛、发落、痹侠背行等等。其病阴虚者，治以酸枣仁汤；阳虚者，治以天雄散、桂枝加龙骨牡蛎汤等；阴阳两虚者，治以小建中汤、黄芪建中汤、八味肾气丸等；有风气者，治以薯蓣丸；有干血者，治以大黄䗪虫丸。

一、问曰：血痹病从何得之？师曰：夫尊荣人骨弱肌肤盛，重因疲劳汗出，卧不时动摇，加被微风，遂得之[1]。**但以脉自微涩在寸口，关上小紧，宜针引阳气，令脉和紧去则愈**[2]。

〔**讲解**〕　本条为论述血痹的成因及治疗原则。

（1）夫尊荣人骨弱肌肤盛……得之：《素问·五脏生成论》说：“卧出而风吹之，血凝于肤者为痹”。尊荣人精髓虚少而骨弱肌肤盛，其劳少逸多，故阳不卫外为固而疲劳汗出，卧不时动摇则易招风邪，虽为微风亦可阻遏阳气运行，阳气不能畅达，血凝滞于肌肤而遂得为血痹之病。

（2）但以脉自微涩在寸口……则愈：其病乃阳微血滞，故其脉微涩而见于寸口；因血为痹，故关上之脉见小紧。治疗宜针引阳气，阳出邪去而脉和，故曰“令脉和紧去则愈”。

〔临证意义〕 本条治则说明了气与血的关系，即气为血帅，气行则血行，血行则肌肤能养而不为痹证。治疗不独治阴血，而要注意阳气的治疗。

二、血痹阴阳俱微，寸口关上微，尺中小紧(1)，外证身体不仁，如风痹状(2)，黄芪桂枝五物汤主之(3)。

黄芪桂枝五物汤方

黄芪三两　芍药三两　桂枝三两　生姜六两　大枣十二枚

上五味，以水六升，煮取二升，温服七合，日三服。一方有人参。

〔讲解〕 本条论述血痹的方治。

(1) 血痹阴阳俱微……小紧：阴阳俱微者，即营卫俱微，邪入血分而为痹，其阳不足，故寸口关上之脉见微；其阴为痹，故尺中之脉小紧。

(2) 外证身体不仁，如风痹状：血凝于肤为痹，而不能充养于肌肤所致。《诸病源候论·风痹候》谓风痹病“其状肌肉顽厚，或疼痛”。如“风痹状”者，谓血痹病的“身体不仁”，有如风痹病的“肌肉顽厚、疼痛”，而实非风痹之病。

(3) 黄芪桂枝五物汤主之：其病阴阳俱微，故不以针治，而以黄芪桂枝五物汤，和营血之滞，助卫阳之行。黄芪助卫固表，桂枝通阳祛风，芍药通络以去血痹，生姜、红枣以和脾胃。

〔临证意义〕 血痹病轻证用针刺法，重证用药物疗法，临床上可以两者结合进行治疗。针刺可根据具体证情进行选穴。

三、夫男子平人(1)，脉大为劳(2)，极虚亦为劳(3)。

〔讲解〕 本条论述虚劳病的主脉，并以“大”和“极虚”的脉象论述其病因重在先天之肾和后天之脾，为虚劳病的总纲。

(1) 夫男子平人：所谓“男子”，这里是指房劳所伤；所谓“平人”，这里是指“脉病形不病”，非谓无病之人，与《胸痹心痛短气病篇》第二条所谓“平人，无寒热，短气不足以息者，实也”的“平人”一词不同，与《素问·平人气象论》中所谓“平人者，不病也”的“平人”一词不同。

(2) 脉大为劳：虚劳在肾，其肾精损，而真水不能配火，阴虚阳浮，则脉见大，虽大而无力，故脉大为劳。

(3) 极虚亦为劳：虚劳在脾，气虚精损，而谷气不能内充，脾精内耗，则脉见极虚，浮取则软，重按极无力，故脉极虚亦为劳也。劳，指虚劳病。

四、男子面色薄者，主渴及亡血(1)。卒喘悸，脉浮者，里虚也(2)。

〔讲解〕 本条为虚劳病的色脉合诊。

（1）男子面色薄者，主渴及亡血：《藏府经络先后病脉证第一》第三条说："色白者，亡血也"。面色无润泽而见枯憔，乃津尽血亡所致。

（2）卒喘悸……里虚也：津血衰竭，火邪刑金，故喘；血少无以养心，故悸。精血虚少，无以配阳，而阳升浮于上，故脉浮而重按无力者为里虚也。此阴亏太甚，阳不交阴，为虚劳重证。

〔临证意义〕 "脉浮者里虚也"，意在说明脉浮不但主表证，且主里证。虚劳阴虚阳浮，所以脉亦可显浮，且重按虚软无力。另外，虚劳之喘悸与痰饮水气之喘悸不同，彼为持续性的喘悸，是为实证；此为时断时续的喘悸，是为虚证。临床上当分辨清楚。

五、男子脉虚沉弦，无寒热(1)，短气里急(2)，小便不利(3)，面色白(4)，时目瞑(5)，兼衄，少腹满(6)，此为劳使之然(7)。

〔讲解〕 本条承上两条补述虚劳病的证候不同于外感。

（1）男子脉虚沉弦，无寒热：乃肝肾阴虚，气血不足之象，病非外感，故外无寒热。

（2）短气里急：下焦生气不升，故短气。《素问·至真要大论》说："厥阴之至为里急"，肝阴不足，筋脉失养，故里急。

（3）小便不利：下焦之气不化，故小便不利而"少腹满"。

（4）面色白：血少而不能华于色之故。

（5）时目瞑：其下虚则高摇，"瞑"字与"眩"字同义。

（6）兼衄，少腹满：阴虚于下，而阳冲于上，故证又见"鼻衄，少腹满"。

（7）此为劳使之然：以上诸证，皆由虚损所致。

六、劳之为病，其脉浮大(1)，手足烦，春夏剧，秋冬瘥(2)，阴寒精自出，酸削不能行(3)。

〔讲解〕 本条论述肾精亏损、阳浮阴寒而精自出的虚劳病证。

（1）劳之为病，其脉浮大：上文说："脉大为劳"，阳浮于外，阴孤于内，故其脉见"浮大"。

（2）手足烦……冬瘥：阳内虚而外浮，故其证见"手足烦"。春夏阳升，内愈寒而外愈热，故春夏之时其病增剧；秋冬阳降，外热轻而内寒减，故秋冬之时其病少瘥。瘥，愈也。

（3）阴寒精自出，酸削不能行：水火不交，相火易浮，肾冷失去蛰藏之用，故阴寒精自出。精虚不充于骨，故酸削不能行。酸削者，痠痟也。此"削"乃"痟"之借字，训"痛"而非瘦削。

〔临证意义〕 "春夏剧，秋冬瘥"，说明了疾病与自然气候转变的密切关系。也就是说，气候的变化关系到疾病的转归和疾病的预后，因此，临床上须注意到这一点。

七、男子脉浮弱而涩，为无子，精气清冷。

〔讲解〕 本条乃论述男子不育的脉证。

《诸病源候论》虚劳无子候说："丈夫无子者，其精清如水，冷如冰铁，皆为无子之候。"虚劳病，其阳虚不敛而脉浮，阴衰不振而脉弱，血寒有滞而脉涩。气虚血寒，精气清冷，何有生子之能？故无子。

〔临证意义〕 本条脉证，有以当归生姜羊肉汤加附子治疗者，颇有效验。

八、夫失精家[1]少腹弦急，阴头寒，目眩，发落，脉极虚芤迟，为清谷，亡血，失精[2]。脉得诸芤动微紧[3]，男子失精，女子梦交[4]，桂枝龙骨牡蛎汤主之[5]。

桂枝龙骨牡蛎汤方《小品》云：虚弱浮热汗出者，除桂，加白薇、附子各三分，故曰二加龙骨汤。

桂枝　芍药　生姜各三两　甘草二两，炙　大枣十二枚　龙骨牡蛎各三两

上七味，以水七升，煮取三升，分温三服。

〔讲解〕 本条论述滑精与梦遗症状以及梦遗的方治。

本条之文实为两条而被后人误并在一起。

（1）夫失精家：阳虚不固，致时常滑精的人为"失精家"。

（2）少腹弦急……失精：精液耗损，肝肾阳虚故少腹弦急，外阴部寒冷；精衰血少，清阳不能上于空窍，故目眩；精血损伤，故头发脱落。阳气阴血俱损，浮大中空为芤，迟谓脉来迟缓，又虚弱无力，故称脉极虚芤迟，

其证即见下利清谷亡血失精。

治当以“天雄散”方。天雄、桂枝温肝肾以助阳祛寒，白术健脾培土以资气血之化源，龙骨固涩以止精滑。

（3）脉得諸芤动微紧：乃阳气阴血虚损之象。芤动为阳，微紧为阴，其脉或见芤动，或见微紧，不是四脉同时出现。

（4）男子失精，女子梦交：阳气虚浮而不为固，邪扰其精，故在男子则为“梦失精”，在女子则为“梦交通”。

（5）桂枝龙骨牡蛎汤主之：治宜桂枝加龙骨牡蛎汤以调气血、燮阴阳、敛浮越、固遗泄。桂枝汤调和阴阳，龙骨、牡蛎安神涩精以除梦泄。

天雄散方

天雄三两，炮　白术八两　桂枝六两　龙骨三两

上四味，杵为散，酒服半钱匕，日三服，不知，稍增之。

〔讲解〕 本方为上条前半条证候之方，见前。《方药考》云：“此为补阳摄阴之方，治男子失精，腰膝冷痛。”可证。

九、男子平人，脉虚弱细微者(1)**，喜盗汗也**(2)。

〔讲解〕 本条论盗汗的脉象。

（1）男子平人，脉虚弱细微者：病人脉见“虚弱细微”者，乃阴阳俱损，卫阳营阴两不相交，而外泄为汗，汗久则亡津液而必致身体瘦枯。

（2）喜盗汗也：《诸病源候论》虚劳盗汗候说：“盗汗者，因睡眠而身体流汗也。此由阳虚所致，久不已。令人羸瘠枯瘦，心气不足，亡津液故也。诊其脉，男子平人脉虚细弱微，皆为盗汗脉也。”

〔临证意义〕 本条的虚劳盗汗，虽无方治，但临床上可以采用桂枝加龙牡汤，或《外台秘要》之二加龙骨牡蛎汤（即桂枝加龙牡汤去桂枝加附子、白薇）进行治疗。

十、人年五六十，其病脉大者(1)**，痹侠背行**(2)**，若肠鸣，马刀侠瘿者，皆为劳得之**(3)。

〔讲解〕 本条论述老年精衰为劳的脉证。

（1）人年五六十，其病脉大者：人年五六十岁，其精气已衰虚，而病见脉大者，正上文所谓“脉大为劳”。

（2）痹侠背行：年老精衰，太阳不足而邪乘之，故其“痹侠背行”，以

太阳之脉行身之背而然。

（3）若肠鸣……得之：若，犹或也。阳气以劳而外张，阳外张则寒动于中而肠鸣；火上逆则痰相搏而为马刀侠瘿。是皆劳伤脾肾，不能滋培肝气，致风动火升痰凝，亦虚劳病之常见者。《灵枢·寒热》说：“寒热瘰疬在于颈腋者，……皆何气使生？岐伯曰：此皆鼠瘘寒热之毒气也。”在颈为侠瘿，在腋为马刀，未溃称瘰疬，已溃称鼠瘘。皆由虚劳得之。

〔临证意义〕 本条说明，同一脉象可以出现不同的病证，这是疾病的致病因素和疾病形成的机制不同而导致的。临床上当全面审察疾病病机，针对病机，从而正确辨证治疗。

十一、脉沉小迟，名脱气(1)，其人疾行则喘喝，手足逆寒，腹满，甚则溏泄，食不消化也(2)。

〔讲解〕 本条论述虚劳阳虚之脉证。

（1）脉沉小迟，名脱气：脉沉小迟，为脾肾阳虚，血寒不能升达，故名脱气。

（2）其人疾行则喘喝……化也：胸中大气既泄而不足，肾气复不能收纳，中气虚而升降失职，则疾行气喘。阳虚则寒，寒盛于外，四末不温，故手足逆冷；寒盛于中，故腹满溏泄、食不消化。此亦“极虚为劳”之脉证。

〔临证意义〕 病喘，有虚实之分。本证为虚喘，是脾肾阳虚，不能纳气归根所致；而实喘多为邪气犯肺，肺气不利所致。

十二、脉弦而大，弦则为减，大则为芤，减则为寒，芤则为虚，虚寒相搏，此名为革(1)，妇人则半产漏下(2)，男子则亡血失精(3)。

〔讲解〕 本条以弦减芤大为革，阐明虚寒相搏、气血改革的男女病证。

（1）脉弦而大……为革：虚寒相搏，气血改革，浮阳不能摄阴，阴不抱阳，精血下陷。

（2）妇人则半产漏下：在女子则不能安胎而半产，不能调经而漏下。

（3）男子则亡血失精：在男子则不能统血而亡血，不能藏精而失精。

本条亦见后《惊悸吐衄下血胸满瘀血病脉证并治第十六》和《妇人杂病脉证并治第二十二》，惟末句有异。

十三、虚劳里急(1)，悸，衄，腹中痛(2)，梦失精(3)，四肢酸

疼，手足烦热，咽干口燥(4)，小建中汤主之(5)。

小建中汤方

桂枝三两，去皮　甘草二两，炙　大枣十二枚，擘　芍药六两　生姜三两　胶饴一升

上六味，以水七升，煮取三升，去滓，内胶饴，更上微火消解，温服一升，日三服。呕家不可用建中汤，以甜故也。

《千金》疗男女因积冷气滞，或大病后不复常，苦四肢沉重，骨肉酸疼，呼吸少气，行动喘乏，胸满气急，腰背强痛，心中虚悸，咽干唇燥，面体少色，或饮食无味，胁肋腹胀，头重不举，多卧少起，甚者积年，轻者百日，渐致瘦弱，五脏气竭，则难可复常，六脉俱不足，虚寒乏气，少腹拘急，羸瘠百病，名曰黄芪建中汤，又有人参二两。

〔讲解〕 本条论述虚劳病脾精虚损的证治。

（1）虚劳里急：脾属土，土居中央，以养四方；脾主运化，以养四末（即四肢），为后天之本。若脾胃受损，竭其气血营卫生化之源而成虚劳。虚劳病往往出现阴阳俱衰，气血两亏之候，阳虚则寒盛，寒主收引、凝滞，故感少腹挛急拘紧抽痛，但按之不硬。

（2）腹中痛：脾阳不足，寒阻中焦，肝木乘之，脾司大腹，故腹中疼痛。

（3）悸……梦失精：由于脾胃虚衰，阴阳俱不足，气血皆亏乏，而波及四脏。伤及于肝，肝不养筋则里急；伤及于心，心营不足则悸；伤及肺，阳络伤而衄血；伤及肾，水火不交而多梦失精。

（4）四肢酸疼……口燥：脾精不足，脾主四肢，气血不能营养四肢而见酸疼；阴血不足则虚热内生，而手足烦热；阴血不能上乘，虚火反而上炎，故见咽干口燥。

（5）小建中汤主之：本方重用饴糖为君，温中补虚，缓急止痛；芍药为臣，敛阴柔肝，助饴糖温中益土，芍药得饴糖，甘酸化阴，以补阴之虚；用桂枝通阳温经，桂枝得饴糖，辛甘合化为阳，以补阳之衰，桂芍相得，燮理阴阳，调和营卫，佐以生姜、大枣、甘草、调脾胃，和营卫，增甘温建中之力。综合本方有温中补虚、缓急止痛、燮理阴阳、调和肝脾之效。对于阴阳两虚、气血不足、营卫失调、内生寒热、脾胃虚衰、五脏失调等虚劳证，补阳气，有碍阴血之生，补阴血，有碍阳气之长，袪寒又恐助虚热，清热又惧敛寒，攻补两难之际，应用本方，从中调补，卓有成效。所谓建中汤者，尤在泾云："是故求阴阳之和者，必于中气，求气之立者，必以建中也。"

〔临证意义〕 阴虚火旺，吐血咳嗽，乃血证，与此不同，似虚劳而非虚

劳，另有治法，辛甘温法忌用。

十四、虚劳里急，诸不足(1)，黄芪建中汤主之(2)。于小建中汤内加黄芪一两半，余依上法。气短胸满者加生姜；腹满者去枣，加茯苓一两半；及疗肺虚损不足，补气加半夏三两。

〔讲解〕 本条承上条进一步论述虚劳病脾精虚损的治法。

（1）虚劳里急，诸不足：概诸上条所述各不足之证。

（2）黄芪建中汤主之：本方建立中气以调内外虚损，非仅治里急一证。急者缓之必以甘，不足者补之必以温，黄芪尤有充虚塞空之专长，故于小建中汤方中加黄芪以为治。

〔临证意义〕 本方为小建中汤方中加黄芪一味而成。今常常用于胃及十二指肠球部溃疡等证，效果良好。

十五、虚劳腰痛，少腹拘急，小便不利者(1)，八味肾气丸主之(2)。

肾气丸方

干地黄八两　山药　山茱萸各四两　泽泻　丹皮　茯苓各三两　桂枝　附子炮，各一两

上八味末之，炼蜜和丸梧桐子大，酒下十五丸，加至二十丸，日再服。

〔讲解〕 本条论述虚劳病肾气虚损的证治。

（1）虚劳腰痛……利者：腰为肾之府，而肾主小腹与膀胱为表里。肾气虚损成劳，故腰痛而少腹拘急；膀胱气化失司，故小便不利。

（2）八味肾气丸主之：与肾气丸滋阴助阳，温化肾气以治之。肾气丸以地黄、山茱萸、山药滋阴补肾，益髓填精，丹皮、茯苓、泽泻渗泻湿浊，通调水道，加用附子、桂枝，量虽不多，而属阳热之品，意不在峻补肾火，而在于温养水中命火而生肾气。先天旺盛，后天自足，诸虚乃复。

十六、虚劳诸不足，风气百疾(1)，薯蓣丸主之(2)。

薯蓣丸方

薯蓣三十分　当归　桂枝　曲　干地黄　豆黄卷各十分　甘草二十八

分　人参七分　芎䓖　芍药　白术　麦门冬　杏仁各六分　柴胡　桔梗　茯苓各五分　阿胶七分　干姜三分　白敛二分　防风六分　大枣百枚为膏

上二十一味，末之，炼蜜和丸，如弹子大，空腹酒服一丸，一百丸为剂。

〔讲解〕　本条论述虚劳兼有风气的方治。

(1) 虚劳诸不足，风气百疾：虚劳脾精虚损而为各种不足之证，且兼有风气诸疾。

(2) 薯蓣丸主之：宜薯蓣丸调补脾精而祛风邪。薯蓣、白术、人参、茯苓、干姜、豆黄卷、大枣、甘草、神曲益气调中，当归、芎䓖、白芍、干地黄、麦冬、阿胶养血滋阴，柴胡、桂枝、防风去风散邪，杏仁、桔梗、白敛理气开郁。

〔临证意义〕　惜薯蓣丸之治证不详。似可参考《外台秘要·杂疗五劳七伤方》引《古今录验》之"大薯蓣丸"方下所列治证："疗男子五劳七伤，晨夜气喘急，内冷身重，骨节烦疼，腰背强痛引腹内，羸瘦不得饮食，妇人绝孕，疝瘕诸病，服此药令人肥白，补虚益气方。"

十七、虚劳虚烦不得眠(1)，酸枣仁汤主之(2)。

酸枣仁汤方

酸枣仁二升　甘草一两　知母二两　茯苓二两　芎䓖二两深师有生姜二两

上五味，以水八升，煮酸枣仁，得六升，内诸药，煮取三升，分温三服。

〔讲解〕　本条论述肝阴不足的虚劳证治。

(1) 虚劳虚烦不得眠：人寤则魂寓于目，寐则魂藏于肝。虚劳之人，肝阴不足而燥热乘之，故虚烦不得眠。

(2) 酸枣仁汤主之：治宜酸枣仁汤补敛肝阴，安神滋燥。酸枣仁养肝阴，安心神，疗不眠；芎䓖、知母养血敛阴，除燥热而止虚烦，茯苓安神宁心，甘草调中而和诸药。

〔临证意义〕　本方除虚烦不得眠外，还有心悸、目眩、口燥咽干、脉弦细数、舌红等症。

十八、五劳虚极羸瘦，腹满不能饮食，食伤，忧伤，饮伤，房室伤，饥伤，劳伤，经络营卫气伤，内有干血，肌肤甲错，两

目黯黑[(1)]。缓中补虚，大黄䗪虫丸主之[(2)]。

大黄䗪虫丸方

大黄十分，蒸　黄芩二两　甘草三两　桃仁一升　杏仁一升　芍药四两　干地黄十两　干漆一两　虻虫一升　水蛭百枚　蛴螬一升　䗪虫半升

上十二味，末之，炼蜜和丸小豆大，酒饮服五丸，日三服。

〔讲解〕 本条论述血瘀而致虚劳病的证治。

(1) 五劳虚极羸瘦……黯黑：血瘀而干，妨碍新血之渗灌，致血不营于一身，则形气虚极羸瘦而肌肤甲错。肝藏血，开窍于目，其血内瘀而不华于色，故两目黯黑。瘀血内著，气机阻滞，故腹满不欲饮食。五劳，指心劳、肺劳、肝劳、脾劳、肾劳。干血，虚劳内伤，气血营卫运行不利，产生瘀血内停，成为干血，又称久瘀，而成劳病，又名干血劳。七伤，指食伤、忧伤、饮食伤、房室伤、饥伤、劳伤、经络营卫气血伤。

(2) 缓中补虚，大黄䗪虫丸主之：其人形色虽虚极羸瘦，然实由瘀血所引起，瘀血不去，足以碍新血之生，故宜大黄䗪虫丸以破血攻瘀。大黄、䗪虫、虻虫、水蛭、蛴螬、干漆、桃仁、杏仁以破瘀行血，干地黄、芍药滋血活络，黄芩清热，甘草和中。重病缓攻，瘀去正复，则可收“缓中补虚”之效。

〔临证意义〕

1. 本方为补虚而活血祛瘀的方剂，临床上多用于久病正虚，瘀血内结的病证。

2. 本证为五劳七伤，至虚之极，外证见腹满，肌肤甲错，极似实证，须当细辨。后世称“至虚有盛候”，即指此证。

附方

《千金翼》炙甘草汤 治虚劳不足，汗出而闷，脉结悸，行动如常，不出百日，危急者十一日死。

甘草四两，炙　桂枝　生姜各三两　麦门冬半升　麻仁半升　人参　阿胶各二两　大枣三十枚　生地黄一升

上九味，以酒七升，水八升，先煮八味，取三升，去滓，内胶消尽，温服一升，日三服。

〔讲解〕 脉结是荣气不行。心悸是血亏心无所养。荣滞血亏，而更汗出，故虽行动如常，但不出百日则阴亡阳绝而死。炙甘草汤、人参、桂枝、

甘草、生姜行人身之阳，阿胶、麦门冬、麻仁、生地黄行人身之阴，使阳得复行阴中而脉自复。可参见《伤寒论·辨太阳病脉证并治下》炙甘草汤证。

《肘后》獭肝散 治冷劳，又主鬼疰一门相染。

獭肝一具

炙干末之，水服方寸匕，日三服。

〔**讲解**〕“鬼疰”之证，为寒热、沉默、不得知其所苦而感全身到处不适，累年经月，渐致困顿疲极，以至于死，后复转注旁人，乃至灭门。獭肝其叶随月而生，性味甘温，具生发之气，故用以为治。其所谓“冷劳”，当为虚劳之属于阳虚者。

小结

本篇论述血痹和虚劳二病，都是因虚所致之疾患，也是临床上常见之病证。

本篇依据《素问·五脏生成论》篇所说：“卧出而风吹之，血凝于肤者为痹”之精神，指出血痹病之成因，是“骨弱肌肤盛，重因疲劳汗出，卧不时动摇，加被微风遂得之”，也即是阳气虚不能卫外，邪风乘虚入内，营血因而发生滞涩所引起。其外证为“身体不仁”，治疗上应该“针引阳气”，但如果病人阴阳形气俱不足者，则又宜黄芪桂枝五物汤，调和营卫而宣化阳气。

本篇所载虚劳之病，首先提出：“夫男子平人，脉大为劳，极虚亦为劳”，以脉象说明其病专重在先天之肾和后天之脾。

本篇所载虚劳病之主要症状为：“腹里拘急，心悸，腹中痛，梦失精，四肢酸痛，手足烦热”，“喘喝”，“盗汗”、“腰痛”、“发落”，“虚烦不得眠”，“精冷无子”，“痹侠背行”等。

本篇对虚劳病的治疗，是本《难经·十四难》所说：“损其脾者，调其饮食，适其寒温……损其肾者，益其精”，《素问·阴阳应象大论》所说：“形不足者，温之以气，精不足者，补之以味”的精神，以建中补精为主要方法。然由于其病有阴虚，有阳虚，有阴阳俱虚。以及有风气、有干血，所以在具体措施上，又根据其临床表现施以不同方剂。如虚劳病之属于阴虚者，用酸枣仁汤补虚养血以清热除烦；如虚劳病之属于阳虚者，用桂枝加龙骨牡蛎汤补虚调气血以燮阴阳、敛浮越；如虚劳病之属于阴阳俱虚者，用小建中汤、黄芪建中汤建立中气以和阴阳、调营卫，或八味肾气丸滋阴助阳以补益肾气；如虚劳病之属于有风气者，用薯蓣丸益气补中焦以去风散邪；如虚劳病之属于有干血者，用大黄䗪虫丸通经络攻瘀血以缓中补虚。这些都是临床上屡收效果的治疗方剂。

肺痿肺痈咳嗽上气病脉证治第七

概　述

本篇论述肺痿、肺痈和咳嗽上气三种病。肺痿病，为多种因素致津液虚少肺虚燥热而发病，其主要证候为咳嗽唾涎沫浊唾或有脓血不腥臭，脉虚数，治以止逆下气，方用麦门冬汤。至于虚寒肺痿者，为甘草干姜汤证。肺痈病，是由风热蓄结于肺，郁蒸气血化为痈脓，以口中辟辟燥，咳即胸中隐隐痛，时出浊唾脓血腥臭，脉数实，其脓将成未成，治以《千金》苇茎汤清热活血；其脓已成，治以桔梗汤排脓解毒。咳嗽上气，除见于肺痿、肺痈之证外，为属肺胀之病。其病是外寒激动内饮上逆于肺，致息道狭窄，呼吸不利，证见咳嗽唾泡沫，上气喘促，喉中如水鸡声，胸满窒塞，寒热脉浮，以外散寒邪、内降水饮为治，方用越婢加半夏汤、小青龙加石膏汤、射干麻黄汤、厚朴麻黄汤等；外邪已解，饮邪壅逆肺中不去者，治以葶苈大枣泻肺汤；外无表邪全由饮邪上逆为病而脉沉者，用泽漆汤决壅泄水；浊痰停肺为病而唾浊者，用皂荚丸涤浊驱痰。

一、问曰：热在上焦者，因咳为肺痿。肺痿之病，从何得之？师曰：或从汗出，或从呕吐，或从消渴，小便利数，或从便难，又被快药下利，重亡津液，故得之(1)。

曰：寸口脉数，其人咳，口中反有浊唾涎沫者何？师曰：为肺痿之病(2)。**若口中辟辟燥，咳即胸中隐隐痛，脉反滑数，此为肺痈**(3)。

咳唾脓血，脉数虚者为肺痿，数实者为肺痈[4]。

〔讲解〕 本条设为问答，以辨肺痿肺痈之不同。全文分四段读。第一段“问曰：热在上焦者……故得之”，说明肺痿之成因，是由于亡津液；第二段“曰：寸口脉数……为肺痿之病”，说明肺痿之脉证；第三段“若口中辟辟燥……此为肺痈”，说明肺痈之脉证；第四段“咳唾脓血；脉数虚者为肺痿，数实者为肺痈”，说明肺痿、肺痈均“咳唾脓血”而“脉数”，惟以脉之兼见“虚”、“实”为辨。

(1) 热在上焦者……故得之：热在上焦者，因咳为肺痿，此二句见后《五脏风寒积聚病脉证并治第十一》。因师有此语，而因之以为问。汗出、呕吐、消渴小便数、大便下多，皆足以亡津液而生燥热，肺因燥热而焦枯成痿。

(2) 寸口脉数……之病：肺既痿而不用，则饮食游溢之精气，不能敷布诸经，上溢于口而为浊唾涎沫。

(3) 若口中辟辟燥……此为肺痈：然肺痈之病，其痰涎脓血蕴蓄结聚于肺内，故口中辟辟燥，咳即胸中隐隐痛。病因风热而起，故其脉见滑数之象。

(4) 咳唾脓血……为肺痈：至于咳唾脓血一证之脉象，有数而实者为肺痈，有数而虚者为肺痿，因肺痿源于亡津液，肺痈由于热邪壅阻，病源脉证，均有虚实之别。

〔临证意义〕 肺痿、肺痈二病的病因均有热，证候均咳唾涎沫脓血，脉象均见数。惟肺痿为虚热，咳唾涎沫脓血无腥臭，脉数而兼虚；肺痈则为实热，咳唾涎沫脓血有腥臭，脉数而兼实。

二、问曰：病咳逆，脉之何以知此为肺痈，当有脓血，吐之则死，其脉何类？师曰：寸口脉微而数，微则为风，数则为热；微则汗出，数则恶寒。风中于卫，呼气不入；热过于营，吸而不出。风伤皮毛[1]**，热伤血脉。风舍于肺，其人则咳，口干喘满，咽燥不渴，多唾浊沫，时时振寒**[2]**。热之所过，血为之凝滞，蓄结痈脓，吐如米粥。始萌可救，脓成则死**[3]。

〔讲解〕 本条论肺痈病乃由于风热蓄结不解而成。

(1) 寸口脉微而数……皮毛：风病多见“浮”或“缓”脉，而此见“微脉”者，为风邪入营而增热，故脉不浮而反微，且与数脉并见。微则为风，风性疏泄，故微则汗出；数则为热，热入血分而外无热，故数则恶寒。风中于卫，气得风而浮，利出而艰入，故呼气不入；热过于荣，血得热而壅，气亦不伸，故吸而不出。风伤于卫，卫主皮毛，故风伤皮毛。

（2）热伤血脉……振寒：《脏腑经络先后病脉证第一》说：“极热伤络”，且热过于荣，荣行脉中，故热伤血脉。皮毛内合于肺，风邪从其所合，故说风舍于肺。肺气逆而壅塞，故其人则咳而喘满。热在血中，故口干咽燥而不渴。液从热化，故多唾浊沫。热盛于里而外反无热，故时时振寒。

（3）热之所过……则死：热伤血脉，血行不畅而为之凝滞。邪热郁蒸，腐败气血，则痈脓即成，吐如米粥，未必便是死证，至浸淫不已，肺叶腐败烂完，则不可治疗，故曰“始萌可救，脓成则死”。

〔临证意义〕

1. 肺痈病形成与否，临床上可以参考以下方法进行诊断。①嚼豆法：用生黄豆令患者嚼之，不觉腥气者为肺痈，否则非是。②验痰法：令患者吐痰在水内，沉者是痈脓，浮者是痰；或者以双箸断之，其断为两段者是脓；其黏连不断者是痰；或者令患者吐痰地上，数分钟起泡者是肺痈，否则非是。

2. 本条云“吐之则死”，不能定论。肺痈忌吐，这个“死”字有禁忌之意。又云“脓成则死”，肺痈成脓，预后也并非不良，若能采取正当措施，积极治疗，庶可免于死亡。《备急千金要方》作“脓已成为难治。”于义见长。

三、上气面浮肿，肩息[(1)]，其脉浮大，不治[(2)]，又加利，尤甚[(3)]。

〔讲解〕 本条论述上气的不治之证。

（1）上气面浮肿，肩息：肩息，即上气喘急时肩为之竦动。上气喘促，至于面目浮肿而肩息，是肺气壅阻，无下行之机，气但升而不降。

（2）其脉浮大，不治：脉复浮大，则阳有上越之势，肾不摄纳，元气离根，气将外泄而脱，故云“不治”。

（3）又加利，尤甚：若加下利，阳气上脱、阴又将下竭，阴阳濒于离绝，其病更为危急。际此存亡关头，医者当尽心力以期挽回。

〔临证意义〕 本条旨在说明人体阴阳的互根性，阳不能脱离阴，阴不能脱离阳，如果阴阳相互脱离、离绝，犹如条文所说的“脉浮大……又加利，尤甚”，即阳越于上，阴脱于下，则病为危候。

四、上气喘而躁者，属肺胀[1]，欲作风水，发汗则愈[2]。

〔**讲解**〕 本条论肺胀欲作风水的治疗原则。

（1）上气喘而躁者，属肺胀：上气喘逆，烦躁不安，病发急暴者，属风寒外束，水饮内积，肺气壅逆，称为肺胀。

（2）欲作风水，发汗则愈：水性润下，风性上行，水为风激，气凑于肺，且水风之邪随肺之合而浸渍壅滞于皮肤，遂欲作风水，治宜发汗以泄其皮毛而消肺胀，通调膀胱则愈。《诸病源候论·咳逆上气候》："肺虚感寒而成咳，咳而气还聚于肺，肺则胀，是为咳逆也。邪气与正气相搏，正气不得宣通，但逆上喉咽之间，邪伏则气静，邪动则气奔上，烦闷欲绝，故谓之咳逆上气也。"

〔**临证意义**〕 本条与上条同论上气病，但上条的上气病是虚，预后不良；而本条的上气病是实，病为可治，两者截然不同。

五、肺痿吐涎沫而不咳者，其人不渴，必遗尿，小便数，所以然者，以上虚不能制下故也[1]。此为肺中冷，必眩，多涎唾[2]，甘草干姜汤以温之[3]。若服汤已渴者，属消渴[4]。

甘草干姜汤方

甘草四两，炙　干姜二两，炮

上㕮咀，以水三升，煮取一升五合，去滓，分温再服。

〔**讲解**〕 本条论述虚寒肺痿的证治。

（1）肺痿吐涎沫而不咳者……下故也：此举肺痿之属虚冷者，以见病变之不同。因肺为娇脏，热则气烁而痿，冷则气沮而痿。其但吐涎沫而不咳者，则其人不渴，必当遗尿、小便数。此为上焦阳虚，肺中寒冷，故不咳不渴；肺虚气寒不能制节，故遗尿、溲数。

（2）此为肺中冷……多涎唾：肺中冷，清阳不升于空窍。必头眩。肺失其敷布津液之用，津液聚而为涎唾，故其证多涎唾。

（3）甘草干姜汤以温之：甘草甘平补中，干姜辛温温肺，甘辛合化为阳，以散寒饮。

（4）若服汤已渴者，属消渴：若服后病不去而加渴者，则为消渴。盖小便数而渴者为消渴，不渴者非下虚即为肺冷。

六、咳而上气，喉中水鸡声[1]，射干麻黄汤主之[2]。

射干麻黄汤方

射干十三枚，一法三两　麻黄四两　生姜四两　细辛　紫菀　款冬花各三两　五味子半升　大枣七枚　半夏大者洗，八枚，一法半升

上九味，以水一斗二升，先煮麻黄两沸，去上沫，内诸药，煮取三升，分温三服。

〔讲解〕 本条论述肺胀病的正治方法。

（1）咳而上气，喉中水鸡声：风寒外束，肺气壅遏，水气上逆，息道狭窄，而致呼吸不利，声如水鸡，即发出所谓“哮鸣音”。

（2）射干麻黄汤主之：宜外散表邪，内降逆气，以射干麻黄汤下冲逆而破壅塞，发汗而散表寒。射干利咽喉，麻黄散寒邪，半夏、紫菀、款冬花、细辛、五味子降逆祛饮止咳，生姜、红枣和中。

〔临证意义〕 本方治疗肺胀病，除咳而上气，喉中水鸡声外，当还有胸满，喘息，发热恶寒以及舌苔白滑，脉象浮紧等证。

七、咳逆上气(1)，时时吐浊，但坐不得眠(2)，皂荚丸主之(3)。

皂荚丸方

皂荚八两，刮去皮，用酥炙

上一味，末之，蜜丸如梧子大，以枣膏和汤服三丸，日三夜一服。

〔讲解〕 本条论述积痰阻肺的上气证治。

（1）咳逆上气：咳嗽气喘，肺金失于肃降，气逆向上之象。

（2）时时吐浊，但坐不得眠：本篇第一条云“口中反有浊唾涎沫者何”的“浊唾”为“稠痰”，此文“唾浊”亦谓“唾出稠痰”。稠浊顽痰随上气而时出，故时时唾浊。然痰虽时出而病仍不减，其积痰在肺、肺气壅塞，故“但坐不得眠”，以平卧则肺叶布息更难之故。

（3）皂荚丸主之：治以涤痰通窍之皂荚丸方，以涤其胶固痰浊，开其壅闭，降其逆气，本方皂角涤痰去垢，佐以蜜丸枣膏，兼顾脾胃，痰除气顺而不伤正气。

〔临证意义〕

1. 本方的适应证为：喘咳痰多，黏稠如胶，但坐不得眠，咯唾不爽，胸满或痛连胁胸，大便难，脉滑苔粘。

2. 本方为开窍祛痰的峻猛之剂，只用于痰涎壅盛，形气俱实证。运用时须注意掌握其剂量、服法，不可大剂量服用，也不可多服久服。

八、咳而脉浮者[1]，厚朴麻黄汤主之[2]。

厚朴麻黄汤方

厚朴五两　麻黄四两　石膏如鸡子大　杏仁半升　半夏半升　干姜二两　细辛二两　小麦一升　五味子半升

上九味，以水一斗二升，先煮小麦熟，去滓，内诸药，煮取三升，温服一升，日三服。

〔**讲解**〕　本条论述肺胀病兼有金燥的证治。

（1）咳而脉浮者：寒饮伤肺，故上逆咳喘；脉浮主上焦，主肺，孙思邈在《备急千金要方》卷十八第五载此文作："咳而大逆上气，胸满，喉中不利，如水鸡声，其脉浮者，厚朴麻黄汤……"外寒激动内饮上逆于肺，肺气壅遏，息道狭窄，故证见上气胸满，咽喉不利而声如水鸡，肺津不布而生燥热，当见烦躁口干。

（2）厚朴麻黄汤主之：宜厚朴麻黄汤散寒降饮、清金润燥。麻黄、杏仁外散表邪，利肺止咳平喘，厚朴，半夏降逆祛痰蠲饮，干姜、细辛、五味子温肺化饮止咳逆，石膏、小麦清金燥以除烦躁。

〔**临证意义**〕　本条中的"脉浮"，是为邪气逆于肺而病偏于表者。

九、脉沉者[1]，泽漆汤主之[2]。

泽漆汤方

半夏半升　紫参五两，一作紫菀　泽漆三斤，以东流水五斗，煮取一斗五升　生姜五两　白前五两　甘草　黄芩　人参　桂枝各三两

上九味，㕮咀，内泽漆汁中，煮取五升，温服五合，至夜尽。

〔**讲解**〕　本条论肺胀病偏里而无表邪的证治。

（1）脉沉者：以脉测证，《脉经》卷二第三："寸口脉沉，胸中引胁痛，胸中有水气，宜服泽漆汤"，咳嗽上气而脉沉，乃水邪上泛，逆于胸胁，肺气壅阻而失去肃降之用，故咳嗽上气、胸胁引痛而脉见"沉"。

（2）泽泻汤主之：治宜泽漆汤。泽漆决壅逐水，紫菀、半夏、生姜降逆祛饮，桂枝通阳化气，人参、甘草补虚培土，白前、黄芩清解郁热，共奏决

壅利水之效，使水邪从下窍而泄。

〔临证意义〕 本方证除脉沉，咳嗽上气，胸中引胁痛外，还有身体浮肿，小便不利证。另外，方中“紫参”，别本作“紫菀”，《千金要方》亦作“紫菀”，甚是，近有人解之为草药中所谓“紫参”者，大谬。

十、大逆上气，咽喉不利(1)，止逆下气，麦门冬汤主之(2)。

麦门冬汤方

麦门冬七升 半夏一升 人参三两 甘草二两 粳米三合 大枣十二枚

上六味，以水一斗二升，煮取六升，温服一升，日三夜一服。

〔讲解〕 本条论虚热肺痿病的证治和主方。

（1）大逆上气，咽喉不利：指出病机和症状。胃中津液干枯，燥热上灼肺阴，致肺胃之气大逆而上，为咳为喘，咽喉为之不利。

（2）止逆下气，麦门冬汤主之：治法与方剂，宜补脾益肺，利咽降逆之麦门冬汤以止逆下气。麦冬养阴润燥，少用半夏降气化痰，合用以降逆止冲、而平上气喘咳，人参、甘草、粳米、大枣补脾生津而益肺润燥，即“培土生金法”。

〔临证意义〕 本方应用很广，除主治阴虚肺痿外，许多阴亏虚热的病证都可以参酌使用，如劳嗽不愈、胃虚呕吐、津枯噎膈、咽燥虚喘等，用之亦有良效。

十一、肺痈，喘不得卧(1)，葶苈大枣泻肺汤主之(2)。

葶苈大枣泻肺汤方

葶苈熬令黄色，捣丸如弹子大 大枣十二枚

上先以水三升，煮枣取二升，去枣，内葶苈，煮取一升，顿服。

〔讲解〕 本条论述饮邪壅肺的肺气壅闭的证候与治疗。

（1）肺痈，喘不得卧：此“痈”字为“壅”字之借。饮邪壅塞于肺，肺气上逆，故喘而又不能平卧。

（2）葶苈大枣泻肺汤主之：宜葶苈大枣泻肺汤，以决壅开闭，泄饮排浊。葶苈子苦寒，专入肺经，泻肺气逐水饮，恐葶苈泻峻猛伤肺，故佐以大枣甘温补正，可收泻肺逐水而正气不伤之功。

十二、咳而胸满(1)，振寒脉数(2)，咽干不渴(3)，时出浊唾腥臭，久久吐脓如米粥者，为肺痈(4)，桔梗汤主之(5)。

桔梗汤方

桔梗一两　甘草二两

上二味，以水三升，煮取一升，分温再服，则吐脓血也。

〔**讲解**〕　本条论述肺痈病成脓后的证治。

(1) 咳而胸满：肺热壅塞之故。

(2) 振寒脉数：热甚于内，故脉数：卫气失于温煦，故振寒。

(3) 咽干不渴：热在血分之故。

(4) 时出浊唾腥臭……肺痈：邪热郁遏于内，熏蒸痰涎，故时出浊唾腥臭。邪热郁蒸，灼伤肺络，浊于腐败，化而为脓，故其病久久吐脓如米粥。

(5) 桔梗汤主之：治宜桔梗汤，以桔梗宣肺，祛痰，利咽排脓，生甘草清热解毒，用以解肺毒而排痈脓。

〔**临证意义**〕　本方治肺痈脓成以排脓解毒。今人于临床上多用本篇附方《千金》苇茎汤，以治疗肺痈病证，对于脓成或未成者都可应用，疗效甚佳。

十三、咳而上气，此为肺胀，其人喘，目如脱状，脉浮大者(1)，越婢加半夏汤主之(2)。

越婢加半夏汤方

麻黄六两　石膏半斤　生姜三两　大枣十五枚　甘草二两　半夏半升

上六味，以水六升，先煮麻黄，去上沫，内诸药，煮取三升，分温三服。

〔**讲解**〕　本条为肺胀有热者出一辛凉解表降饮之方治。

(1) 咳而上气……大者：肺胀病，外感风热之邪与内伏水饮相合，填塞胸中，致肺气上逆而为咳、为喘、为上气，而脉象浮大。其“目如脱状”者，指两目外鼓，有如脱出之状，乃壅气使然。

(2) 越婢加半夏汤主之：宜越婢汤解表清热，加半夏以降饮。因越婢汤散邪之力多，而蠲饮之力少，故必加半夏以补其未逮。

〔**临证意义**〕　本条与前第三条同为喘咳脉浮大证，但前条所论为虚，气升无降，虚阳浮越，故喘咳而脉浮大；本条所论为实，邪气壅塞，肺气逆上，故喘咳而脉浮大。前者喘咳而当兼有神疲倦怠，短气不足以息，且脉浮大而无力；而本条喘咳当兼有气粗息涌，且脉浮大而有力。

十四、肺胀，咳而上气，烦躁而喘[(1)]，脉浮者，心下有水[(2)]，小青龙加石膏汤主之[(3)]。

小青龙加石膏汤方《千金》证治同，外更加胁下痛引缺盆。

麻黄　芍药　桂枝　细辛　甘草　干姜各三两　五味子　半夏各半升　石膏二两

上九味，以水一斗，先煮麻黄，去上沫，内诸药，煮取三升。强人服一升，羸者减之，日三服。小儿服四合。

〔**讲解**〕 本条论肺胀病外寒内饮郁而生热的证治。

（1）肺胀……而喘：外寒内饮相搏于胸中，肺气壅阻，郁而生热，故咳喘上气且又烦躁。

（2）脉浮者，心下有水：脉浮主表、主肺，外邪壅肺之象；胃脘部蕴有水饮，乃咳喘之根。

（3）小青龙加石膏汤主之：以小青龙汤温阳散寒，降逆蠲饮，加石膏以清郁热而除烦躁。

〔**临证意义**〕 此方麻、桂同用，则恶寒表证当较“射干麻黄汤”、“厚朴麻黄汤”等证为重。

附方

《外台》炙甘草汤　治肺痿涎唾多，心中温温液液者。方见虚劳中。

〔**讲解**〕 津枯热燥乃成肺痿，肺不布津，故其涎唾多。肺胃燥热气逆，故心中温温液液。温温液液，即泛泛恶心之意。治用炙甘草汤，人参、甘草、生地、阿胶、麦冬、麻仁生津润燥，虚回津生，津生而热自化，生姜、大枣和中，桂枝、甘草和阳而行其津液。

《千金》甘草汤

甘草

上一味，以水三升，煮减半，分温三服。

〔**讲解**〕 肺痿为虚热，不可直攻，故以生甘草之甘寒清热，使热渐化。

《千金》生姜甘草汤　治肺痿咳唾涎沫不止，咽燥而渴。

生姜五两　人参三两　甘草四两　大枣十五枚

上四味，以水七升，煮取三升，分温三服。

〔**讲解**〕 肺痿之病，肺气失常而不能敷布津液，故咳唾涎沫不止，咽燥而渴。治宜生姜甘草汤。以甘草、人参、大枣扶脾胃而生津液，以生姜辛润宣行滞气，使胃中津液灌溉于肺，则肺得濡润滋养而痿愈。

《千金》桂枝去芍药加皂荚汤 治肺痿吐涎沫。

桂枝 生姜各三两 甘草二两 大枣十枚 皂荚一枚，去皮子，炙焦

上五味，以水七升，微微火煮，取三升，分温三服。

〔**讲解**〕 肺痿不能布津而津液凝聚，遂咳逆而唾出，故其咳吐涎沫。痰壅肺闭，则见上气而不能平卧。故治宜桂枝去芍药加皂荚汤。桂枝、甘草、生姜、大枣和营卫而振肺气，皂荚利涎通窍。

《外台》桔梗白散 治咳而胸满，振寒脉数，咽干不渴，时出浊唾腥臭，久久吐脓如米粥者，为肺痈。

桔梗 贝母各三分 巴豆一分，去皮，熬 研如脂

上三味，为散，强人饮服半钱匕，羸者减之。病在膈上者吐脓，在膈下者泻出，若下多不止，饮冷水一杯则定。

〔**讲解**〕 本方与上第十二条“桔梗汤”方主治证全同。然本方力峻而上方力缓，所以当随患者体质强弱而用之。

《千金》苇茎汤 治咳有微热，烦满，胸中甲错，是为肺痈。

苇茎二升 薏苡仁半升 桃仁五十枚 瓜瓣半升

上四味，以水一斗，先煮苇茎，得五升，去滓，内诸药，煮取二升，服一升，再服，当吐如脓。

〔**讲解**〕 肺痈，风热蓄结于肺，损伤血脉，气血郁蒸，故咳有微热，烦满，胸中甲错。气血腐败成脓，故为肺痈。治用《千金》苇茎汤。苇茎清热利水、解渴除燥，桃仁活血化瘀，薏苡仁、冬瓜仁排解痈脓。此方用于肺痈脓成未成之际而图治于早。

十五、肺痈胸满胀(1)，一身面目浮肿(2)，鼻塞清涕出，不闻香臭(3)酸辛(4)，咳逆上气，喘鸣迫塞(5)，葶苈大枣泻肺汤主之(6)。
方见上，三日一剂，可至三四剂，此先服小青龙汤一剂乃进，小青龙方见咳嗽门中。

〔**讲解**〕 本条遥承前第十一条论述饮邪壅肺的肺痈病而兼有表证者。

(1) 肺痈胸满胀：肺居胸中，饮邪壅逆于肺，肺气不布之故。此“痈”字为“壅”之借字。

（2）一身面目浮肿：肺合皮毛，饮邪壅肺而且泛溢于外，从其所合，以浸渍于皮肤，故一身面目浮肿。

（3）鼻塞清涕出，不闻香臭："鼻塞、清涕出者"，乃外有表寒。肺藏魄而开窍于鼻，饮邪壅肺，肺气不和，故其鼻不闻香臭。

（4）酸辛：此二字，当是衍文。

（5）咳逆上气，喘鸣迫塞：肺气壅塞，咽喉不利，呼吸艰涩，故其病见咳逆上气，喘鸣迫塞。

（6）葶苈大枣泻肺汤主之：治宜先服小青龙汤一剂，待其表寒解，即与葶苈大枣泻肺汤泄气闭而逐饮邪。

〔临证意义〕 本篇葶苈大枣泻肺汤所治之所谓"肺痈"，为饮邪所致之"肺气壅塞"，与桔梗汤所治风热损伤血脉"蓄结痈脓"之"肺痈"不同，不得混误。

小　结

本篇所论肺痿、肺痈、咳嗽上气三种病，都是属于肺部病变。然由于致病因素之不同和病人体质强弱之差异，因而在证候之表现上也就不尽一致。

本篇所载肺痿一病，是由于某种原因，致使津液枯竭产生燥热而发生。其病之主要证候是："脉数虚"，"咳，口中反有浊唾涎沫"。在治疗上，以麦门冬汤为主方。然肺痿亦有属于虚寒者，则用甘草干姜汤方。

本篇所载肺痈一病，是由于风热之邪蓄结壅阻，致使血郁痰裹聚而为毒所成。其病之主要证候是："脉数实"、"口中辟辟燥，咳即胸中隐隐痛"，"时出浊唾腥臭"。肺痈病原是属于邪气盛实，其附方《千金》苇茎汤散结通瘀为其病初成的一个有效方剂，若其脓成毒溃以后，正气也亏，用桔梗汤清热排脓。

本篇所载肺痿、肺痈二病，主要方面是同属"热在上焦"，证候都表现为"脉数，咳唾脓血"。然肺痿属虚热，其证候为脉数虚，咳嗽不剧，不引胸痛，唾出脓血不腥臭；肺痈属实热，其证候表现为脉数实，咳嗽剧烈，且引胸中隐隐痛，唾出脓血有腥臭。

本篇所载咳嗽上气一病，除肺痿、肺痈证候中伴有者而外，则是由于外邪和内饮相和，壅逆于肺气所引起。其病之主要证候是："咳逆上气"，并常伴有“喘满”、“脉浮”等。在治疗上，指出“上气喘而燥者，属肺胀，欲作风水，发汗则愈”。是用越婢加半夏汤、小青龙加石膏汤、射干麻黄汤、厚朴麻黄汤等发散表邪以降逆逐饮。如表邪已解，内饮未除而仍壅塞于肺，致胸满浮肿咳嗽上气喘鸣迫塞者，以葶苈大枣泻肺汤以泄闭排浊。如完全由于内邪上逆为病者，则是皂荚丸、泽漆汤等决通壅塞以蠲痰泻水。

奔豚气病脉证治第八

概　述

本篇论述奔豚气一病。其主要证候为“气从少腹上冲心胸，甚至咽喉，发作欲死，复还止”，是由惊恐内伤肝肾而起，用奔豚汤清肝息风下降冲逆为正治方法。他如茯苓桂枝甘草大枣汤证、桂枝加桂汤证，乃太阳伤寒误治致肾中水邪妄动而发，或欲作奔豚者，非内科奔豚气之本病。

一、师曰：病有奔豚，有吐脓，有惊怖，有火邪，此四部病，皆从惊发得之(1)。

师曰：奔豚病，从少腹起，上冲咽喉，发作欲死，复还止，皆从惊恐得之(2)。

〔**讲解**〕 本条论述奔豚病的病因及主症。

（1）病有奔豚……得之：此段条文认为奔豚、吐脓、惊怖、火邪均由惊恐得之，于理难通，此中有脱简，不释。

（2）奔豚病，从少腹起……得之：此为奔豚病的证候特征和发病原因。奔豚，亦作“贲豘”。奔豚气病为发作性疾病，当发作时，患者自觉有一股气自下而上，从少腹直冲胸咽，使其喘呼闷塞、危困欲死而痛苦万分。其证时发时止，发则欲死，止则冲气渐平，以至平复如常。其病发生的原因，乃惊恐等情志因素伤及下焦肝肾，下焦之气逆而上冲，即发为本病。

〔**临证意义**〕

1. 引起奔豚气病的情志因素除了惊恐以外，忧思也可以引起。见《诸病源候论》，文繁不录。

2.《难经·五十六难》所载肾积奔豚，为小腹积块时发气逆上冲之病，与本篇所论奔豚气病也不相同。

二、奔豚气上冲胸(1)，腹痛(2)，往来寒热(3)，奔豚汤主之(4)。

奔豚汤方

甘草　芎䓖　当归各二两　半夏四两　黄芩二两　生葛五两　芍药二两　生姜四两　甘李根白皮一升

上九味，以水二斗，煮取五升，温服一升，日三服，夜一服。

〔讲解〕 本条论述奔豚病因肝郁化火，气上冲逆的证候和方治。

(1) 奔豚气上冲胸：气从少腹上冲胸，乃下焦肝木之气循冲脉上冲所致，是奔豚病的必有证候。

(2) 腹痛：为肝病影响到脾土，肝木郁滞，脾司大腹，肝木乘侮脾土所致。

(3) 往来寒热：肝胆互为表里，其气通于少阳，肝有邪影响到胆，少阳经气不和，则出现往来寒热证。病为惊恐伤及于肝，肝胆之气郁结化热，冲逆于上而发。

(4) 奔豚汤主之：奔豚汤，以李根白皮苦寒为君，功专降奔豚逆气；生姜、半夏以增降逆的作用；甘草以缓急迫；当归、川芎、芍药和血调肝；黄芩、生葛清解郁热，共奏疏肝解郁，降逆止痛之效。此方为治奔豚病的正方。

〔临证意义〕 本证为肝气奔豚而偏于热，故以奔豚汤为主治。方中李根白皮是甜李子树根的二层皮，治疗此病有较好效果，故用为君药。

三、发汗后，烧针令其汗，针处被寒，核起而赤者，必发奔豚(1)，气从少腹上至心，灸其核上各一壮，与桂枝加桂汤主之(2)。

桂枝加桂汤方

桂枝五两　芍药三两　甘草二两，炙　生姜三两　大枣十二枚

上五味，以水七升，微火煮取三升，去滓，温服一升。

〔讲解〕 本条论述汗后阳虚阴逆而发奔豚的证治。

（1）发汗后……奔豚：太阳病发汗，复加烧针，肌肤外露，使针处感受外寒之邪，寒邪留于针刺之处，则针处之肌肤血液因寒邪凝滞而不能畅行，所以出现针刺处的肌肤形圆色赤、核然突起；汗出以后，体内的阳气受伤，寒邪引动冲气，随冲脉从少腹上冲心胸，发为奔豚病。

（2）灸其核上各一壮……主之：本病在外为邪气侵袭，在内为阳气受伤，逆气上冲，故内外并治，外灸核上以温经而散寒邪，内服桂枝加桂汤助阳祛寒以平冲逆之气。

〔临证意义〕

1. 本条也见于《伤寒论·辨太阳病脉证并治上》，当参看。

2. 仲景书中各方，治里证多用桂枝，如黄连汤、乌梅丸、当归四逆汤、肾气丸等皆是。本方加桂应是桂枝。但从临证实践中分析，当用肉桂。章虚谷说："若干肾邪，宜加肉桂"，为主张用肉桂的代表医家之一。

四、发汗后，脐下悸者(1)，欲作奔豚，茯苓桂枝甘草大枣汤主之(2)。

茯苓桂枝甘草大枣汤方

茯苓半斤　甘草二两，炙　大枣十五枚　桂枝四两

上四味，以甘澜水一斗，先煮茯苓，减二升，内诸药，煮取三升，去滓，温服一升，日三服。甘澜水法：取水二斗，置大盆内，以杓扬之，水上有珠子五六千颗相逐，取用之。

〔讲解〕 本条论述汗后阳虚欲作奔豚的证治。

（1）发汗后，脐下悸者：太阳病发汗以后，出现脐以下小腹部有跳动感觉，这是由于患者下焦素来蓄有水饮的缘故。由于汗为心所主，发汗以后，既可致心液不足，又可伤于心阳，心阳受伤，不能下制水气，水火不相济，而水饮内动，以致脐下筑筑然有上冲之势。

（2）欲作奔豚，茯苓桂枝甘草大枣汤主之：视情形，欲作奔豚，所以急用茯苓桂枝甘草大枣汤通阳利水，降逆补土，防止冲逆，治其未病。茯苓、桂枝利水通阳，平止冲气，甘草、大枣补脾益胃，和中气以制水，用甘澜水煎药，使之不助水邪。

本条亦见《伤寒论·辨太阳病脉证并治上》。

〔临证意义〕 本条与上条比较，同为肾气奔豚，同属于治疗不当的变证，但二者又有所不同，一为汗后感寒，阳虚阴乘；一为汗后阳虚，水邪内动。治疗，前者温阳散寒，平冲降逆以治已作之奔豚病；后者通阳利水，补

土降逆以治欲作之奔豚病，用药，则一个重用桂枝，一个重用茯苓。

小　结

本篇专论奔豚气病，其原文除第一条上段错简难读外，虽然只有四条经文，但对奔豚气一病的发病原因，临床症状和治疗方法都做了细致讨论。

本篇认为引起奔豚气病的原因是：一为情志之惊恐内伤肝肾，下焦之气厥逆上冲而成；二为发汗以后，复加烧针取汗，外寒从针孔侵入，肾气遂夹外寒妄动而起；三为内有虚寒水气，再经误汗损伤阳气所致。其症状主要是，气从少腹上冲心胸或至咽喉，发作欲死，复还止。在治疗方面，本于“辨证论治”的精神，根据不同情况，施以不同方剂。如奔豚气为发于肝木之邪者，用奔豚汤清肝滋血，下降冲逆；如奔豚气为肾中水邪乘外寒妄动而发者，用艾先灸核上，温以除寒，并杜绝再入之患，用桂枝加桂汤解除外寒，助阳散阴，平止冲气；如奔豚气为发汗亡失心中阳气，水邪相乘，而欲作奔豚者，用茯苓桂枝甘草大枣汤行阳补脾，直伐肾中之邪。

胸痹心痛短气病脉证治第九

概　述

本篇论述胸痹病、心痛病、短气病等三种病。胸痹病，以“喘息咳唾，胸背痛，短气，寸口脉沉而迟，关上小紧”为主要脉证，乃上焦阳气不用，下焦浊阴上僭于阳位所致，治用栝蒌薤白白酒汤、栝蒌薤白半夏汤、枳实薤白桂枝汤、桂枝生姜枳实汤等等通阳开结、化痰下气；偏于正阳不足者，用人参汤、薏苡附子散助正阳而祛浊阴。心痛、短气除见于胸痹病之证外，论述心痛本病者只一条，以“心痛彻背，背痛彻心”为主症，乃大寒之邪犯心，治用乌头赤石脂丸。至于论述其短气本病之文，亦只有一条，且未出方，但已指出其为卒发之实证。

一、师曰：夫脉当取太过不及(1)，阳微阴弦，即胸痹而痛(2)，所以然者，责其极虚也。今阳虚知在上焦，所以胸痹、心痛者，以其阴弦故也(3)。

〔**讲解**〕 本条以脉象论述胸痹心痛的病理机制。

(1) 夫脉当取太过不及：是说明脉象的盛弱，脉盛的即为太过，主邪气盛；脉弱的即为不及，主正气衰。由于邪盛正衰，所以脉象出现太过、不及的异常形象，为病态反映。

(2) 阳微阴弦，即胸痹而痛：阴、阳，是指寸部和尺部，寸部主上焦，尺部主下焦，寸部脉见微，是为上焦胸阳不足，尺部脉见弦，是为下焦水饮痰涎之阴邪偏盛，如此即发生胸痹心痛之病。

（3）所以然者……故也：是解释其“阳微阴弦”之理，说明胸痹心痛发生的病机，是由于胸中的阳气不足，下焦的阴邪偏盛，上乘阳位，搏结于心胸，阻塞气机所致。

〔临证意义〕 本条以“阳微阴弦”的脉象，揭示出了胸痹病机的总纲，对胸痹要以助正阳降浊阴为治，有临床指导意义。

二、平人无寒热[1]，短气不足以息者，实也[2]。

〔讲解〕 本条论纯实无虚的短气证。

（1）平人无寒热：即平素无病之人，不见寒热。

（2）短气不足以息者，实也：为呼吸气短。本条所述平素没有疾病的患者，突然发生气息短少证，为实邪引起的，是里气暴实，或痰或食或饮，阻碍其升降之气所致，故曰：“实也”。“无寒热”，正是表明本证短气不是由表证引起。

〔临证意义〕 实邪引起的短气证，除条文叙述以外，临床上还有胸膈痞塞或腹部胀满。

三、胸痹之病[1]，喘息咳唾[2]，胸背痛，短气[3]。寸口脉沉而迟，关上小紧数[4]，栝蒌薤白白酒汤主之[5]。

栝蒌薤白白酒汤方

栝蒌实一枚，捣　薤白半升　白酒七升

上三味，同煮，取二升，分温再服。

〔讲解〕 本条论述胸痹病的典型症状和主治方剂。

（1）胸痹之病：其病机为阳虚阴乘，已于本篇第一条详述。

（2）喘息咳唾：由于上焦胸阳不振，中下焦浊阴上乘，肺气失其清肃下降功用，其气不利，所以呼吸急促，气不相续，咳嗽唾涎。

（3）胸背痛，短气：阳虚邪痹，气机不通，所以短气，胸背疼痛。

（4）寸口脉沉而迟，关上小紧数：寸口脉候上焦（胸），沉取而迟，是为胸阳不振之象；关上脉候中焦（胃），关脉现小紧，是为中下焦有痰饮结聚之征，“数”为衍文，删掉。“寸口脉沉而迟，关上小紧”，正是表明本条证候的病理。

（5）瓜蒌薤白白酒汤主之：治疗用瓜蒌薤白白酒汤通阳散结，豁痰下气。瓜蒌开胸中痰结，薤白辛温通阳，豁痰下气，白酒轻扬以行药势。

〔**临证意义**〕 本条是论述胸痹的主证主脉，并提出了主治的方剂。方中瓜蒌为君，薤白为臣，以开结通阳为主治，临床上用以治疗浊阴偏盛、胸阳不宣的胸痹病证很有效果。

四、胸痹不得卧(1)**，心痛彻背**(2)**者，栝蒌薤白半夏汤主之**(3)。

栝蒌薤白半夏汤方

栝蒌实一枚，捣　薤白三两　半夏半升　白酒一斗

上四味，同煮，取四升，温服一升，日三服。

〔**讲解**〕 本条承上条论述胸痹不得卧的证治。

(1) 胸痹不得卧：胸痹，当包括上条脉证，即：喘息咳唾，胸背痛，短气，寸口脉沉而迟，关上小紧。现又增加不得卧一症，是痰浊壅塞于胸中，致卫气不能入阴，神气失守而然。

(2) 心痛彻背者：痰浊壅盛，痹阻胸中，滞碍心脉，故心痛甚而牵彻胸背俱痛。较之上条之胸背痛为重。

(3) 瓜蒌薤白半夏汤主之：瓜蒌薤白白酒汤中，更加半夏一味，化痰逐饮，和胃降逆。

〔**临证意义**〕 半夏化痰降浊，用以治疗痰浊引起的失眠证有较好疗效，《内经》中有半夏汤一方，即用半夏治疗失眠证。

五、胸痹心中痞气(1)**，气结在胸**(2)**，胸满**(3)**，胁下逆抢心**(4)**，枳实薤白桂枝汤主之，人参汤亦主之**(5)。

枳实薤白桂枝汤方

枳实四枚　厚朴四两　薤白半升　桂枝一两　栝蒌实一枚，捣

上五味，以水五升，先煮枳实、厚朴，取二升，去滓，内诸药，煮数沸，分温三服。

人参汤方

人参　甘草　干姜　白术各三两

上四味，以水八升，煮取三升，温服一升，日三服。

〔**讲解**〕 本条论述胸痹虚实的不同证治。胸痹，喘息咳唾，胸背痛，短

气，胃脘部痞塞不通，胸部满闷，胁下气逆冲胸，为痰浊壅塞，气滞不通所致。

（1）胸痹心中痞气：痰浊滞于胃脘，气机阻塞，则心中痞塞而成胸痹。

（2）气结在胸：此为本病病机，久病阳虚，气机呆滞，宗气不转，则壅塞胸中。

（3）胸满：痰浊之邪影响于胸肺，肺气不利，胸阳不振，气机不畅，则喘息咳唾，短气，胸背疼痛而满闷。

（4）胁下逆抢心：胃气以降为顺，今胃中有邪，胃气失于和降而上逆，所以出现胁下逆抢心。

（5）枳实薤白桂枝汤主之，人参汤亦主之：审其脉证，如偏于浊阴实，则用枳实薤白桂枝汤，枳实、厚朴行气消痞，除满宽胸，桂枝、薤白通阳宣痹，瓜蒌开胸中痰结。若偏于正阳虚，则用人参汤治疗，人参、甘草补中益气，白术、干姜健脾温中，以助正阳之恢复。

〔临证意义〕 人参汤，即《伤寒论》中之理中汤一方，其治疗之偏于正阳不足者，其证当还有四肢不温，大便稀溏、舌淡苔白，脉象沉迟细缓等症。

六、胸痹，胸中气塞，短气(1)，茯苓杏仁甘草汤主之；橘枳姜汤亦主之(2)。

茯苓杏仁甘草汤方

茯苓三两　杏仁五十个　甘草一两

上三味，以水一斗，煮取五升，温服一升，日三服。不差，更服。

橘枳姜汤方

橘皮一斤　枳实三两　生姜半斤

上三味，以水五升，煮取二升，分温再服。《肘后》、《千金》云：“治胸痹，胸中愊愊如满，噎塞习习如痒，喉中涩燥，唾沫。”

〔讲解〕 本条指出胸痹轻证的不同治疗。

（1）胸痹，胸中气塞，短气：由于痰浊水饮为患，阻滞了胸中的气机，气机被碍而不能宣通，故出现此证。

（2）茯苓杏仁甘草汤主之，橘枳姜汤亦主之：茯苓杏仁甘草汤，茯苓健脾化饮，杏仁宣利肺气，甘草和胃补中，共奏宣肺化饮之效。橘枳姜汤，橘皮、枳实理气消痞除满，生姜和胃降逆散饮，共奏行气宣通，和胃化饮之效。

〔**临证意义**〕　茯苓杏仁甘草汤和橘枳姜汤都是治疗胸痹轻证的方剂，都具有蠲饮作用。但在临床上具体运用时又有区别，如果胸痹兼有呼吸喘促之症的，就选用茯苓杏仁甘草汤宣肺除饮；如果胸痹兼有心下痞塞，胀满之症的，则选用橘枳姜汤磨痞行滞。

七、胸痹(1)缓急(2)者，薏苡附子散主之(3)。

薏苡附子散方

薏苡仁十五两　大附子十枚，炮

上二味，杵为散，服方寸匕，日三服。

〔**讲解**〕　本条是为阳虚寒盛的胸痹发作时出一方治。

（1）胸痹：当有喘息咳唾，胸背疼痛，短气等症。

（2）缓急：指筋脉拘急不伸或缓纵不收。寒湿痹阻，阳气不用，无以温养经脉，以致筋脉或缓或急。

（3）薏苡附子散主之：治疗用薏苡附子散，薏苡仁除湿宣痹，导浊阴下行，据《神农本草经》载，本品有缓解“筋急拘挛”的作用。附子温里散寒通阳，俾阳伸痛减，寒散痛止。本方具有温经通阳，散寒除湿，舒缓筋脉之功。

〔**临证意义**〕　本条“缓急”二字之义，诸注多歧，据方用“附子”、“薏苡仁”二药，当为“筋脉或缓或急”无疑，且古籍医书多载有以“缓急”为证候之文者。惟胸痹筋脉缓急之证，无论其见于胸部或四肢，均可治以本方。

八、心中痞(1)，诸逆(2)心悬痛(3)，桂枝生姜枳实汤主之(4)。

桂枝生姜枳实汤方

桂枝　生姜各三两　枳实五枚

上三味，以水六升，煮取三升，分温三服。

〔**讲解**〕　本条论述胸痹心痛的证治。

（1）心中痞：滞气郁结不散，饮邪停结不化，即成胸痹。

(2) 诸逆：指胁下逆抢心之类。

(3) 心悬痛：浊阴阻滞，寒邪收引，客邪上逆，胆胃不降，胸膈郁满，阻碍升降之机，以致心窝部向上牵引作痛。

(4) 桂枝生姜枳实汤主之：用桂枝生姜枳实汤治疗，桂枝、生姜通阳散寒而降冲逆，枳实行气泄痞而止牵痛。三药相合，使气行痞消，阳复则饮化，气畅饮消则诸逆痞痛自愈。

〔**临证意义**〕 本条所述之证尚有呕恶。其桂枝生姜枳实汤与橘枳姜汤比较，仅只一味药之差，橘枳姜汤重在理气，以橘皮为主药，在症状上以胸中气塞为甚；而桂枝生姜枳实汤重在散寒，以桂枝为主药，在症状上以气逆心痛为重。而与枳实薤白桂枝汤比较，则枳实薤白桂枝汤治疗胸痹胸满证，为痰结气滞所致；桂枝生姜枳实汤治疗胸痹心痛证，为寒滞气逆所致。

九、心痛彻背，背痛彻心[(1)]，乌头赤石脂丸主之[(2)]。

赤石脂丸方

蜀椒一两，一法二分　乌头一分，炮　附子半两，炮；一法一分　干姜一两；一法一分　赤石脂一两；一法二分

上五味，末之，蜜丸如桐子大，先食服一丸，日三服。不知，稍加服。

〔**讲解**〕 本条论述阴寒痼结的心痛证治。

(1) 心痛彻背，背痛彻心：阴寒之邪上逼于心胸阳分，心脉不通，故疼痛。心居胸中而其俞在背，胸背相连，故其心痛彻于背，背痛彻于心。

(2) 乌头赤石脂丸主之：此为剧烈心痛证，用乌头赤石脂丸急治之。方中乌头、附子、干姜、蜀椒辛温大热以力挽微弱之阳，逐寒散结，温经止痛，用赤石脂固涩护心。斡旋于温散四药之中，乃急中有缓之意。邪去正复，牵痛自愈。制为丸剂，使诸药急中有缓而效尤长，且约束辛热不致伤气耗血。

〔**临证意义**〕

1. 本方是治疗阴寒痼结，疼痛剧烈证的方剂。其病除心背互为牵引疼痛外，当还有畏寒喜暖、四肢厥冷、面青汗出、脉象沉紧等症。另外，本条与上文第四条比较，两者都有“心痛彻背”症状，但第四条为胸痹引起的心痛，具有胸痹病的喘息咳唾、短气、不得卧等症；而本条所论为阴寒冲逼阳位的心痛病，其症则有畏寒肢冷汗出，脉沉紧，疼痛剧烈等症，二者不同，

治宜区别。

2. 本篇所述心痛病仅一条，为阴寒痼结，治以乌头赤石脂丸。他如瘀血阻络而为心痛者，气滞热郁而为心痛者，厥气上冲而为心痛者，还有真心痛等等，本篇均未述及。参阅“九痛丸”，以开扩思路。

九痛丸 治九种心痛。

附子三两，炮 生狼牙一两，炙香 巴豆一两，去皮心，熬，研如脂 人参 干姜 吴茱萸各一两

上六味，末之。炼蜜丸如桐子大，酒下。强人初服三丸，日三服；弱者二丸。兼治卒中恶，腹胀痛，口不能言；又治连年积冷，流注心胸痛，并冷冲上气，落马坠车血疾等，皆主之。忌口如常法。

〔**讲解**〕《千金方》谓九种心痛是：虫心痛、注心痛、风心痛、悸心痛、食心痛、饮心痛、冷心痛、热心痛、去来心痛。但无论哪种心痛，其原因都是由于积冷结气所引起的，故以九痛丸一方统治之。九痛丸，附子、干姜、巴豆、吴茱萸、狼牙温通祛寒，破结止痛，人参补益正气，扶正祛邪。本丸方还可以治疗冷冲上气，落马坠车，血疾等病证。

小　　结

本篇记载胸痹心痛短气三种疾病，其条文共有九段，然以论述胸痹者为多。

胸痹病的成因，是由于上焦之阳气衰微、下焦之阴寒太盛，其阴邪上潜阳位所引起。主要症状为“胸满”或者“胸背痛”，并常伴有“喘息咳唾”、“短气”、“不得卧”和筋脉“缓急”等征象出现。在治疗上，以瓜蒌薤白白酒汤为其主方。如其病偏重于邪气壅塞者，瓜蒌薤白半夏汤、枳实薤白桂枝汤、茯苓杏仁甘草汤、橘枳姜汤、桂枝生姜枳实汤等方可以选服；如其病偏重于正阳不足者，人参汤、薏苡附子散等方可以择用。

本篇所载心痛一病，为心背俱受寒邪，凌迫阳位而致发生“心痛彻背，背痛彻心”之症状，用乌头赤石脂丸温阳祛寒治疗。

本篇所论短气一病，是为里气暴实而致忽然发生短气不足以息的症状，虽未列处方，但可以察证酌用开泄的方法处理。

腹满寒疝宿食病脉证治第十

概　述

本篇论述腹满病、寒疝病、宿食病等三种疾病。腹满一病，是以腹部胀满或疼痛为主要证候，有虚寒者，治以大建中汤、附子粳米汤、赤丸等方；有实热者，治用大承气汤、厚朴三物汤、大柴胡汤等方；有寒实者，治以大黄附子汤、厚朴七物汤等方。寒疝病的主要证候，为绕脐疼痛多由阴寒邪气内结，治疗以温阳散寒为原则，阳衰水寒者，以大乌头煎为治；血虚气寒者，以当归生姜羊肉汤为治；内外俱寒者，以桂枝乌头汤为治。宿食病，乃宿食停滞不消所引起，指出其脉为“寸口脉浮而大，按之反涩，尺中亦微而涩”，或“脉数而滑”，或“脉紧如转索无常”，但未述其证候，在治疗上，宿食停上脘者，用瓜蒂散以吐之；停中下脘者，用大承气汤以攻下之。

一、趺阳脉微弦(1)，法当腹满(2)，不满者必便难(3)两胠疼痛(4)，此虚寒从下上也；当与温药服之(5)。

〔**讲解**〕　本条论述虚寒性腹满的脉证和治疗原则。

(1) 趺阳脉微弦：趺阳脉以候胃，而胃与脾以膜相连，同居中焦。微弦，微，阳气不足；弦，主寒主痛。“趺阳脉微弦”，就是中焦脾胃阳虚，阴寒内盛。

(2) 法当腹满：由于脾居中焦而主腹，脾虚不运，寒邪滞于腹中，于理当有腹部胀满证。

(3) 不满者必便难：如果腹部不胀满者，乃虚寒不留于腹而下趋，邪气结于下焦，阳气不通，所以大便发生困难。

（4）两胠疼痛：当为“两脚疼痛”，“胠”字为“脚”字省文，“脚”为人体的整个下肢。寒气从上而下，影响到人体的下肢部，所以疼痛而寒。

（5）此虚寒从下上也，当与温药服之：为“此虚寒从上向下也”之误。病为虚寒，经云：寒者热之，故当采用温药以补虚散寒。

〔临证意义〕

1. 腹满有虚寒、有实热、有食滞，便难多为燥热，两脚疼痛每由寒湿、瘀血引起。然本条所述其与“趺阳脉微弦”并见，故必其为虚寒之证。是其临床见症，腹满而按之必软，大便难而其便可能稀溏，两脚疼痛与大便难并见且其疼痛当不太剧烈。

2. 此条文中的“两胠疼痛”，历来医家都理解为“两胁疼痛”，将“胠”字解释为侧胸部位的所谓“胠胁”，这是不对的。

考历代医学书籍，本条文的“胠”字，不能读为“胠胁”的“胠”字，而应当读为“脚”字。“胠”是“脚”的省文，就如同“却”字省“卩”作“去”一样。文字多有省文，这在古书中是屡见不鲜的。正因为“胠”字是“脚”字的省文，所以本条“必便难，而两胠疼痛”之句，在其他医书中则作“必大便难而脚痛”。本条文所说的微弦之象见于趺阳之脉，则表明了虚寒之邪是病于脾。由于脾居于中焦而主腹部，所以“法当腹满”，如腹不胀满，则表明虚寒之邪不留于腹中而反下趋，其邪若结于下焦，使阳气不通，则为“便难”、为“脚痛”，也就是所谓的“此虚寒从上向下也”。（注意：“此虚寒从下上也”一句，是“此虚寒从上向下也”一句的错误）在祖国医学里，脾病而有“脚痛”一证，是不乏其例的。

二、病者腹满，按之不痛为虚，痛者为实(1)，可下之(2)。舌黄未下者，下之黄自去(3)。

〔讲解〕 本条论述腹满虚实的辨别方法，以及实证腹满的治法。

（1）病者腹满……为实：一般说来，腹部胀满的辨证方法，是以按之痛与不痛来分虚实的。腹满，如果按而不痛的是虚证；按而有痛感的是实证。这是由于虚证的腹部胀满多为脾脏虚寒，气滞不运所导致的，无形之气痞塞，以手按之则散，所以不痛；而实证腹满多由宿食停滞于胃，或燥粪积于肠道所引起的，有形之积阻滞，气机不通，所以按之疼痛。

（2）可下之：对于实证腹满，可采用攻下法，使实邪从下而去。

（3）舌黄未下者，下之黄自去：燥热实邪熏蒸，常见舌苔黄燥，如尚未曾攻下，可用攻下法治疗，下后则黄苔自去，腹满消除。

〔临证意义〕 本条是以触诊辨虚实，以舌诊决治法，是腹诊、舌诊在临床上的具体运用。临床上对于疾病的辨证和施治都是以望、闻、问、切四诊合参为前提，将四诊所得的病情资料，进行综合分析以后，得出结果和决定治疗的。另外，舌苔色黄，有虚有实，如果色黄而滑润的，是为虚证；如果色黄而干燥的，是为实证。实证可以用攻下之法，而虚证则不可以攻下，临床上注意辨别。

三、腹满时减，复如故，此为寒(1)，当与温药(2)。

〔讲解〕 本条论述虚寒腹满的辨证和治法。

（1）腹满时减……为寒：是说腹部胀满有时减轻，有时又复于原状，这是属于虚寒之证。腹部为脾胃所主，脾胃阳虚，虚寒停滞，故腹满，偶遇阳气相助，则腹满减轻，阳消则腹满又见，虚寒之气或聚或散，所以病腹满时而减轻，又时而复原如故。

（2）当与温药：治疗用温药以温中散寒。

〔临证意义〕 临床上中焦虚寒证，除腹满时减，复如故外，还可能有畏寒喜暖，四肢不温，神疲乏力，食少纳呆，大便稀溏，小便清长，舌淡苔白，脉象缓弱等。治疗温中补虚，用理中汤、建中汤之类。

四、病者痿黄(1)，躁而不渴，胸中寒实(2)，而利不止者死(3)。

〔讲解〕 本条论述寒实内结，脏气下脱的危候。

（1）病者痿黄：是指面色枯黄，黯淡无神。色黄为脾所主，面色痿黄，说明脾气不足，不能荣华于面。

（2）躁而不渴，胸中寒实：由于胸中寒实内结，阴邪偏盛，所以出现躁动不安、不渴等症，此躁是为阴躁。

（3）而利不止者死：如果再并发下利，是为中气下脱。上实下脱，所以主死。

〔临证意义〕 本条“不渴”，是辨证的关键，如果不口渴而有躁动不安证，则是寒邪为患，阴盛阳微，属于阴躁；如果口渴而躁动不安的，则是热邪所致，为阳盛阴衰，病属阳躁。

五、寸口脉弦者，即胁下拘急而痛(1)，其人啬啬恶寒也(2)。

〔**讲解**〕 本条论述肝邪侮肺胁下急痛的脉证。

（1）寸口脉弦者，即胁下拘急而痛：寸口为肺脉，弦应肝而又主寒主痛。寸口脉弦，为肝邪横侮肺金，肝脉布胁肋，寒邪在肝，所以胁下拘急而痛；

（2）其人啬啬恶寒也：肺合皮毛，肝邪侮肺而及肺之所合，所以出现皮肤啬啬恶寒之证。

〔**临证意义**〕 本条以“寸口脉弦”论述肝邪横侮肺金而为“胁下急证”、“啬啬恶寒”之证，可与《伤寒论·辨太阳病脉证并治下》“伤寒发热，啬啬恶寒，大渴欲饮水，其腹必满……此肝乘肺也，名曰横，刺期门”之文相参研究。

六、夫中寒家，喜欠(1)，其人清涕出(2)，发热色和者，善嚏(3)。

〔**讲解**〕 本条论述素有中寒的证候。

（1）夫中寒家，喜欠：中寒家，即中焦素寒的人，阴气下盛，阳被招引，故频频呵欠。

（2）其人清涕出：上焦阳气为下焦阴寒之气所引，肺卫失其正常作用，稍遇外邪即鼻流清涕。

（3）发热色和者，善嚏：发热色和，为阳气稍盛之象；阳气不衰，尚能与邪气相争，驱邪外出，向上冲激鼻窍而为喷嚏，故其人善嚏。

七、中寒其人下利，以里虚也(1)，欲嚏不能，此人肚中寒(2)。

〔**讲解**〕 本条论述中寒家阳气不足而欲嚏不能。

（1）中寒其人下利，以里虚也：中寒家，里阳虚弱，脾胃运化失职，所以下利。

（2）欲嚏不能，此人肚中寒：下利更损阳气，难以驱邪外出，故欲嚏不能；阴寒凝滞于里，其人必肚中寒。

〔**临证意义**〕 上条论中寒家阳气未衰而善嚏，此条论中寒家阳气已衰而欲嚏不能，是较上条之证为重。

八、夫瘦人绕脐痛，必有风冷(1)，谷气不行，而反下之(2)，其气必冲，不冲者，心下则痞(3)。

〔**讲解**〕 本条论述风冷腹痛误下以后所引起的变证。

（1）夫瘦人绕脐痛，必有风冷：身体瘦薄之人，必正气虚弱，如果发生脐部周围疼痛，当是正气虚而感受了风冷之邪。

（2）谷气不行，而反下之：如果风冷之寒邪入里，影响中焦脾胃的健运功能，则大便因寒邪内结，脾胃消化传导失职而致不通，此为寒积。法当以温化补虚的方法治疗。如果误用苦寒药以攻下，则出现变证。

（3）其气必冲……则痞："其气必冲"一句，是指误下以后，正气抗药的一种现象，正气假若不因此而受伤，则可以拒下药之力而有上冲之气；若误下以后，虚弱之正气更损，无力抗拒下药，所以没有上冲之气，并且邪气还会因势而内陷于心下而成痞。"痞"，阻塞之意。

〔**临证意义**〕 "绕脐痛"和"谷气不行"，在临床上有寒热虚实之分，如本条所述的证候，看起来似寒实之证，但实际上是为虚寒之证，它是由于误下以后，损伤中焦之阳，阳虚不运，虚寒内停，所以出现脐痛，大便不通，除此以外，还当有腹痛、喜温按、舌淡苔白、脉象虚弱等症。治疗以温化补虚的方法，方如理中汤、四逆汤之类。在临床上"绕脐痛"、"谷气不行"多数见于实热证，由有形之积，如宿食、燥屎等积滞于肠胃中，致使腑气不能宣通而成。症状除上两症外，当伴有一系列的实热证：腹痛拒按，喜冷，小便短赤，苔黄燥，脉沉实有力等。治疗以通腑泻热法，如承气汤之类。

九、病腹满[(1)]，发热十日，脉浮而数[(2)]，饮食如故[(3)]，厚朴七物汤主之[(4)]。

厚朴七物汤方

厚朴半斤　甘草　大黄各三两　大枣十枚　枳实五枚　桂枝二两　生姜五两

上七味，以水一斗，煮取四升，温服八合，日三服。呕者加半夏五合，下利去大黄，寒多者加生姜至半斤。

〔**讲解**〕 本条是论述腹满兼表证的证治。

（1）病腹满：腹部胀满而又不言疼痛，为气滞热壅的里实证。

（2）发热十日，脉浮而数：发热已十日而又见脉浮而数，为外感风热、里热壅实证。此证多伴有便燥、口干口苦等症状。

（3）饮食如故：表明肠胃有热，但胃气未大伤。

（4）厚朴七物汤主之：当乘其胃未病而攻之，用枳实、厚朴、大黄以攻其里，桂枝、生姜以攻其表，甘草、大枣以安脏气而和药气。惟此表证，当还见有恶风寒。厚朴七物汤即桂枝汤去芍药合厚朴三物汤而成，意在两解表里，取桂枝汤解表和营卫，因其腹满不痛，所以去芍药，用厚朴三物汤行气除满实。厚朴七物汤是一首外解表邪，内除里实的表里双解之方。如果有呕证的，为胃气上逆所致，加半夏以降逆止呕；如果有下利证的，当去掉大黄之攻下，以免更伤脾胃；如果寒邪偏盛，加重生姜量以温散寒邪。

〔**临证意义**〕 表证里证同时治疗的方法，是用于表里同病。因为有些证候，单纯解表，则里证不去；单纯治里，则外证不解，所以必须表里同治，比如本条的厚朴七物汤证。然而这种治疗方法在临床上具体运用时，还须分析表里证孰多孰少，孰轻孰重，孰急孰缓，而决定不同的治疗方法。表里同病，若病情是以表证为主，则治疗应偏重于表，如表实证而兼有内热烦燥的大青龙汤证；若病情是以里证为主，则治疗应偏重于里，如腹满证而兼有发热、脉浮数的厚朴七物汤证；若表里证同等的，则应表里并重，如外寒内饮的小青龙汤证。

十、腹中寒气(1)，雷鸣切痛(2)，胸胁逆满，呕吐(3)，附子粳米汤主之(4)。

附子粳米汤方

附子一枚，炮　半夏　粳米各半升　甘草一两　大枣十枚

上五味，以水八升，煮米熟汤成，去滓，温服一升，日三服。

〔**讲解**〕 本条论述肠胃虚寒的腹痛证治。

（1）腹中寒气：腹部为脾脏所主，脾胃因虚则寒，所以腹中有寒气。

（2）雷鸣切痛：由于中焦虚寒，运化功能失职，则水湿不运而流注于肠中，寒与水互相冲激，所以肠中鸣响如雷，且疼痛剧烈，其痛喜按，得热稍缓，脉应弦迟。

（3）胸胁逆满，呕吐：如果寒气逆而上于胸胁，则胸胁胀满。寒气影响于胃腑而失和降，则见呕吐。

（4）附子粳米汤主之：总之，本条证的病理机制为中焦虚寒、水湿内停、寒湿为患，所以治疗当温里散寒、补虚降逆止痛。用附子粳米汤，附子温里以祛寒气，半夏和胃降逆以止呕吐，粳米、甘草、大枣补中益气以和脾胃。

〔**临证意义**〕 本方与理中汤虽同治中焦虚寒证，但理中汤主要针对腹满下利而治；附子粳米汤主要针对腹痛呕吐而治，它们在证候治疗上各有侧重

点，这是二者的不同之处，临床上当以此为辨。

十一、痛而闭者(1)，厚朴三物汤主之(2)。

厚朴三物汤方

厚朴八两　大黄四两　枳实五枚

上三味，以水一斗二升，先煮二味，取五升，内大黄，煮取三升，温服一升。以利为度。

〔讲解〕 本条论述腹痛便闭的证治。

（1）痛而闭者：即腹部胀满疼痛而大便不通，其原因是肠中有实热之邪阻滞气机，气机滞而不行。

（2）厚朴三物汤主之：治以厚朴三物汤，枳实、厚朴行气除满行滞，大黄荡积通腑。此方具有通腑泻下，行气除满的作用。

〔临证意义〕 本方与小承气汤：厚朴、枳实、大黄、其药味组成是相同的，并且都同治实证、热证；同具有腹部胀满疼痛，大便不通证，同以攻下为用。但是，厚朴三物汤是以厚朴为君药，意在行气，用于内实气滞证，以气滞证为主；而小承气汤是以大黄为君药，意在荡积，用于实热积滞证，以积滞证为主。

十二、按之心下满痛者(1)，此为实也(2)，当下之，宜大柴胡汤(3)。

大柴胡汤方

柴胡半斤　黄芩三两　芍药三两　半夏半升，洗　枳实四枚，炙　大黄四两　大枣十二枚　生姜五两

上八味，以水一斗二升，煮取六升，去滓，再煎，温服一升，日三服。

〔讲解〕 本条论述心下满痛的治疗。

（1）按之心下满痛者：心下，即胃脘部分。以手按之则胀满而疼痛。

（2）此为实也：为内有实热之邪壅遏。本条证为胆胃腑实。

（3）当下之，宜大柴胡汤：本证属于实热之邪壅遏，治疗当以攻下，然而病在心下胃脘，病位偏于上，故不宜大承气而宜以大柴胡汤。柴胡、黄芩和解少阳而清热，半夏、生姜和中降逆，大黄、枳实攻滞行气，大枣扶助正

气，共奏泻下攻实，和解扶正之功效。

〔临证意义〕 以方测证，本条除心下满痛外，常连及胁下膈间少阳经所主部位，当还有口苦呕吐，郁郁微烦等症。

十三、腹满不减，减不足言[(1)]，当须下之，宜大承气汤[(2)]。

大承气汤方见前痉病中。

〔讲解〕 本条论述实热腹满的辨证和治法。

(1) 腹满不减，减不足言：一般地说，腹满时减，多为虚证；腹满不减，多为实证。今腹满不减，是说腹部胀满没有减轻的时候，说明是实邪郁结于里，实邪内结，则满而不减，即使减，亦不明显。

(2) 当须下之，宜大承气汤：治疗当须用攻下之法，宜大承气汤方。大承气汤，大黄通腑攻下，芒硝软坚泻下，枳实、厚朴行气散结，消滞除满。

〔临证意义〕 本条是实证腹满的辨证和治法，还须结合前第二、三条参看。

腹部胀满疼痛，固然是承气汤证的根据之一，但是，腹满疼痛在临床上有虚实之别。虚证是里无积滞，所以腹满时减；而实证是里有积滞，所以腹满不减，或减不足言。总之，腹满之虚实，于临床上须当鉴别，应根据全身症状，结合触诊、脉诊、舌诊、大小便等，而进行综合分析，方可诊断其性质，决定其治法。

十四、心胸中大寒痛[(1)]，呕不能饮食[(2)]，腹中寒，上冲皮起，出见有头足上下，痛而不可触近[(3)]，大建中汤主之[(4)]。

大建中汤方

蜀椒二合，炒去汗　干姜四两　人参二两

上三味，以水四升，煮取二升，去滓，内胶饴一升，微火煎取一升半，分温再服。如一炊顷，可饮粥二升，后更服。

〔讲解〕 本条论述寒气攻冲胸腹疼痛的证候和治疗。

(1) 心胸中大寒痛：脾胃阳气衰微，阴寒之气内盛，充斥于心胸，则心胸中大寒痛，所谓大寒痛，是言寒甚痛剧。

(2) 呕不能饮食：寒气犯胃，胃气不和，则呕而不能饮食。

(3) 腹中寒……触近：脾主大腹，脾虚寒盛，寒气冲逆于腹部，所以腹中寒，并见腹部皮肤突起，如头足样的块状物。其病上至心胸、下至腹部，以至上、中、下三焦寒邪攻冲为患，则疼痛剧烈不可以手触近。

（4）大建中汤主之：本病属于脾阳衰微，中焦寒盛，故用大建中汤治疗。蜀椒、干姜温中散寒，通彻上下，以祛痼冷；人参、饴糖温补脾胃、建立中气，使中阳得运，阴寒得散，诸症得消。药后服粥，以饮食资助脾胃之气。

〔**临证意义**〕

1. 本方在临床运用时，除上述证候外，还兼有手足逆冷、脉象沉伏等症。其中本方的“痛不可近”当辨，因为有寒热虚实之别。实热证的，其痛胀满拒按，部位固定不移，其满不减，并伴有一系列的实热之象：喜冷、面赤、舌黄、小便短赤、脉沉实有力等等；而虚寒证的痛满，部位上下不定，行无着处，其满时增时减，并伴有一系列的虚寒之象：喜暖、面白、舌淡、小便清长、脉象缓弱等等。

2. 本方对于疝瘕或蛔虫而引起的寒性腹痛，或大便不通之属于寒结者，均有良好效果。

3. 本方与附子粳米汤，同治虚寒性的腹痛呕吐证，但是两方在主治的证候上是不同的，附子粳米汤证有腹中雷鸣切痛，胸胁逆满，呕吐，说明病势稍轻；大建中汤证有心胸中大寒痛，呕不能饮食，腹中寒，上冲皮起，出现有头足上下，痛而不可触近，说明病势较重。

十五、胁下偏痛，发热[(1)]，其脉紧弦[(2)]，此寒也，以温药下之，宜大黄附子汤[(3)]。

大黄附子汤方

大黄三两　附子三枚，炮　细辛二两

上三味，以水五升，煮取二升，分温三服；若强人煮取二升半，分温三服。服后如人行四、五里，进一服。

〔**讲解**〕　本条论寒实内结，气滞不运的证治。

（1）胁下偏痛，发热：胁下偏痛，为左胁下或右胁下疼痛。“发热”二字为衍文。寒气着于胁下一侧，则胁下偏痛。

（2）其脉紧弦：脉之紧、弦主寒主痛，乃寒实之邪内结于里。

（3）此寒也……附子汤：由于寒实内结，气滞不运，尤在泾云：“非温不能已其寒，非下不能去其结”，所以治用温下方法，大黄附子汤，大黄泻下通便，附子、细辛温经祛寒止痛。

〔临证意义〕

1. 本方大黄虽系苦寒之品，而与辛热之附子、细辛相配伍，“寒性散而走泄之性存”，从而组成温下之剂，乃仲景开温下法先河之代表方。

2. 本方应与《伤寒论》中的麻黄附子细辛汤作比较：《伤寒论》中的麻黄附子细辛汤是治疗少阴本虚而又外感寒邪所引起的太少两感证，临床上以恶寒甚，发热轻，脉沉为主症，治疗以温经解表，双解表里，用麻黄外解表邪，附子、细辛温经助阳，解表发散；而大黄附子汤是治疗寒实内结，气滞不运的胁腹疼痛、大便不通、脉紧弦证，以大黄攻下，以附子、细辛温里祛寒。麻黄附子细辛汤是以麻黄为主，配以附子、细辛，温散寒邪，使寒邪从表而解，属于温经解表法；而大黄附子汤是以大黄为主，配以附子、细辛，温下寒结，使实邪从下而去，属于温阳通便法。两方仅有一味药物的差别，然所治疗的证候却截然不同，这对于临床用药有很大的启发作用。

十六、寒气厥逆(1)，赤丸主之(2)。

赤丸方

茯苓四两　半夏四两，洗：一方用桂　乌头二两，炮　细辛一两；《千金》作人参

上四味，末之，内真朱为色，炼蜜丸如麻子大，先食酒饮下三丸，日再夜一服；不知，稍增之，以知为度。

〔讲解〕　本条为寒气厥逆的证治。

(1) 寒气厥逆：厥逆，既言气于逆上之病机，又言四肢逆冷之症。由于阴寒之气为患，邪气逆于上则厥，盛于四肢则冷。

(2) 赤丸主之：本方以乌头、细辛散寒，半夏、茯苓化饮，朱砂镇逆。本方具有散寒止痛，化饮降逆的功效，可知本条所述除寒以外，还有饮邪。

〔临证意义〕　本条叙证简略，从药方测证，除手足逆冷，昏厥以外，还兼有腹痛、呕吐、心下悸动、眩晕等症，是脾肾虚寒，水饮寒邪之气所导致的。所以用乌头、细辛治疗寒盛之肢冷腹痛证，用半夏、茯苓治疗饮邪为患之呕吐眩悸证，用朱砂镇其上逆之气。惟乌头与半夏相反，用时宜慎。

十七、腹痛，脉弦而紧(1)，弦则卫气不行，即恶寒(2)，紧则不欲食(3)，邪正相搏，即为寒疝(4)。寒疝绕脐痛苦，若发则白汗出，手足厥冷(5)，其脉沉紧者，大乌头煎主之(6)。

大乌头煎方

乌头大者五枚，熬去皮，不㕮咀

上以水三升，煮取一升，去滓，内蜜二升，煎令水气尽，取二升，强人服七合，弱人服五合。不差，明日更服，不可一日再服。

〔**讲解**〕 本条是以脉象论述寒疝的病机，以及寒疝的证候和治法。

（1）腹痛，脉弦而紧：弦和紧皆为阴脉，主寒主痛，由于弦之阴从内生，紧之阴从外得，所以脉弦说明有阴寒之邪内生，脉紧说明有阴寒之邪外得。

（2）弦则卫气不行，即恶寒：内生之阴寒邪气外出，痹其卫外之阳气，阳气不能行于外，温煦其表，所以恶寒。

（3）紧则不欲食：外得之阴寒邪气内入，伤其胃中之阳气，阳伤阴盛，使之胃气不和，不能受纳饮食，所以不欲食。

（4）邪正相搏，即为寒疝：内外之寒邪偏盛，人体正阳与之相搏，即发为寒疝病，这就是寒疝病形成的病理机制。寒疝是一种阴寒性的腹中疼痛证，为偏盛之阴寒邪气为病。

（5）寒疝绕脐痛苦……厥冷：寒气搏结于里，则绕脐疼痛；由于疼痛剧烈，迫津外泄，所以出汗。所谓“白汗”，就是“魄汗”。寒邪内盛，阻遏阳气，使阳气不能达于四肢，所以手足厥冷。

（6）其脉沉紧者，大乌头煎主之：脉沉紧是为阴寒偏盛，寒气内结之征象。故用大乌头煎治疗，本方重用雄猛大热之乌头峻补元阳，骤攻沉寒，温里止痛，白蜜甘缓，既缓病证之急迫，又制乌头之毒性。方后有“强人服七合，弱人服五合，不可一日再服”，说明本方药性峻烈，对于体质不同的人，要给予适应量的药，不可多服。

〔**临证意义**〕 大乌头煎中的乌头，是治疗沉寒痼冷，遇寒而发的发作性疼痛证，伴有肢冷汗出、唇青面白等症，是逐寒止痛的峻药。但须注意的是，由于此药峻烈，有大毒，所以临床运用时，须要掌握它的用法：①应先煎久煎，以去麻味，减轻毒性；②用量不可过大，也不可久服，以免中毒；③对于素体虚弱，孕妇要慎用和忌用。

十八、寒疝腹中痛(1)，及胁痛里急者(2)，当归生姜羊肉汤主之(3)。

当归生姜羊肉汤方

当归三两　生姜五两　羊肉一斤

上三味，以水八升，煮取三升，温服七合，日三服。若寒多者加生姜成一斤；痛多而呕者加橘皮二两，白术一两。加生姜者亦加水五升，煮取三升二合，服之。

〔**讲解**〕　本条是血虚气寒的寒疝证治。

（1）寒疝腹中痛：气虚血衰，复为寒邪内侵，寒则经脉收引，血虚则经脉失养，故腹中拘急作痛，而为寒疝。喜按喜暖是其特征。

（2）及胁痛里急者：腹胁分为脾肝所主，脾气虚，肝血不足，腹胁失于温养，所以出现腹痛里急并牵及胁肋而痛。

（3）当归生姜羊肉汤主之：用当归生姜羊肉汤主治。当归温血养血，生姜温中散寒，羊肉血肉有情，补虚益血，共同温补气血，散寒止痛。

〔**临证意义**〕　本方是用于血气虚寒的证候：胁腹牵引疼痛，痛势轻浅，往往得温熨、按抚则减，舌淡苔白，脉沉弱小涩等；亦用于妇人产后腹痛，可参见本书《妇人产后病脉证并治第二十一》。

十九、寒疝腹中痛(1)，逆冷，手足不仁(2)，若身疼痛，灸刺诸药不能治，抵当乌头桂枝汤主之(3)。

乌头桂枝汤方

乌头

上一味，以蜜二斤，煎减半，去滓，以桂枝汤五合解之，令得一升后，初服二合；不知，即服三合；又不知，复加至五合。其知者，如醉状，得吐者为中病。

桂枝汤方

桂枝三两，去皮　芍药三两　甘草二两，炙　生姜三两　大枣十二枚

上五味，剉，以水七升，微火煮取三升，去滓。

〔**讲解**〕　本条是寒疝兼有表证的证治。

（1）寒疝腹中痛：腹中痛是寒疝的主要症状，为阴寒盛于内。

（2）逆冷，手足不仁：由于阴寒盛于内，痹阻阳气，不能外达手足，所以手足逆冷而不仁。不仁，就是麻木不知寒热冷痛。

（3）若身疼痛……主之：如果再有身体疼痛，是邪气外感，致营卫之气不和所引起的。本证为寒气内结，阳气不行而又兼感外寒，属表里同病，非灸刺可以治疗，当表里同治，用乌头桂枝汤治疗。本方以乌头为主药温里祛寒镇痛，以治在里之寒结，煎之以蜜，取其缓急的作用，桂枝汤解肌发表，以散在表之寒邪，如此，则内外之寒邪可去，表里之证可解。服时以小量开始，递增，以有感觉为度。如服此方后有如醉状、呕吐者，为药物中病的现象，疗效最佳。但当止后服，以免发生乌头中毒之虞。

〔临证意义〕 本方在临床运用时注意，同前第十七条大乌头煎一样，乌头在煎法、服法以及其他方面当严加注意，防止中毒。如中毒者，应速服绿豆汤或黑豆甘草汤以解其毒。

二十、其脉数而紧乃弦，状如弓弦，按之不移。脉数弦者，当下其寒；脉紧大而迟者，必心下坚；脉大而紧者，阳中有阴，可下之。

〔讲解〕 本条文字当有错简，阙疑待考。

附方

《外台》乌头汤 治寒疝腹中绞痛，贼风入攻五脏，拘急不得转侧，发作有时，使人阴缩，手足厥逆。方见上。

〔讲解〕 本方原出于《备急千金要方》第八卷贼风门，其方义同于乌头桂枝汤方，只是药味的分量不同，所以用于较重之病证。

《外台》柴胡桂枝汤方 治心腹卒中痛者。

柴胡四两 黄芩 人参 芍药 桂枝 生姜各一两半 甘草一两 半夏二合半 大枣六枚

上九味，以水六升，煮取三升，温服一升，日三服。

〔讲解〕 本方见于《伤寒论·辨太阳病脉证并治下》，是以桂枝汤和柴胡汤之各半组成。桂枝汤有发散表邪，调和营卫的作用；柴胡汤有和解少阳，疏利枢机的作用，所以本方是用于外感之寒疝胁腹疼痛证。“卒中痛”为误。

《外台》走马汤 治中恶心痛腹胀，大便不通。

巴豆一枚，去皮心，熬 杏仁二枚

上二味，以绵缠，捶令碎，热汤二合，捻取白汁，饮之，当下。老小量之。通治飞尸鬼击病。

〔**讲解**〕 中恶之证，俗称绞肠乌痧，即臭秽恶毒之气，直从口鼻入于心胸，致使肠胃脏腑壅塞，正气不行，所以心痛腹胀，大便不通。由于本病之证为实，故用巴豆之辛热大毒，峻攻其邪，再佐以杏仁利其肺肠之气，使邪实从下而解。

二十一、问曰：人病有宿食(1)，何以别之？师曰：寸口脉浮而大(2)，按之反涩(3)，尺中亦微而涩(4)，故知有宿食，大承气汤主之(5)。

〔**讲解**〕 本条以脉象诊知宿食病及其治疗。

(1) 宿食：多由饮食不节，停滞不化所引起。

(2) 寸口脉浮而大：是为宿食内积，气壅于上；

(3) 按之反涩：是为积物伤脾，脾气滞而不运；

(4) 尺中亦微而涩：是为积滞较久，胃肠气滞不通。

(5) 故知有宿食，大承气汤主之：上述脉象，是宿食壅积，胃肠气滞所致，用大承气汤的目的，在于攻下宿食，使气机通利。

二十二、脉数而滑者，实也(1)，此有宿食，下之愈，宜大承气汤(2)。

〔**讲解**〕 此条承上条补述宿食病的脉象。

(1) 脉数而滑者，实也：脉数而滑，是食积内热的征象，为有宿食，所以说“实也”。

(2) 下之愈……气汤：用攻下法，以大承气汤治疗。

〔**临证意义**〕 一般来说，宿食多见滑脉，这是由于实邪壅盛于里，血气涌实，所以脉象往来流利，应指圆滑。但是，如果积食日久，往往气机滞而不畅，所以脉象又可见涩。无论是滑脉，还是涩脉，使用大承气汤攻下，除脉象外，必须具有腹部满痛拒按、嗳腐吞酸、大便不爽等宿食症状，且正气不虚的，方可使用。

二十三、下利不欲食者，有宿食也(1)，当下之，宜大承气汤(2)。

〔**讲解**〕 本条为宿食病的证治。

（1）下利不欲食者，有宿食也：宿食病为饮食经宿不消，内停于肠胃所引起。宿食积滞，损伤脾胃，胃不受纳则不欲饮食，脾失运化则下利，其下利必不爽而臭秽。

（2）当下之，宜大承气汤：用大承气汤攻下宿食。

〔**临证意义**〕 以上三条是论述宿食可下的脉证，方用大承气汤。但必须见有腹部胀满疼痛拒按、嗳腐吞酸或恶心等征象，始可定其为宿食病证。

二十四、宿食在上脘，当吐之(1)，宜瓜蒂散(2)。

瓜蒂散方

瓜蒂一分，熬黄　赤小豆一分，煮

上二味，杵为散，以香豉七合煮取汁，和散一钱匕，温服之。不吐者，少加之，以快吐为度而止。亡血及虚者不可与之。

〔**讲解**〕 本条为宿食在上脘的治法。

（1）宿食在上脘，当吐之：宿食停于上脘部，病位较高，《内经》说："其高者，因而越之"，因势利导，用涌吐的方法使宿食之邪从上而出。

（2）宜瓜蒂散：可选用瓜蒂散吐之。瓜蒂味苦，赤小豆味酸，酸苦合用，能涌吐胸中实邪。香豉能开宣郁结，健胃助消化，故佐之以汁，和散温服，以得快吐而止。由于涌吐之法往往耗伤人体的正气，所以对于亡血和体质虚弱之人不可以与服。

〔**临证意义**〕

1. 宿食病使用涌吐的方法，必须病位偏于上，有向上趋势，而见噫气酸臭，泛泛欲吐、而又吐不出来，体质较强的，方可使用。但临床上一般少用此法。

2. 宿食病证除上几条论述的外，一般还有脘腹胀满疼痛、厌食恶食、嗳腐吞酸、恶心呕吐、大便不调、舌苔厚腻、脉象滑实等等。治疗根据食停部位的偏上、偏下，或用吐法，或用下法，对于宿食停积较久而不宜吐下者，也可根据"中满者泄之于内"的原则，而在临床上采用消导的方法进行治疗。

二十五、脉紧如转索无常者(1)，有宿食也(2)。

〔**讲解**〕 本条亦以脉象诊知宿食病。

(1) 脉紧如转索无常者："脉紧如转索"下，当有"左右"二字。脉紧如转索左右无常者，是紧脉中兼有滑象。

(2) 有宿食也：紧脉主寒，寒伤脾胃，失去消磨之用，宿食停滞，脉见滑象，故其病为"有宿食"。此宿食之病，为寒伤脾胃所致，特列此以与上文区别。

二十六、脉紧头痛，风寒(1)，腹中有宿食不化也(2)。一云寸口脉紧。

〔**讲解**〕 本条介绍无表证而脉紧头痛的宿食病。

(1) 脉紧头痛，风寒：一般为外感风寒表证。风寒之邪外侵，首犯太阳，太阳脉上额交巅，所以头痛；脉紧是有寒的征象。

(2) 腹中有宿食不化也：但脉紧头痛也有见于宿食不化的病证，头痛是为宿食郁蒸，上犯清阳所致。

〔**临证意义**〕 脉紧头痛，既可见于外感风寒证，又可见于内伤食滞证。说明同一脉证可以见于不同的疾病。但应注意的是，不可以仅凭一个症状，一种脉象就断定为某病，必须结合全身的证候来分析判断，究竟是风寒表证，还是内伤食滞证。本条说的脉紧头痛，若是无发热、恶寒等表证，才能认为是宿食病。

小　　结

本篇记载腹满、寒疝、宿食三种病，条文共有二十六条。由于腹满之病较为复杂，其论述所占的篇幅也较大，但其论述腹满一病中，也包含有宿食病证的内容。

本篇所载腹满一病，是以腹部胀满或疼痛为其主要证候，它发病的原因虽有多种，但总起来是脾胃功能失职，产生寒热虚实而引起的。病变的性质可以分为实热、虚寒、寒实三种，病证的虚实要点是以按之痛与不痛，腹满减与不减来辨，病证的分类，属于虚寒证的，有大建中汤、附子粳米汤等；属于实热的，有大承气汤、厚朴三物汤、大柴胡汤、厚朴七物汤；属于寒实的，有大黄附子汤。病证的治疗，虚寒的以温补之法，实热的以攻下之法，寒实的以温下之法。

本篇所载寒疝病之主要症状为“绕脐痛”，其引起的主要原因，多是阴寒之邪气，因此，在治疗上，总是以温里祛寒为主要方法。其证属于寒饮厥逆的，用赤丸散寒化饮；其证属于血虚气寒的，用当归生姜羊肉汤补益血虚，温暖气寒；其证属于阳衰寒结的，用大乌头汤壮阳祛寒；其证属于内外俱寒的，用乌头桂枝汤温里解肌。

本篇所载宿食一病，除脉象作过较详的讨论外，没有细致论述其证候，这必须通过本篇条文，互相参照研究。宿食病的发病原因，是由于饮食不节，谷气经宿不消，停滞于肠胃所引起的。其治疗的方法，本篇根据“因势利导”的原则。指出了宿食在上脘的用涌吐方法，以瓜蒂散为治；宿食在中下脘的用攻下方法，以大承气汤为治。

总之，本篇的腹满、寒疝、宿食三种病证，既是各自独立的，然而又是相互联系的，临床上要全面而又灵活地掌握它们。

五脏风寒积聚病脉证并治第十一

概　述

本篇论述五脏中风、中寒病、五脏死脉和肝着、脾约、肾着、热在上中下三焦病候、大小肠寒热病候以及积聚、槃气病的临床区别，文字错脱较多。肝著的主要证候，为“其人常欲蹈其胸上，先未苦时，但欲饮热”，以旋覆花汤为治。脾约的主要证候，为“趺阳脉浮而涩，浮则胃气强，涩则小便数，浮涩相搏，大便则坚”，以麻子仁丸为治。肾着的主要证候，“其人身体重，腰中冷如坐水中，形如水状，不渴，小便自利，饮食如故……腰以下冷痛，腹重如带五千钱”，以甘姜苓术汤为治。

一、肺中风者，口燥而喘(1)，身运而重，冒而肿胀(2)。

〔**讲解**〕　本条论肺中风之病证。

(1) 肺中风者，口燥而喘：肺为主气之脏，其气可以化津，若肺中于风邪者，则气壅津结，津结不能上潮，故口燥而干。由于气壅不利，故发喘。

(2) 身运而重，冒而肿胀：肺主治节，今肺中风而失其治节之权，故身体旋运，所谓“运”，就是身体动摇，不能自主之意，身重，为浊气壅滞所致。冒，即昏冒，肺主清肃下降，清肃之令不行，浊气不下而反上逆，所以头目昏冒。肺气不能通调水道，下输膀胱，致使气滞水停，所以身体肿胀。

二、肺中寒，吐浊涕。

〔**讲解**〕　本条论肺中寒之病证。

肺有敷布津液作用而其性恶寒，若肺有寒邪，则津液不布而凝聚为痰，故肺中于寒邪之病，则口中吐出浊涕。浊涕，即今所谓痰涎。

三、肺死脏(1)，浮之虚，按之弱如葱叶，下无根者，死(2)。

〔讲解〕 本条论肺将死之真脏脉象。

（1）肺死脏：是说肺将死亡时而出现的真脏脉象。

（2）浮之虚……死：肺之真脏脉为“浮之虚，按之弱如葱叶，下无根”。浮之，即指轻按；按之，即指重按；虚，是虚浮，虚弱；如葱叶，即犹如葱叶之中空；无根，是脉象虚浮而无根基。由于真脏脉显现，则说明肺气已经绝止，所以主死。

四、肝中风者，头目瞤(1)，两胁痛(2)，行常伛(3)，令人嗜甘(4)。

〔讲解〕 本条论肝中风之病证。

（1）肝中风者，头目瞤：肝为风木之脏，其经脉连于目系，上出额与督脉会于巅顶，风性主动，风邪太盛，犯于体上，所以头目瞤动。

（2）两胁痛：肝脉布胁肋，其经脉之气壅滞其间，所以其病两胁痛。

（3）行常伛：肝主筋，而风伤筋，筋脉燥而拘急，并引急于前，所以行常伛，即行动常常伛偻，身躯向前弯俯。

（4）令人嗜甘：风木胜则侮脾土，其甘味既缓肝急，又补脾土，所以其病又令人嗜好甘味。

五、肝中寒者，两臂不举(1)，舌本燥(2)，喜太息(3)，胸中痛，不得转侧(4)，食则吐而汗出也(5)。

〔讲解〕 本条论肝中寒之病证。

（1）肝中寒者，两臂不举：肝主筋脉，肝中寒者，则寒邪伤筋，筋伤，则拘急不伸，而为两臂不举。

（2）舌本燥：肝之经脉循喉咙而络于舌本，寒邪郁而化热，津液不承，则舌本干燥。

（3）喜太息：肝为木脏，性喜条达，若肝气郁结而不利，失其条达之性，则喜太息，太息，即出长气。

（4）胸中痛，不得转侧：为厥阴经气郁塞的缘故。

（5）食则吐而汗出也：由于木病侮土，中土受克，则不能受纳水谷，所以食则吐逆，其食下之时，土气困惫，肝气郁结，横逆犯胃，所以吐而汗出。

六、肝死脏，浮之弱，按之如索不来，或曲如蛇行者(1)**，死**(2)。

〔讲解〕 本条论肝将死之真脏脉象。

（1）肝死脏……行者：即脉之轻取则虚弱，重按则犹如绳索空悬般，轻飘游移，去而不能复来；或者按之曲折逶迤不畅，犹如蛇行之状。这就是肝将死之真脏脉象。由于血虚不能荣于上，所以脉浮之弱。胃气将竭，元真将败，肝气将绝，所以脉按之如索不来。肝木颓败而不能升达，所以脉曲如蛇行。

（2）死：肝之真气已绝，故主死。

七、肝着(1)**，其人常欲蹈其胸上**(2)**，先未苦时，但欲饮热**(3)**，旋覆花汤主之**(4)。

旋覆花汤方

旋覆花三两　葱十四茎　新绛少许

上三味，以水三升，煮取一升，顿服之。

〔讲解〕 本条论述肝着的证治。

（1）肝着：是指邪气犯于肝脏，致使肝之气血失调而郁滞，血郁气滞，着而不行，故为此名。

（2）其人常欲蹈其胸上：然病虽属肝邪留着，而其气则注之于肺脏，所以其人常欲蹈其胸上。胸中为肺之居，蹈之，欲使其气内鼓，舒气机，畅血行而排出肝邪。

（3）先未苦时，但欲饮热：是肝脏将欲留着之气得热则行。

（4）旋覆花汤主之：然其既已留着，则饮热亦无益，用旋覆花汤行气活血，通阳散结。方中旋覆花行气通络，新绛活血化瘀，葱白宣通散结。

〔临证意义〕

1. 旋覆花汤是临床上治疗肝着的要方，所以许多医家以自己的临证经验，在此方用法的基础上进行变化发展，治愈了不少这样病证。如清代王清任之用通窍活血汤治愈“常欲人足蹈其胸”之病；叶天士之用辛温通络、温柔通补、辛泄通瘀诸法治疗胁痛之病证等等，均是其例。

2. 旋覆花汤中的新绛可用茜草，茜草有活血祛瘀作用，为治疗瘀血病证之药。

八、心中风者，翕翕发热[1]，不能起[2]，心中饥，食即呕吐[3]。

〔**讲解**〕 本条论心中风之病证。

(1) 心中风者，翕翕发热：心为火热之脏，风为阳邪，心中风者，则火热阳邪相合，所以翕翕发热。翕，炽也，是形容发热之状。

(2) 不能起：正气被火气所食，故气虚无力以动，所以不能起。

(3) 心中饥，食即呕吐：火邪内动，化燥伤津，胃中失濡则嘈杂似饥，所谓心中饥即胃中似饥。火热扰于胃，胃气逆上，所以食即呕吐。

九、心中寒者，其人苦病心如啖蒜状[1]，剧者心痛彻背，背痛彻心，譬如蛊注[2]。其脉浮者，自吐乃愈[3]。

〔**讲解**〕 本条论述心中寒之病证。

(1) 心中寒者，其人苦病心如啖蒜状：由于寒邪外束而致使火气内郁，其心火收敛而不能发越，所以其证表现为心中似痛非痛，似热非热，有似吃蒜一样而辛辣愦愦然无奈。

(2) 剧者心痛彻背……蛊注：证情较重者，甚至因寒凝血滞表现为心痛牵拉背痛，背痛牵拉心痛有如蛊注之症状。

(3) 其脉浮者，自吐乃愈：若脉现浮象，是为病邪在上焦，被郁遏的阳气欲伸展而向上、向外发越，故应从吐而解。自吐，是阳气借以伸展，邪气得以越散，所以其病乃愈。

十、心伤者[1]，其人劳倦，即头面赤而下重[2]，心中痛而自烦，发热[3]，当脐跳[4]，其脉弦，此为心脏伤所致也[5]。

〔**讲解**〕 本条论心伤之脉证。

(1) 心伤者：其病不关风寒而由于气血不足，为内伤。

(2) 其人劳倦，即头面赤而下重：心为阳脏，血虚则阳气容易浮越，气虚则不能担任劳作。其病心既受伤而气血俱不足，所以其人一有劳倦，则阳气浮越于上而呈头面赤色。气盛于上部而虚于下部，所谓上盛下虚，所以其人又感下部沉重而无力。

(3) 心中痛而自烦，发热：心血虚少，其脏失于荣养，所以心中痛。心主君火，血虚无以养心，则君火亢盛，以致水火不能相交而成未济，所以自烦、发热。

(4) 当脐跳：心气虚于上而肾气即动于下，所以其证现当脐跳动。

(5) 其脉弦，此为心脏伤所致也：心之平脉累累如连珠，如循琅玕，今脉弦，是变圆润滑利之常而为强直劲强之形，所以说“此为心脏伤所致也”。

十一、心死脏，浮之实如丸豆，按之益躁急者(1)，死(2)。

〔**讲解**〕 本条论心将死之真脏脉象。

(1) 心死脏……急者：丸豆，指弹丸、豆类。躁急，即躁动、疾急。心血枯竭而心火升炎，所以其脉轻按则坚硬滚动、实如丸豆之象。阴气竭绝，邪气复扰，所以其脉重按益加躁疾而无和缓从容之证。

(2) 死：心之真脏脉已现，故主死。

十二、邪哭使魂魄不安者，血气少也(1)；血气少者属于心，心气虚者，其人则畏，合目欲眠，梦远行而精神离散，魂魄妄行(2)。阴气衰者为癫，阳气衰者为狂(3)。

〔**讲解**〕 本条论风邪入侵、并合阴阳，以使阴阳偏盛而产生的神志异常病证。

(1) 邪哭使魂魄不安者，血气少也：邪哭，应为“邪入”，“哭”是“入”字之误。邪入，是指风邪入侵，由于风邪入侵人体，影响心之气血，所以发生病变。心为五脏六腑之大主，主宰人体精神意志活动，而精神意志活动又赖心所主的血气为基础，若风邪入侵，伤及血气，阴阳失调，心神逆乱，则出现魂魄不安而神志异常症状。魂不安者，责之于血少；魄不安者，责之于气少，魂魄无所舍也。魂魄既为血气所养，气血又受心的主宰，魂魄受心神的统摄，故曰“魂魄不安者，血气少也”。

(2) 血气少者属于心……妄行：血气虚少，魂魄不守舍，心神不安，心气则虚，临证表现轻者胆小畏怯，惊慌烦乱，少寐多梦，神情恍惚，合目欲眠等症；重者，胸中烦闷，梦里远行，行止失节，精神离散等。

(3) 阴气衰者为癫，阳气衰者为狂：是说阴气偏盛则发为癫病，阳气偏盛则发为狂病，意即“重阳者狂，重阴者癫”。衰，即“蓑”字，为重叠之意。

〔临证意义〕

1. “邪哭”、“血气少”、“心气虚”：“邪哭”，约有两种解释，一说是指病人无缘无故地哭泣，如鬼邪所凭；一说是“哭”字是“入”字的错误，“邪哭”应作“邪入”。“哭”和“入”，声音相近，容易发生错误。“邪哭”即“邪入”，这里的“邪”应该是指“风邪”，是具体疾病的致病因素。“风”，在古代医学书籍中，多有写作“邪”字的，在《内经》中就不乏其例。《金匮要略》本条的“邪入”，就是说的“风入”。风邪侵入人体之后，或者并于阴分，或者并于阳分，从而导致人体或阴盛而发为癫病，或阳盛而发为狂病，这是由于血气失调而感风邪所致。此条中的“血气少”、“心气虚”，并不是指真正的虚弱而须要补益药物的虚证，而是一个相对的所指，是“邪实”而“正虚”，是所谓“邪去而正自复”的“正虚”。这在《金匮要略》的笔法中，是常有其例的。

2. “阴气衰者为癫，阳气衰者为狂”：历来注解均误释其“衰”字。如：有的解“阴气衰者为癫”之“癫”字，当是“狂”字；“阳气衰者为狂”之“狂”字，当是“癫”字。其理由是：心之血属阴，阴气过衰则阳盛，阳盛则发为狂病；心之气属阳，阳气过衰则阴盛，阴盛则发为癫病。有的解，魂是附于阴血之中的，阴气衰弱，则阳魂浮而为癫病；魄是寓于阳气之内的，阳气衰弱，则阴魄扰而为狂病。还有的解，阴气衰，是正阴衰弱而邪阴偏盛，邪阴偏盛而凝闭，则灵明之窍窒塞，所以发为不识不知之癫病；阳气衰，是正阳衰弱而邪阳亢盛，邪阳亢盛而暴发，则礼让之意绝止，所以发为如鬼如神之狂病。以上几种解释，均把“阴气衰者为癫，阳气衰者为狂”二句之“衰”字解为“衰弱”之义，且还有以为“癫”、“狂”二字为互错的。如按以上几种解法，则治疗癫狂病证，有的应该是治狂病补益阴血，而治癫病则当补阳气；或者有的应该是癫病补阴血，狂病补阳气；或者有的应该是癫病补其正阴，泻其邪阴，狂病补其正阳，泻其邪阳等等。考之临床，这些治疗方法，并不是癫狂病证的通治规律，临床上治疗癫病狂病，往往多采用催吐、通下、化痰、泻火、开郁、通窍、重镇、安神等方法。

那么，“阴气衰者为癫，阳气衰者为狂”，当如何理解呢？根据有关古典医籍，此二句是同于“重阳者狂，重阴者癫”之义的。“衰”，不作“衰弱”讲，而是当“重叠”讲。古代许多字书都讲解是，“衰”，为“草雨衣”，是用草编织而成的雨衣，用来作避雨之用的工具，即我们现在所说的“蓑衣”。“衰”字是一个象形文字，像用草一层又一层编织的草织雨衣，所以“衰”字有“重叠”的意思。那么，“阴气衰者为癫，阳气衰者为狂”的意思就是：“阴气重叠就成为癫病，阳气重叠就成为狂病”。换句话说，癫病的发生是由于阴气偏盛所引起的；狂病的发生是由于阳气偏盛所引起的。

十三、脾中风者，翕翕发热[(1)]，形如醉人[(2)]，腹中烦重[(3)]，皮目瞤瞤而短气[(4)]。

〔讲解〕 本条论脾中风之病证。

（1）脾中风者，翕翕发热：风为阳邪，脾主肌肉，其风气在脾，必外淫肌肉，所以脾中风者，则翕翕发热。

（2）形如醉人：脾既主肌肉，又主四肢，风气淫于肌肉，行于四肢，所以身体发热而懈惰，形如酒醉之人。

（3）腹中烦重：脾居腹中而主湿，故脾中风，其风热甚则发烦，其湿甚则觉重，所以腹中烦重。

（4）皮目瞤瞤而短气：风邪入于中而动摇于外，所以皮肉为之瞤动。目，为“肉”字之误。由于湿热留中，郁滞于气机，呼吸之道不利，所以短气。

十四、脾死脏，浮之大坚，按之如覆杯洁洁，状如摇者[(1)]，死[(2)]。

〔讲解〕 本条论脾将死之真脏脉象。

（1）脾死脏……摇者：覆杯洁洁，形容酒杯之中空无有；状如摇，形容脉之躁急不宁、摇动不安。脾脉当以和缓为平，今脉轻按则坚大，重按则中空，且脉来摇动躁急，或左或右，并有中止，是胃气已绝，失其和缓性质，真气暴出之象。

（2）死：胃气已绝，真气暴散，为脾之真脏脉现，故主死。

十五、趺阳脉浮而涩[(1)]，浮则胃气强，涩则小便数[(2)]，浮涩相搏，大便则坚，其脾为约[(3)]，麻子仁丸主之[(4)]。

麻子仁丸方

麻子仁二升　芍药半升　枳实一斤　大黄一斤，去皮　厚朴一尺去皮　杏仁一升，去皮尖　熬，别作脂

上六味，末之；炼蜜和丸梧子大。饮服十丸，日三服，渐加，以知为度。

〔**讲解**〕 本条以脉象论述脾约病的形成机制，并且提出脾约病的证治。

（1）趺阳脉浮而涩：趺阳脉是胃脉，以候脾胃之气，阳气盛实，所以脉浮；阴气虚弱，所以脉涩。

（2）浮则胃气强，涩则小便数：其脉涩现于趺阳之部位，则为胃腑之阳气强，燥灼脾脏之阴气。胃腑之阳气强盛而引起脉浮，所以说浮则胃气强；脾脏之阴气虚而引起脉涩，脾虚不能为胃上输精气，使水独下行，偏渗膀胱，所以说涩则小便数。

（3）浮涩相搏……为约：由于胃气强约束其脾气，使其不化津液，津液不化，无以润肠，而大便坚硬难出，所以说浮涩相搏，大便则坚，其脾为约。约，约束也。

（4）麻子仁丸主之：法当清热润肠，用麻子仁丸治疗。麻仁、杏仁润燥滑肠，芍药敛阴和脾，大黄、枳实、厚朴泄热行滞、润肠通便，以蜜为丸，甘缓润下。

本条亦见于《伤寒论·辨阳明病脉证并治》，宜参看。

〔**临证意义**〕 麻子仁丸具有润肠通便的作用，临床上多用于习惯性便秘之属于津亏肠燥证。

十六、肾着[1]之病，其人身体重，腰中冷，如坐水中，形如水状，反不渴，小便自利，饮食如故[2]，病属下焦，身劳汗出，衣里冷湿，久久得之，腰以下冷痛，腹重如带五千钱[3]，甘姜苓术汤主之[4]。

甘草干姜苓术汤方

甘草　白术各二两　干姜　茯苓各四两

上四味，以水四升，煮取三升，分温三服，腰中即温。

〔**讲解**〕 本条论述肾着病的病证、成因和治疗。

（1）肾着：所谓肾着，是指寒湿之邪着于腰部，由于腰为肾之外府，故名曰“肾着”。

（2）其人身体重……如故：肾着之病，其证身体重，腰中冷，自觉如坐水中，及腰以下冷痛，腰重如带五千钱，不渴，小便自利，饮食如故。其病由寒湿侵袭，寒则冷痛，湿则沉重，所以身体腰部沉重不举，腰中及腰以下冷痛。水湿停阻，不化生津液，常有口渴，今水湿停在下焦，且上焦无热，所以反不渴。下焦有寒，所以小便自利。饮食如故，则中焦无病。

（3）病属下焦……千钱：肾着之病，其发生原因是由于身体劳累，汗出湿衣，衣湿而冷，日久则形成寒湿，寒湿之邪侵入腰部，痹着其间，日久则腰以下冷痛，腹重坠如带五千铜钱一样。

（4）甘姜苓术汤主之：治用甘姜苓术汤。以甘草、干姜辛甘化阳培土散寒，白术、茯苓苦温甘淡健脾利湿，使寒去湿除，病证得愈。尤在泾说："治法不在温肾以散寒，而在燠土以胜水。"其说甚是。腹中，应为"腰中"。

〔临证意义〕 后世医家以甘姜苓术汤治疗慢性泄泻，妊娠下肢浮肿，或老年人小便失禁，男女遗尿。妇女年久腰冷带下等病证之属于脾阳不足而有寒湿者，用之有效，是为本方临床运用的发展。

十七、肾死脏，浮之坚，按之乱如转丸，益下入尺中者(1)，死(2)。

〔讲解〕 本条论肾将死之真脏脉象。

（1）肾死脏……尺中：肾脉本应沉石，今不但不沉，反见浮，而且坚，按之乱如转丸，坚，即脉象紧急；乱如转丸，即脉象躁乱，如转动之弹丸；益下入尺中，即紧急躁动之脉象入于尺泽部。由于真阳将欲暴出，肾气将绝，所以脉象轻按紧急，重按乱如转丸而长，入于尺泽中。

（2）死：这是肾之真脏脉现，所以主死。

十八、问曰：三焦竭部(1)，上焦竭善噫，何谓也？师曰：上焦受中焦气未和，不能消谷，故能噫耳(2)。下焦竭，即遗溺失便(3)，其气不和，不能自禁制，不须治，久则愈(4)。

〔讲解〕 本条论述三焦竭部的病证。

（1）三焦竭部：是说三焦因阻竭而不能各归其部，不能各司其事，且不能相互为用。竭，与"遏"通。

（2）上焦受中焦气未和……噫耳：由于上焦在胃上口，其治在膻中，受气于中焦，若中焦之气未和，不能消化谷物，则上焦所受者，非为精微之气，而为陈滞之积气，所以善噫。

（3）下焦竭，即遗溺失便：下焦在膀胱上口，其治在肚脐以下，也受气于中焦，若中焦之气未和，则下焦之气阻竭，不能约束禁制，则遗溺、失便。遗溺失便，即大小便失禁而遗下。

（4）其气不和……则愈：是说此病证必等中焦气和，下焦气复，日久则可自愈。

原文“上焦受中焦气未和”，据《伤寒论·平脉法》成无己注引本条条文，“中焦气”之后有“中焦”二字，故本句应为“上焦受中焦气，中焦未和”。

十九、师曰：热在上焦者，因咳为肺痿(1)；热在中焦者，则为坚(2)；热在下焦者，则尿血，亦令淋秘不通(3)。大肠有寒者，多鹜溏；有热者，便肠垢(4)。小肠有寒者，其人下重便血；有热者，必痔(5)。

〔讲解〕 本条论述热在三焦的病证和大小肠有寒有热的病变。

(1) 热在上焦者，因咳为肺痿：热在上焦者，则肺脏受之，肺脏有热，则气逆而咳，咳久则肺伤而萎弱不用，形成肺痿。

(2) 热在中焦者，则为坚：热在中焦者，则脾胃受之，脾胃有热，则津液受伤，津伤液耗，不能濡润其肠道，所以大便坚硬。

(3) 热在下焦者……不通：热在下焦者，则大小肠膀胱受之，小肠主血，有热则尿血；膀胱藏津液，有热则小便淋秘不通。

(4) 大肠有寒者……肠垢：大肠为传导之腑，有寒则水粪相杂而下，所以大便多鹜溏；有热则使肠中脂膏腐烂，从大便外出，所以大便肠垢。

(5) 小肠有寒者……必痔：小肠有寒，则肝脾下陷，清阳不升，所以下重便血。下重，即肛门坠重；有热则热注直肠，肛门结肿生疮，所以形成痔疾。

二十、问曰：病有积、有聚、有檠气，何谓也？师曰：积者，脏病也，终不移；聚者，腑病也，发作有时，展转痛移，为可治。檠气者，胁下痛，按之则愈，复发为檠气(1)。

诸积大法，脉来细而附骨者，乃积也。寸口，积在胸中；微出寸口，积在喉中；关上，积在脐旁；上关上，积在心下；微下关，积在少腹；尺中，积在气冲。脉出左，积在左；脉出右，积在右；脉两出，积在中央。各以其部处之(2)。

〔讲解〕 本条论述积、聚、檠气三者的分别，提出积病主脉，并以不同部位的脉象论述积病所在。

(1) 问曰：病有积、有聚、有檠气，何谓也……檠气：论述积病、聚病、檠气三者的不同。积病，是五脏所生，脏属阴，病气也属阴，两阴相合，阴胜则凝，所以其积按之不移；聚病，是六腑所生，腑属阳，病气也属阳，两阳相合；阳胜则散，所以其聚发作有时，展转痛移。积之与聚，积重于聚，聚轻于积，所以积之难治，而聚之易治。檠气，即檠饪宿食之气。脾胃中焦不化，则宿食之气壅实，影响于肝，肝气郁结，则胁下作痛，若以手按之，则气机暂可通畅，所以按之则愈；然檠气未消，其根未解，所以举手则邪气复结，而病复发。

（2）诸积大法……处之：指出诸积之主脉，并以脉之部位的不同而论积聚之所在。“脉来细而附骨”，为各种积病之主脉，因为积为脏病，其病之根，深固于里，营卫气血不能上行外达，故脉来沉细而不起。寸口脉主上焦，而胸中为上焦之部，所以说寸口，积在胸中；微出寸口之脉，主胸上之喉，所以说微出寸口，积在喉中；关上之脉主中焦，中焦之治在脐旁，所以说关上，积在脐旁；上关上之脉，主上中焦之间，所以说上关上，积在心下，微下关之脉，主下焦少腹，所以说微下关，积在少腹；尺中之脉，主于腹股，所以说尺中，积在气冲。“脉出左，积在左；脉出右，积在右；脉两出，积在中央”，是说沉细不起之脉象，若现于左手者，则积在体内之左侧；沉细不起之脉象，若现于右手者，则积在体内之右侧；沉细不起之脉象，若现于左右两手者，则积在体内之中央。“各以其病处之”，即医者在治疗积病时，应各随其积病之所在部位，而分别进行施治。

〔临证意义〕 积和聚，均为人体内的结块，两者发病之因，多为情志异常，饮食失调，寒温不适等所产生的气血痰水凝结而引起的。由于引起的原因不同，形成的病理有差异，所以在临床上表现的证情也不尽一致。积和聚，临床上常常并提，因积聚关系较为密切，先因气聚，日久血瘀成积。积聚的治疗。根据其发病情况，一般是：先则行气活血，继则攻补兼施，再则扶正化瘀。临床上可以采用具有行气、活血、祛瘀、利水、化痰、通络等作用的方剂治疗。

小　结

本篇记载脏腑疾病，首先论述了五脏风寒之病证和其真脏脉象，这是临床医学之大纲。然后又论述了三焦之各种病证，大、小肠之寒热病证；最后又论述了脏腑积聚之脉证。当然，其中还论述了肝着、肾着、脾约、檠气等病证的脉因证治。所以本篇所论之内容较多。

本篇提出了三首方剂：旋覆花汤、麻子仁丸、甘姜苓术汤。旋覆花汤具有疏肝通络的作用，是用于肝着之病证；麻子仁丸具有润肠通便的作用，是用于脾约之病证；干姜苓术汤具有祛寒除湿的作用，是用于肾着之病证。

本篇和《脏腑经络先后病脉证第一》一样，具有全书纲领性意义，虽然篇中的内容脱简较多，但在一定程度上仍不失其所具有的指导价值。

痰饮咳嗽病脉证并治第十二

概　述

本篇论述痰饮病，其咳嗽虽与痰饮相提并论，但其只是痰饮引起的咳嗽，至于其他原因所致的咳嗽，则均不在本篇讨论。痰饮病的发生，是由脾胃阳气失于运化，水饮停聚而然。水邪所在的部位不同，其证候有异，分为痰饮、悬饮、溢饮、支饮四种，治疗总以温阳化饮为主。其有表证或流溢四肢者，则温而发汗，用大、小青龙汤等方；无表证而水饮停聚在里者，则温化或温利小便，用苓桂术甘汤、肾气丸、五苓散、泽泻汤、小半夏加茯苓汤等方；水饮内结，深痼难化，发汗利小便之法均感力量不足者，则温而攻逐，用十枣汤、己椒苈黄丸、甘遂半夏汤等方。

一、问曰：夫饮有四，何谓也？师曰：有痰饮，有悬饮，有溢饮，有支饮。

〔**讲解**〕　本条根据当时饮分为四，设为问对，以分别其名目。

二、问曰：四饮何以为异？师曰：其人素盛今瘦，水走肠间，沥沥有声，谓之痰饮(1)**。饮后水流在胁下，咳唾引痛，谓之悬饮**(2)**。饮水流行，归于四肢，当汗出而不汗出，身体疼重，谓之溢饮**(3)**。咳逆倚息，短气不得卧，其形如肿，谓之支饮**(4)**。**

〔**讲解**〕　本条承上条四饮名目更详论四饮命名的原因及四饮在证候上的区别。

（1）其人素盛今瘦……痰饮：脾阳失运，散精之用失常，精津尽化为水饮，不复外充于形体而反下走于肠间，致形体逐渐消瘦而肠间沥沥有声，是之谓痰饮。

（2）饮后水流在胁下……悬饮：其饮流于胁下者，胸胁之气受阻，咳唾鼓动，牵引作痛，是之谓悬饮。

（3）饮水流行……溢饮：其饮归于四肢者，不能化汗外出，阻遏阳气之用，必身体疼重，是之谓溢饮。

（4）咳逆倚息……支饮：其饮不下行而上犯者，支妨于胸膈之间，肺气壅阻，饮邪充塞，必咳逆倚物布息，呼吸短促，不得平卧，且因饮阻而气逆，壅滞于上，其形如肿，是之谓支饮。

三、水在心[(1)]，心下坚筑[(2)]，短气[(3)]，恶水不欲饮[(4)]。

〔**讲解**〕 本条论饮邪犯心的证候。

（1）水在心：水在心，谓邪饮注于心包。

（2）心下坚筑：水饮上凌，心阳不宣，心下坚痞实结，筑筑然悸动。

（3）短气：饮邪阻遏，气机不畅，故短气。

（4）恶水不欲饮：病由于饮，阳气不得运化，故恶水而不欲饮。

四、水在肺、吐涎沫[(1)]，欲饮水[(2)]。

〔**讲解**〕 本条论饮邪犯肺的证候。

（1）水在肺、吐涎沫：水饮停留于肺，肺气被遏，不能清肃下行反夹饮上逆，而上吐涎沫。

（2）欲饮水：肺气为饮邪困遏，不能化生或布散津液，故渴而欲饮水。

五、水在脾，少气[(1)]身重[(2)]。

〔**讲解**〕 本条论饮邪犯脾的证候。

（1）水在脾，少气：脾阳不运，则湿聚成饮，水饮既成，又来困遏脾气，故中气虚少而短气。

（2）身重：脾主四肢、肌肉，今脾气虚少不能外达，加之饮邪泛溢，故全身沉重倦怠。

六、水在肝，胁下支满[(1)]，嚏而痛[(2)]。

〔**讲解**〕 本条论饮邪犯肝的证候。

（1）水在肝，胁下支满：肝脉布胁肋，水饮在肝，故胁下支撑胀满。

（2）嚏而痛：气机郁滞，则喷嚏时而振动鼓冲使气与饮邪相击以致胁下作痛。

七、水在肾，心下悸。

〔**讲解**〕 本条论饮邪犯肾的证候。

肾主水液，久病水饮则肾气不化，肾主小腹，故脐下悸，甚则水饮冲逆于上，多心下筑筑然悸动，即胃脘部悸动不宁。

〔**临证意义**〕 所谓“水在心”、“水在肺”、“水在脾”、“水在肝”、“水在肾”，是说饮邪侵犯于五脏，并非五脏本身有水。由于水邪为患，无所不至，既可以潴留于肠胃、胁下、胸膈；泛溢于肌表，又可以侵犯心、肝、脾、肺、肾等五脏。然五脏水饮与四饮之间不可以截然分别，水在心肾之与痰饮；水在肺之与支饮；水在脾之与痰饮、溢饮；水在肝之与悬饮，其证候与治疗，都有内在的联系。

八、夫心下有留饮(1)，其人背寒冷如掌大(2)。

〔**讲解**〕 本条论心下有寒饮而寒冷之证见于背。

（1）夫心下有留饮：所谓心下，即胃脘部位；所谓留饮，就是指“痰饮留而不去”，非四饮之外又别有一留饮之证。

（2）其人背寒冷如掌大：胸膈在心下，而心系在背，膈有留饮，由膈而走向后背，著于心系之后。留饮之处，阳气受阻，不能温于其部，故其背部寒冷如掌大。

〔**临证意义**〕 若症见背寒如掌大，可作为辨水饮证的依据之一。

九、留饮者，胁下痛引缺盆(1)，咳嗽则转甚(2)。

〔**讲解**〕 本条论悬饮留于胁下咳嗽则痛甚。

（1）留饮者，胁下痛引缺盆：缺盆，乃脏腑经脉上下之道路，故饮邪留于胁下，阻塞厥阴少阳经脉升降之机，其痛则上引缺盆。

（2）咳嗽则转甚：亦上所谓“咳唾引痛”之理，即气机阻滞，而咳嗽则鼓动其气，致使胁痛加剧。

十、胸中有留饮，其人短气而渴，四肢历节痛(1)。**脉沉者，有留饮**(2)。

〔讲解〕 本条承上两条补述留饮的脉证。

(1) 胸中有留饮……节痛：饮邪阻滞于胸部，肺无降路而失其布津之用，津液凝滞，故气短而渴，水饮自胸膈而流于四肢关节，故四肢历节酸痛。

(2) 脉沉者，有留饮：水性沉潜，若其脉不浮而为沉，则其病即为留饮而不是外感猝入之邪。此支饮变为溢饮之一证。

〔临证意义〕

1. 脉沉者，有留饮，说明了“脉沉”是留饮诊断的一个重要依据。由于水饮之性沉潜，且易阻遏阳气，如果饮邪久留不去，闭郁其阳，则脉当现沉象。《水气病脉证并治第十四》“脉得诸沉，当责有水”，也说明了这一点。

2. 有的医家认为第八、九、十三条论述的留饮脉证当是苓桂术甘汤之脉证，可供参考。

十一、膈上病痰(1)，**满喘咳吐**(2)，**发则寒热，背痛腰疼**(3)，**目泣自出**(4)，**其人振振身瞤剧**(5)，**必有伏饮**(6)。

〔讲解〕 本条论述膈上伏饮发作的病证。

(1) 膈上病痰：当作“膈上之病”，就是指水饮之久留于膈上伏而为病。

(2) 满喘咳吐：膈上清空之地，为痰饮所踞，则肺气失于清静而不能肃降，故胸满而喘促。咳而气壅，夹饮上逆，肺手太阴起于中焦，出于胃口，肺气咳逆，导致胃气亦上逆，故咳而呕吐。

(3) 发则寒热，背痛腰疼：太阳脉夹脊抵腰而其气总统营卫主一身之表，外邪伤于太阳而引动膈上伏饮为病，故发则寒热，背痛腰疼。

(4) 目泣自出：肺之志悲，故目泣自出。

(5) 其人振振身瞤剧：饮邪抑遏，阳气郁而不舒，不得温养经脉，故其人振振身瞤动，剧则身体振颤不能自持。

(6) 必有伏饮：本条之证，总由伏饮之所为，故曰“必有伏饮”。皆外邪引动伏饮内发，非四饮之外又别有一伏饮之证。

〔临证意义〕 本条病例，临床上可以采用小青龙汤治疗。

十二、夫病人饮水多，必暴喘满(1)。**凡食少饮多，水停心下，甚者则悸，微者短气**(2)。

脉双弦者寒也，皆大下后喜虚；脉偏弦者饮也[3]。

〔**讲解**〕 本条辨说饮病骤得与渐得的成因和饮病微甚的证候区别，以及饮脉为偏弦。

（1）夫病人饮水多，必暴喘满：此二句，言骤致饮病，《伤寒论·辨太阳病脉证并治中》："发汗后，饮水多，必喘"、"太阳病，小便利者，以饮水多，必心下悸"。如卒饮水过多，不能消化，水阻肺气，必骤致胸闷喘满。

（2）凡食少饮多……短气：言渐致饮病。脾胃不能运化而食少饮多者，渐积而水停心下，甚者水气凌心而悸，微者肺气被遏而短气。

（3）脉双弦者寒也……饮也：寒可见弦脉，饮亦可见弦脉。然寒可遍体，故脉见双弦；饮邪偏著，故脉见偏弦。下后阳虚而寒，其为阴寒而脉见弦，则脉双弦即为虚寒，故曰"皆大下后喜虚"。喜虚，即是易致里虚。

十三、肺饮不弦[1]**，但苦喘短气**[2]。

〔**讲解**〕 本条承上条饮病脉弦而论其脉不弦的肺饮证候。

（1）肺饮不弦：所谓"肺饮"，乃指"肺部有水饮"。但脉不弦，超出一般常理。

（2）但苦喘短气：纵使其脉不见弦象，但其症见有喘促、短气，是饮邪阻遏肺气清降之象，说明其病确有留饮无疑。

〔**临证意义**〕 本条是舍脉从证辨饮之法。示人临证不得拘于脉象认证。

十四、支饮亦喘而不能卧[1]**，加短气，其脉平也**[2]。

〔**讲解**〕 本条亦承上第十二条饮病脉弦而论其脉不弦的支饮证候。

（1）支饮亦喘而不能卧：支饮为饮邪上支胸膈，逆而犯肺，肺气不降，故喘而不能平卧。

（2）加短气，其脉平也：饮邪阻遏，气机不利，故短气。所谓"其脉平"，就是谓其病不必见弦脉。乃病在胸肺，未伤心脉之故。

〔**临证意义**〕 饮病的脉象，有见弦，也有不见弦。故诊断饮病当脉证合参，而不可偏颇。

十五、病痰饮者[1]**，当以温药和之**[2]。

〔**讲解**〕 本条论痰饮病的治疗原则。

（1）病痰饮者：指广义的痰饮病。包括"四饮"为病。

（2）当以温药和之：痰饮乃阴邪为患，心胸阳气不足，水液凝聚所致。若得阳气温化，则寒散饮化，故不拘痰饮停蓄什么部位，都应该以振奋阳气，温化水饮为主要治疗原则，故强调“温药”。同时还要注意开腠理，通水道，加用疏导饮邪的药物，温化不壅滞，疏导不伤正，故谓“和之”。

十六、心下有痰饮，胸胁支满[(1)]，目眩[(2)]，苓桂术甘汤主之[(3)]。

茯苓桂枝白术甘草汤方

茯苓四两　桂枝　白术各三两　甘草二两

上四味，以水六升，煮取三升，分温三服，小便则利。

〔讲解〕 本条论苓桂术甘汤的主证，以明上条“温药和之”之意。

（1）心下有痰饮，胸胁支满：脾虚不运而病痰饮，饮邪停于心下，阻塞气机，故胸胁支撑胀满。

（2）目眩：饮遏清阳不升于空窍，故目眩。

（3）苓桂术甘汤主之：苓桂术甘汤温阳化饮，健脾和中。茯苓甘淡渗湿以利水饮，桂枝辛温宣导以行阳气，白术去湿以健脾阳，甘草和中以益中气。此即上文所谓“温药和之”之一明例。

十七、夫短气有微饮[(1)]，当从小便去之，苓桂术甘汤主之；方见上。**肾气丸亦主之[(2)]。**方见虚劳中。

〔讲解〕 本条论短气有微饮，自当通阳利饮为治，然又有治疗上的区别。

（1）夫短气有微饮：微饮，是水饮之轻微者，即上文所说的“水停心下，微者短气”之证。

（2）当从小便去之……亦主之：微饮之病，外证不甚明显，仅见短气，似属轻微，但水邪内阻，阳气不化，是病本于脾肾，故治疗脾肾之脏，以通阳化气利水而图本。采用苓桂术甘汤，或肾气丸。

〔临证意义〕 苓桂术甘汤和肾气丸都属于温阳利水之方，都属于“温药和之”之意。然二方所治不同，一为治脾，一为治肾，各有所主。苓桂术甘汤治疗脾阳不运，水停为饮，证见短气，心下逆满，起则头眩等证；而肾气丸治疗肾阳不化，水气不行，证见腰痛短气，小腹拘急等症。前者健脾利水，后者温肾化气。临床上当区别。

十八、病者脉伏[1]，其人欲自利，利反快[2]，虽利，心下续坚满，此为留饮欲去故也，甘遂半夏汤主之[3]。

甘遂半夏汤方

甘遂大者三枚　半夏十二枚以水一升，煮取半升，去滓　芍药五枚　甘草如指大一枚，炙

上四味，以水二升，煮取半升，去滓，以蜜半升，和药汁煎取八合，顿服之。

〔讲解〕 本条论述饮邪深结的甘遂半夏汤证。

（1）病者脉伏：饮邪深结，阳气不通，故病人脉象见伏。观下文“心下续坚满”之句，可知自初即有“心下坚满”之证，其为饮邪注于心下使然。

（2）其人欲自利，利反快：谓其所留之饮，从利而减，病者自觉轻松，乃留饮欲去之象。然饮邪深结，虽从利而减，有欲去之势，因病根未除，去者虽去，而新饮又积，留饮旋复注于心下，故虽利而心下续又坚满。

（3）甘遂半夏汤主之：势必攻下留饮，其病始可痊愈，故治以甘遂半夏汤排决积饮。方中以甘遂为君药，乃攻逐脏腑经隧水饮最得力者，使水饮从二便而去；臣以半夏，辛以散结，燥以化饮；佐以白芍，《神农本草经》言其利小便，与甘遂配伍既可通利二便以下水饮，又因其酸敛益阴防止逐水伤阴；使以甘草益气健脾，与甘遂合用，相反相成，俾能激发药力，使伏饮得以尽去。用蜜同煎，非但安中益气，且可缓解甘遂毒烈之性。

〔临证意义〕 本方甘遂、甘草药性相反，用之宜慎。然本方煎法，《备急千金要方》作“上四味，以蜜半升，内二药汁，合得一升半，煎取八合，顿服之。”盖甘遂、半夏同煮，芍药、甘草同煮，后合二汁，加蜜再煮。甘遂、甘草相反，此煮法似有深意。

十九、脉浮而细滑，伤饮。

〔讲解〕 本条论饮邪未深的脉象。

脉细而无力为虚，此细而兼滑，则为饮病。细滑见于浮分，乃饮水过多所伤而病尚未能深入之象。

二十、脉弦数，有寒饮，冬夏难治。

〔讲解〕 本条之义难明，当阙疑以待考。

二十一、脉沉而弦者(1)，悬饮内痛(2)。

〔**讲解**〕 本条论悬饮的脉证。

(1) 脉沉而弦者：沉主里而饮脉弦，乃饮邪内结已成之脉。

(2) 悬饮内痛：饮邪内聚，阻碍厥阴少阳上下升降之路，是以冲击而痛。

二十二、病悬饮者(1)，十枣汤主之(2)。

十枣汤方

芫花熬　甘遂　大戟各等分

上三味，捣筛，以水一升五合，先煮肥大枣十枚，取八合，去滓，内药末，强人服一钱匕，羸人服半钱，平旦温服之；不下者，明日更加半钱。得快下后，糜粥自养。

〔**讲解**〕 本条继上条为悬饮病出一方治。

(1) 病悬饮者：病悬饮，当有本篇第二条及上条之证候。

(2) 十枣汤主之：治疗非排决渠道以逐蓄饮不可，且悬饮多起病急骤，体质未衰，故攻之不嫌峻，治宜十枣汤峻逐饮邪。观方后服药必于平旦，羸人必须减其量，若服药不下者，亦必俟明日乃可更服，此仲景慎重之意不可忽视。

〔**临证意义**〕

1. 十枣汤证，《伤寒论》叙述很详，认为风寒引动水饮而发，必待表解之后，见有头痛，心下痞硬满，引胁下痛，干呕短气等症，方可用之。当参阅。

2. 十枣汤的运用，现在临床多以诸药为末，每服一钱至一钱五分，一日一次，清晨空腹枣汤调下。亦有从小量逐渐增加，或与调理药交替运用者。

二十三、病溢饮者(1)，当发其汗，大青龙汤主之；小青龙汤亦主之(2)。

大青龙汤方

麻黄六两，去节　桂枝二两，去皮　甘草二两，炙　杏仁四十个，去皮尖　生

姜三两　大枣十二枚　石膏如鸡子大，碎

上七味，以水九升，先煮麻黄，减二升，去上沫，内诸药，煮取三升，去滓，温服一升，取微似汗，汗多者，温粉粉之。

小青龙汤方

麻黄三两去节　芍药三两　五味子半升　干姜三两　甘草三两，炙　细辛三两　桂枝三两，去皮　半夏半升，洗

上八味，以水一斗，先煮麻黄，减二升，去上沫，内诸药，煮取三升，去滓，温服一升。

〔**讲解**〕本条论溢饮的治疗原则并出其方治。

（1）病溢饮者：前文第二条说："饮水流行，归于四肢，当汗出而不汗出，身体疼重，谓之溢饮"。溢饮之邪由肠胃而外溢于肢体皮肤，其势外趋，治宜因其势而利导之，故应发其汗，使饮邪从外而解。

（2）大青龙汤主之……亦主之：然溢饮有肺部郁热而烦躁者，宜大青龙汤发表除烦；有肺部寒盛而心下有水气者，宜小青龙汤发表降饮。

〔**临证意义**〕大、小青龙汤同治溢饮，但二者有异。小青龙汤治寒饮，证以喘咳为主，见身热恶寒，身疼痛，胸痞闷，干呕，咳喘等证；大青龙汤治热饮，证以烦热为主，每见脉浮紧，发热恶寒，身疼痛，不汗出而喘，烦躁等证，前者止咳祛饮，后者除烦祛饮。当参看《伤寒论·辨太阳病脉证并治上》。

二十四、膈间支饮，其人喘满，心下痞坚，面色黧黑，其脉沉紧(1)，得之数十日，医吐下之不愈，木防己汤主之(2)。虚者即愈，实者三日复发，复与不愈者，宜木防己汤去石膏加茯苓芒硝汤主之(3)。

木防己汤方

木防己三两　石膏十二枚，鸡子大，　桂枝二两　人参四两

上四味，以水六升，煮取二升，分温再服。

木防己去石膏加茯苓芒硝汤方

木防己　桂枝各二两　人参四两　芒硝三合　茯苓四两

上五味，以水六升，煮取二升，去滓，内芒硝，再微煎，分温再服，微利则愈。

〔**讲解**〕 本条论述支饮的脉证并方治。

（1）膈间支饮……沉紧：膈间有支饮，阻碍肺胃之气下行，则三焦窒塞不通，遂为喘满，为心下痞坚；水饮深结，阻碍阳气运行，血不华色，而水色外现，故面色黧黑，亦胃足阳明经“颜黑”之病证；寒饮邪实，故其脉沉紧。

（2）得之数十日……主之：实证虽可吐下，而其饮邪之实，不仅在上焦或中焦与下焦，而是黏滞缠绵于三焦，固非专吐专下所能愈，宜其得之数十日医吐下之而不愈。木防己汤通腠理利九窍以行水气、助正气清郁热以降肺胃。木防己、桂枝辛开苦降行水散结，方用石膏，当为伏饮化热而证有烦躁，人参则为吐下后而设。

（3）虚者即愈……主之：虚者饮邪坚结不甚，服此方自当即愈；若饮邪坚结而为实，浊唾滞塞窍隧，三日复发，复与木防己汤而不愈者，则非石膏所能清解，必易芒硝软坚而化滞，茯苓利水而泄湿。

〔**临证意义**〕 木防己汤方中的石膏，其用量“十二枚鸡子大”，疑有误，寒凉太过，恐饮邪不去，阳气反损，预后难测，临证宜减其量而用之。方中木防己，今通用汉防己。

二十五、心下有支饮，其人苦冒眩[1]，泽泻汤主之[2]。

泽泻汤方

泽泻五两　白术二两

上二味，以水二升，煮取一升，分温再服。

〔**讲解**〕 本条论支饮的泽泻汤方证。

（1）心下有支饮，其人苦冒眩：心下停有支饮，阻碍其人之清阳上升，浊阴不得下降而上扰空窍，故症见冒眩。还当有本篇第二条“咳逆倚息，短气不得卧，其形如肿”之证候。

（2）泽泻汤主之：泽泻汤利水排饮，补中燥湿。本方重用泽泻，利水渗湿，使水饮从小便而去，乃开沟渠疏而导之之意，治以白术健脾燥湿，使水湿温化而不复聚，乃敦脾土温而化之之意，脾健饮去，从而恢复其升清降浊之能，诸症自除。

二十六、支饮胸满者(1)，厚朴大黄汤主之(2)。

厚朴大黄汤方

厚朴一尺　大黄六两　枳实四枚

上三味，以水五升，煮取二升，分温再服。

〔讲解〕 本条论支饮的厚朴大黄汤方证。

(1) 支饮胸满者：《备急千金要方》说："夫酒客咳者，必致吐血。此坐以极饮过多所致也。其脉虚者必冒，其人本有支饮在胸中也。支饮胸满，厚朴大黄汤主之。"饮酒过多，湿热灼伤肺络而致吐血，血脉瘀滞，导致气机受阻，失其布化津液之能，津液遂聚为饮邪，以支撑于胸膈之间而为支饮胸满眩冒。支饮踞于胸膈，肺气不能清肃下行，膈间壅满，胃腑堙塞不能降运，还见有腹中痛，大便闭结之证。

(2) 厚朴大黄汤主之：宜厚朴大黄汤治疗。厚朴、枳实降逆下气，大黄通瘀泄饮从大便而去。

〔临证意义〕 本方与厚朴三物汤及小承气汤，药味同而用量及煎服法异。大黄与枳、朴同煎而不后下，其量用至六两似与"大陷胸汤"方中用量相同，应是攻瘀而又泄饮，以其有推陈致新之作用。

二十七、支饮不得息(1)，葶苈大枣泻肺汤主之(2)。方见肺痈中。

〔讲解〕 本条论支饮的葶苈大枣泻肺汤方证。

(1) 支饮不得息：支饮留结，气塞胸中，肺气壅遏，故呼吸不利。

(2) 葶苈大枣泻肺汤主之：宜用葶苈大枣泻肺汤通闭泻满以治之。

〔临证意义〕 本方亦见前《肺痿肺痈咳嗽上气病脉证治第七》，用于治疗"肺气壅塞"之证，与本条病证理有相通，可参看。

二十八、呕家本渴(1)，渴者为欲解，今反不渴，心下有支饮故也(2)，小半夏汤主之(3)。《千金》云小半夏加茯苓汤。

小半夏汤方

半夏一升　生姜半斤

上二味，以水七升，煮取一升半，分温再服。

〔讲解〕 本条论呕家不渴为支饮的小半夏汤证。

(1) 呕家本渴：痰涎宿食上溢而呕，必伤津液，自当作渴，故曰呕家本渴。

（2）渴者为欲解……故也：渴则病从呕去，谓之欲解，少少与饮之令胃气和则愈。今反不渴，则是心下有支饮停蓄，上逆而呕，故呕而不渴。

（3）小半夏汤主之：自当治饮，与小半夏汤散结蠲饮，降逆止呕。

〔临证意义〕 本方有蠲饮降逆作用，为止呕要方，临床上多用。

二十九、腹满，口舌干燥(1)，此肠间有水气，己椒苈黄丸主之(2)。

防己椒目葶苈大黄丸方

防己　椒目　葶苈熬　大黄各一两

上四味，末之，蜜丸如梧子大，先食饮服一丸，日三服，稍增，口中有津液。渴者加芒硝半两。

〔讲解〕 本条论痰饮病的己椒苈黄丸证。

（1）腹满，口舌干燥：此肠间有水气，即上文所谓"水走肠间，沥沥有声"之"痰饮病"。三焦水道不通，升降机能窒塞，则水饮停滞而腹部胀满，水不化气而口舌干燥。

（2）此肠间有水气，己椒苈黄丸主之：肠间有水气，治宜己椒苈黄丸疗湿除水，消满泻闭。方中以防己利小便，除下焦湿热；以椒目利小便，消腹水胀满，二者辛苦相济，善能导水下行，通前阴利小便；葶苈子泻肺行水，破坚逐邪，通利水道；大黄荡涤肠胃，泻诸实热不通，两者相合，泻可去闭，逐肠间肠胃积滞、水气。四药相合，通行二便，使水热尽去，诸症自除。

〔临证意义〕 本证当还有大、小便不畅。本方药峻，逐饮于大小便，只用于形证俱实。对于阳虚水停者禁用。

三十、卒呕吐，心下痞(1)，膈间有水，眩悸者(2)，小半夏加茯苓汤主之(3)。

小半夏加茯苓汤方

半夏一升　生姜半斤　茯苓三两，一法四两

上三味，以水七升，煮取一升五合，分温再服。

〔讲解〕 本条论膈间停饮呕吐眩悸的小半夏加茯苓汤证。

（1）卒呕吐，心下痞：水饮上逆，则猝然呕吐。膈间停饮，则心下痞塞。

（2）膈间有水，眩悸者：决渎之官失职，升降之机阻滞，清阳不升于空窍，则目为之眩。水气上凌，则心为之悸。

（3）小半夏加茯苓汤主之：治宜小半夏汤降逆止呕，加茯苓利水去饮。

三十一、假令瘦人脐下有悸[(1)]，吐涎沫而癫眩[(2)]，此水也，五苓散主之[(3)]。

五苓散方

泽泻一两一分　猪苓三分，去皮　茯苓三分　白术三分　桂枝二分，去皮

上五味，为末，白饮服方寸匕，日三服，多饮暖水，汗出愈。

〔讲解〕 本条论痰饮病的五苓散证。

（1）假令瘦人脐下有悸：所谓“瘦人”，即上文所述“素盛今瘦”之人。脾阳失其运化，津液不充养于肌肤，故形体消瘦。饮邪动于下焦，故脐下悸动。

（2）吐涎沫而癫眩：浊阴上扰于空窍，故目眩而欲颠仆倒地，癫眩，即“颠眩”，就是两目眩运之欲颠仆者。水饮上逆于肺，肺不布津而上溢于口，故其吐涎沫。

（3）此水也……主之：种种见证，皆饮邪为患，故总结之曰“此水也”。宜五苓散温阳化气、利水渗湿。方后云：服药后，“多饮暖水、汗出愈”者，盖欲使表里分消其水，非夹有表邪欲两解之谓。

〔临证意义〕 本方是临床上广泛使用的方剂。凡水饮内停，小便不利，或为蓄水，或为水逆，或为水肿，或为泄泻者，多可用本方治疗。

附方

《外台》茯苓饮 治心胸中有停痰宿水，自吐出水后，心胸间虚，气满，不能食，消痰气，令能食。

茯苓　人参　白术各三两　枳实二两　橘皮二两半　生姜四两

上六味，水六升，煮取一升八合，分温三服，如人行八九里进之。

〔讲解〕 脾虚不能为胃行津液，以致水蓄为饮，停于胸膈，满而上溢，故自吐出水后，邪去正虚，虚气上逆，腹满而不能食。故方用人参、白术大

健脾气，使新饮不聚，生姜、橘皮、枳实、茯苓以驱胃家未尽之饮，日消痰气，令其能食。

三十二、咳家其脉弦，为有水(1)，十枣汤主之(2)。方见上。

〔讲解〕 本条论水饮内蓄气逆上冲而咳嗽的方治。

（1）咳家其脉弦，为有水：咳家，指久咳不愈之人，咳家有由于水饮者，其脉偏弦，其见症亦必有饮邪可据，如《外台秘要》载许仁则论饮气咳："由所饮之物，停澄在胸，水气上冲，肺得此气，便成咳嗽。经久不已，渐成水病，其状不限四时昼夜，遇诸动嗽物即剧，乃至双眼突出，气如欲断，汗出，大小便不利，吐痰饮涎沫无限，上气，喘气，肩息，每旦眼肿，不得平眠。"此即咳家有水之明证。

（2）十枣汤主之：以十枣汤逐水饮自大小便出，则肺气宁而咳嗽自愈。

三十三、夫有支饮家，咳烦胸中痛者(1)，不卒死，至一百日或一岁，宜十枣汤(2)。方见上。

〔讲解〕 本条论支饮久蓄，上乘肺心，营卫遏绝而神气将亡的证治。

（1）夫有支饮家，咳烦胸中痛者：则知其支饮病之由来已久。乃因循失治，病气变迁，有加无已，始仅乘肺而咳逆，今则乘心而烦；始仅倚息不得卧，今则胸中宗气为饮邪搏结，有似悬饮之痛。

（2）不卒死……枣汤：其甚者，饮邪坚结，阳气严重受阻，营卫遏绝，神气乃亡而猝死。否则，延久不愈，至一百日，或一岁，仍应逐去水饮乃可挽回，审其人形气俱实者，宜十枣汤攻之以下其水。

〔临证意义〕 十枣汤方中大戟、甘遂、芫花均为逐水峻药，然必研末服则其效始速。服后随其水邪所在而或吐或泻以排出水邪，故其服药时间以早上为好。后人有嫌其药力太峻，而用枣膏和其药末为丸服之，以减其药之势者，可参考。今人多入胶囊服之。

三十四、久咳数岁，其脉弱者可治；实大数者死(1)；其脉虚者必苦冒(2)。其人本有支饮在胸中故也，治属饮家(3)。

〔讲解〕 本条承上条论咳嗽之因于饮邪者，虽经时颇久，亦应从饮家治法，而续论久咳数岁之脉证。

（1）久咳数岁……者死：久咳数岁，不属于虚劳者，乃脾肺素虚，肺气滞而不能清降，津化为饮，伏于胸膈肺窍，偶有外感，则内之伏饮即应之而发。然久咳数岁，必邪正两衰，脉弱乃与证合，故为可治；实大数者，邪盛正衰，故不易治，甚或主死。

（2）其脉虚者必苦冒：其脉虚者，乃膻中宗气不布。痰饮浊气逆而不降，故其人苦冒。冒，头昏目眩也。

（3）其人本有支饮在胸中故也，治属饮家：其人本有支饮在胸中，指出邪气和部位，故必治支饮，则其咳始可告愈。

三十五、咳逆倚息不得卧(1)**，小青龙汤主之**(2)。方见上。

〔讲解〕 本条论支饮病的正治方法。

（1）咳逆倚息不得卧：从此条至四十条，为论述小青龙汤误服后随证施治之法，乃一病案实录。本篇第二条说："咳逆倚息，气短不得卧，其形如肿，谓之支饮。"所谓"倚息"，即倚几而息，能俯而不能仰。胸中素积支饮，壅阻肺气，则咳逆倚息不得平卧。

（2）小青龙汤主之：支饮在胸膈，气阻不降，营卫郁遏，必致咳逆喘满，故宜小青龙汤通表泄水，涤饮降逆，下气止咳。

三十六、青龙汤下已，多唾口燥(1)**，寸脉沉，尺脉微，手足厥逆，气从少腹上冲胸咽，手足痹**(2)**，其面翕热如醉状，因复下流阴股，小便难**(3)**，时复冒者**(4)**，与茯苓桂枝五味甘草汤治其气冲**(5)。

桂苓五味甘草汤方

茯苓四两　桂枝四两，去皮　甘草三两，炙　五味子半升

上四味，以水八升，煮取三升，去滓，分温三服。

〔讲解〕 本条论述精血素亏之人服小青龙汤后，引动冲气上逆的证治。

（1）青龙汤下已，患者多唾口燥：乃阳气来复，虽然寒邪已退、咳逆倚息不得卧诸症已平，出现多唾口燥肺津受烁之征。

（2）寸脉沉……足痹：麻桂姜辛发汗后亡阳伤精而致肾气上冲，故其人寸脉沉、尺脉微、手足厥逆而麻痹不仁、气从小腹上冲胸咽。

（3）其面翕热如醉状……便难：汗泄血中温气，经络滞塞，肾气夹阳明之燥上冲于面，故其面翕热如醉状。冲已下降而复下流阴股，不行决渎，故股内热而小便难。

(4) 时复冒者：时又冲气上逆，阳不归根，故时复昏冒。

(5) 与茯苓桂枝五味甘草汤治其气冲：宜茯苓桂枝五味甘草汤治其气冲。

〔临证意义〕 本方与茯苓桂枝甘草大枣汤仅一药之差，彼以大枣之甘以补土制水，此以五味子之酸以收敛冲气。

三十七、冲气即低，而反更咳、胸满者(1)**，用桂苓五味甘草汤去桂加干姜、细辛，以治其咳满**(2)。

苓甘五味姜辛汤方

茯苓四两　甘草　干姜　细辛各三两　五味子半升

上五味，以水八升，煮取三升，去滓，温服半升，日三服。

〔讲解〕 本条承上条为服药后冲止而更咳满者出一方治。

(1) 冲气即低……满者：服前方而冲气已平，反更咳满者，以伏匿于胸膈之水饮，又续出而壅遏于胸中所使然。

(2) 用桂苓五味甘草汤去桂加干姜、细辛，以治其咳满：饮邪壅逆胸中，肺不得宁，故去桂加干姜、细辛温化水饮，合方中之五味子以治其咳满，茯苓甘草培中土以排水饮之源。

〔临证意义〕 上条以五味子敛冲气，故单用而不配干姜、细辛；本条以五味子止咳嗽，故与干姜、细辛同用。仲景书中，多以干姜、细辛、五味子同用治咳嗽。

三十八、咳满即止(1)**，而更复渴，冲气复发者，以细辛、干姜为热药也**(2)。**服之当遂渴，而渴反止者，为支饮也**(3)。**支饮者法当冒，冒者必呕，呕者复内半夏以去其水**(4)。

桂苓五味甘草去桂加干姜细辛半夏汤方

茯苓四两　甘草　细辛　干姜各二两　五味子　半夏各半升

上六味，以水八升，煮取三升，去滓，温服半升，日三服。

〔讲解〕 本条承上条论述服上方后咳满止而复冒、渴者为冲气复发，不渴而呕者为支饮，当于上方中加半夏以治之。

(1) 咳满即止：谓服苓甘五味姜辛汤后，咳嗽胸满之证皆退。

(2) 而更复渴……药也：谓桂枝茯苓五味甘草汤证又作，干姜、细辛药性辛热，热伤阴津而口渴，热扰虚阳而肾气上冲。若咳满止而作渴者，为冲气而不为饮邪，治宜酌量桂枝茯苓五味甘草汤，不得仍用干姜、细辛等药。

（3）而渴反止者，为支饮也：若不作渴者，则为支饮而不是冲气，仍当用干姜、细辛，不得误作冲气治之。

（4）支饮者法当冒……其水：不惟冲气有“时复冒”证，支饮亦有冒证，其不同者，冲气之冒不呕，支饮之冒必兼呕，以饮邪犯胃之故，宜仍用苓甘五味姜辛汤加半夏以去胃中饮邪。

三十九、水去呕止，其人形肿者，加杏仁主之(1)。其证应内麻黄，以其人遂痹，故不内之(2)。若逆而内之者，必厥，所以然者，以其人血虚，麻黄发其阳故也(3)。

苓甘五味加姜辛半夏杏仁汤方

茯苓四两　甘草三两　五味半升　干姜三两　细辛三两　半夏半升　杏仁半升，去皮尖

上七味，以水一斗，煮取三升，去滓，温服半升，日三服。

〔**讲解**〕　本条承上条论述服上方后呕止而形肿，当加杏仁以利肺气之壅。

（1）水去呕止……主之：服上方苓甘五味加姜辛夏汤后，水去呕止，则胃气已和；其人形肿者，为肺卫尚壅滞未通，故加杏仁宣肺利气。

（2）其证应纳麻黄……内之：麻黄泻卫郁可以通之，因其人服小青龙汤后，阳随汗泄，手足麻痹，故不纳麻黄。

（3）若逆而纳之者……故也：则汗泻血中温气，必致手足厥冷。所以出现这种情况，由于汗后阳气已虚，麻黄复泻其血中之阳气所致。

四十、若面热如醉，此为胃热上冲熏其面(1)，加大黄以利之(2)。

苓甘五味加姜辛半杏大黄汤方

茯苓四两　甘草三两　五味半升　干姜三两　细辛三两　半夏半升　杏仁半升　大黄三两

上八味，以水一斗，煮取三升，去滓，温服半升，日三服。

〔**讲解**〕　本条承上条论服上方后胃热上冲者加大黄。

（1）若面热如醉，此为胃热上冲熏其面：服苓甘五味加姜辛半夏杏仁汤后，面红热如醉状，审其脉证，属辛热温燥太过，饮邪不去，反生胃热，胃热夹饮上冲，循经脉熏蒸于面所致。

（2）加大黄以利之：大黄苦寒，能下瘀血留饮宿食，有推陈致新之功，与姜辛之热各自为功而无妨。故加大黄泻胃热而利便，并以其苦寒制约姜辛之燥热。

〔临证意义〕 以上六条为一病案实录，记载了服用小青龙汤以后的各种变化。在治疗上，药随证转，具体反映了辨证施治的原则性与灵活性。字字玑珠，宜细读。

四十一、先渴后呕，为水停心下[1]，此属饮家，小半夏加茯苓汤主之[2]。方见上。

〔讲解〕 本条为饮停心下而渴呕者出一小半夏加茯苓汤方。

（1）先渴后呕，为水停心下：饮停心下，阳郁作渴，饮后新水又停积，水满则溢，是以其人作呕。

（2）小半夏加茯苓汤主之：小半夏汤降逆止呕，加茯苓以去其停水。其病始因停饮致渴，终因渴饮更益其饮而致呕，故当治饮邪而不必治其渴，以饮去则呕止；津通则渴自已。

小　　结

本篇主要是论述痰饮病（广义者），其中咳嗽虽然与痰饮相提并论，但咳嗽只不过是痰饮病之一个症状，因而本篇所指之咳嗽一证，就只是由于痰饮病所引起之一部分，至于其他原因所致之咳嗽则不包括在内。

痰饮病之发病原因，一般是由于脾胃之阳气失常，不能运化，使饮邪停聚而发生。

痰饮病在发病过程中，有些症状如咳嗽、喘满、心悸、头眩、气短、胁痛以及肠间有声等等。并不是全部都出现，而是因痰饮所在之部位不同，其所反映出之症状就有所差别，所以本篇把它分为痰饮、悬饮、溢饮、支饮等四种病名。

至于痰饮病之治疗，温化为其正治方法。其兼有表证或流溢四肢者，则宜温而发汗，使水邪从外而泄，用大、小青龙汤等。没有表证而水饮只停聚在里分者，则宜温化或利小便，使水饮化津四布，或从小便排去，用苓桂术甘汤、肾气丸、五苓散、泽泻汤、小半夏加茯苓汤、木防己汤等。若属水饮内结，深痼难化，其发汗利小便方法之力量均感不足者，则宜温而攻逐，使水饮从大、小便排除，用十枣汤、己椒苈黄丸、甘遂半夏汤、木防己去石膏加茯苓芒硝汤等。

痰饮病之所在虽然有在上、在下、在内、在外之不同，治法也有发汗、攻下、利小便之区别，但总起来说，痰饮病之发生，一般是由于阳气不运，治法则多以温养阳气为主，纵使是攻下逐水，其目的也是为了使饮去而阳气通行，因为阳气如不恢复正常功能，则痰饮之邪气就终难化除。

消渴小便利淋病脉证并治第十三

概　述

本篇论述消渴病、小便利病、淋病等三种疾病。消渴病，以“口渴引饮”为主要证候。渴欲饮水，口干舌燥者，为燥热熏灼肺胃，治用白虎加人参汤方；渴欲引水不止者，为水衰不能制火，治用文蛤散方；男子消渴，小便反多，以饮一斗，小便亦一斗者，为肾气亏损，治用肾气丸方。淋，古与“癃”字同声通用。淋病的主要证候，为“少腹弦急”和小便涩痛，或小便点滴不通，或小便不利。其因肝郁血滞者，治用蒲灰散方；水郁血结者，治用滑石白鱼散方；肾虚脾弱者，治用茯苓戎盐汤方。其消渴和小便不利并见者，则有五苓散证、猪苓汤证、栝蒌瞿麦丸证等。至于小便利，除与消渴并见的肾气丸证外，未见专文论述，似为脱简而然。

一、厥阴之为病(1)，消渴，气上冲心，心中疼热，饥而不欲食，食即吐蚘(2)，下之不肯止(3)。

〔**讲解**〕　本条论厥阴消渴症状和治禁。

(1) 厥阴之为病：厥阴，是手厥阴心包和足厥阴肝。厥阴与少阳为表里，故厥阴为病，多波及少阳而同病。

(2) 消渴……吐蚘：厥阴有病，则肝木之气郁陷而产生风燥，包络之火不降而热邪炽炎，风燥炽热影响于少阳，与少阳相火相煽，逆冲于心胸肺胃，导致心胸之气不利，肺胃之阴被灼，从而出现消渴，心中疼热，饥而不欲食；木郁生虫，虫闻食臭则出，所以食则吐蛔（蛔通蚘）；热盛阴伤，气逆于上，病在厥阴少阳。

（3）下之不肯止：如果误下，则更伤阴而耗气，其证愈甚而不肯止息，故下法为本证所禁。

本条亦见于《伤寒论·辨厥阴病脉证治》，宜参看。

〔临证意义〕 本条论述的实为蛔虫消渴证，治以苦楝根皮，麝香二药为丸服。

二、寸口脉浮而迟，浮即为虚，迟即为劳(1)；虚则卫气不足，劳则营气竭(2)。

〔讲解〕 本条借脉象论述消渴的病机，说明消渴病的发生是由虚劳引起的。

（1）寸口脉浮而迟……为劳：寸口主上焦，以候心肺二脏，肺主气属卫，心主血属营，肺卫气虚，则脉现浮；心营血虚，则脉现迟。迟浮相见，是为虚劳。

（2）虚则卫气不足，劳则营气竭：营卫俱衰，则气血不能濡润滋养，故可由虚劳产生消渴。

三、趺阳脉浮而数(1)，浮即为气，数即消谷而大坚(2)；气盛则溲数，溲数即坚，坚数相搏，即为消渴(3)。

〔讲解〕 本条亦以脉象论述消渴的病机，说明消渴也可以由胃热气盛引起。

（1）趺阳脉浮而数：趺阳为胃脉，胃中浊气盛而上鼓，所以脉现浮象。胃中热邪盛而不熄，所以脉现数象。

（2）浮即为气，数即消谷而大坚：胃中热气熏蒸上鼓而脉浮。所以说浮则为气。热能杀谷，又能耗津，以致胃中燥坚，所以说数即消谷而大坚。

（3）气盛则溲数……消渴：热气太盛，胃中燥坚，水入不能浸润，但从旁下转，且又为火气所迫而不留，偏渗于膀胱，致使小便频数。因溲数而津液偏渗，阴气被耗，肠道失濡，燥坚愈甚，所以大便坚硬。大便燥坚，小便频数，津液耗竭，是为消渴。

〔临证意义〕 此两条所论消渴病之脉象，一见于寸口者为浮而迟，乃营卫俱虚，一见于趺阳者为浮而数，乃胃热炽盛，二者之脉均见浮，但前者为气不足，其脉当浮而无力；后者为气有余，其脉当浮而有力。不仅迟、数为辨。

四、男子消渴[1]，小便反多，以饮一斗，小便一斗[2]，肾气丸主之[3]。方见上

〔讲解〕 本条论肾虚消渴的证治。

（1）男子消渴：所谓“男子”，乃指房劳伤肾。肾气虚弱，阳浮于上，致口咽干燥，所以消渴不已。

（2）小便反多……一斗：其下部无阳，无以蒸化水液，而水液溜于下，所以小便反多，从而以饮一斗，小便一斗，形成上热下寒证。

（3）肾气丸主之：本证是肾气亏虚，不能蒸津化气所引起，治以肾气丸，以干地黄、薯蓣、山茱萸、丹皮、茯苓、泽泻等所谓“六味地黄丸”滋补阴精，以附子、桂枝温助肾阳，且引火归元，蒸动肾精以化生肾气。

〔临证意义〕

1. 本条消渴、小便利多，乃房劳伤肾引起的。其病当还具有“腰部酸软”或“腰部空痛”、以及脉象沉细无力而两尺尤甚等证。

2. 本篇论述的小便利多一证较简略，除与消渴并现的肾气丸证外，别无专文论述，这可能是本篇内容有所脱落的缘故。考历代文献记载和临床实践，小便利多这一病证确实存在，而且是不少见的。例如：缩泉圆之丈夫小便频；醉仙圆之劳心，肾经寒，小便多；阿胶汤之肾虚小便多等等。缩泉圆是由乌药、川椒、吴茱萸、益智等药组成，但一般是以乌药、益智、山药为治；醉仙圆是白茯苓、黑豆、苡仁、枣汤组成；阿胶汤是由阿胶、人参、干姜、远志、附子、甘草、大麻仁组成。这三方都是针对小便利多一证而设的。

五、脉浮，小便不利，微热消渴者[1]，宜利小便发汗，五苓散主之[2]。方见上

〔讲解〕 本条论消渴小便不利的证治。

（1）脉浮……渴者：膀胱为州都之官，能贮藏津液、气化排尿，又外应皮毛而主一身之表。邪入膀胱水府，水热互结不能化气行水，则水液停蓄于膀胱，而下为小便不利，上为口渴、脉浮、微热，是水邪停积于膀胱而外应于皮毛，以致营卫不和使然。

（2）宜利小便发汗，五苓散主之：表里双解，发汗利尿，治以五苓散，茯苓、猪苓、泽泻、白术渗利水湿，桂枝通阳化气而行水兼以解肌发汗。

此条亦见于《伤寒论·辨太阳病脉证并治中》，当参看。

六、渴欲饮水[(1)]，水入则吐者[(2)]，名曰水逆，五苓散主之[(3)]。

〔讲解〕 本条为水逆的证治。

（1）渴欲饮水：水停则不能化气，气不化，则津不能布。此渴欲饮水，正是水邪停，气不化，津不布引起的。

（2）水入则吐：水邪停蓄，其气冲逆，则外水被格拒而不能入，所以水入则吐。

（3）名曰水逆，五苓散主之：病由饮邪上逆使然，故名之曰“水逆”。亦以五苓散通阳化气，利水渗湿。

此条亦见于《伤寒论·辨太阳病脉证并治中》。宜参看。

〔临证意义〕 五苓散证虽有杂病与伤寒之不同，但事实上在临床上可以通用。

七、渴欲饮水不止者[(1)]，文蛤散主之[(2)]。

文蛤散方

文蛤五两

上一味，杵为散，以沸汤五合，和服方寸匕。

〔讲解〕 本条为渴欲饮水不止的方治。

（1）渴欲饮水不止者：肾为主水之脏器，心为主火之脏器，在正常的情况下，心火下交于肾，肾水上济于心，心肾相交，水火既济。其病肾水衰弱，不能制约心火，则心火无制而燥烈，故渴欲饮水。火热之邪坚结，水入不能消除其热，却反为热邪所消，所以渴欲饮水而不止。

（2）文蛤散主之：文蛤散性寒味咸，滋水润燥以导心火下行、交通于肾，而达到心肾相交，水火既济，其渴即已。

〔临证意义〕 文蛤散方，亦见于《伤寒论·辨太阳病脉证并治下》，但彼方是“文蛤汤”方之误。文蛤是指有纹理的花蛤，不是“蚊合”。蚊合又叫“五倍子”，与此“文蛤”不同。

八、淋之为病，小便如粟状[(1)]，小腹弦急，痛引脐中[(2)]。

〔讲解〕 本条论石淋病的证候。

（1）淋之为病，小便如粟状：由于下焦热盛，膀胱之水液为热所灼，日久结成沙粒，形如粟米之状，所以说淋之为病，小便如粟状。

（2）小腹弦急，痛引脐中：膀胱居于小腹之中，肚脐之下，热壅气滞，膀胱不和，所以尿时小腹弦急而痛引脐中。弦急，即牵掣挛急。

〔临证意义〕 本条所论，后世认为是石淋或沙淋。其临床表现为小便艰涩，尿道痛窘，尿中夹有砂石，少腹拘急等。治疗以清热利湿、通淋排石。

九、趺阳脉数，胃中有热，即消谷引食[(1)]，大便必坚，小便即数[(2)]。

〔讲解〕 本条论胃热气盛的脉证。

（1）趺阳脉数……引食：胃脉数，则胃中有热，热能消谷，所以消谷善饥而引食。

（2）大便必坚，小便即数：由于热邪偏盛，胃气有余，迫使津液偏渗于膀胱，肠道失濡而燥，所以症见小便数而大便坚。可参见前第三条。

〔临证意义〕 本条论述脉证即后世所谓“中消”。其证当还有形体消瘦、渴喜凉饮、舌红苔黄燥等症，治疗应以通腑泻热，可用承气汤。

十、淋家不可发汗，发汗则必便血。

〔讲解〕 本条为淋家之治禁。

素患淋病之人，膀胱热盛，阴液亏损，不可发汗再伤其津液，津液内夺，必迫血下行而现尿血之症。所以淋家之病忌用发汗之法。

本条亦见于《伤寒论·辨太阳病脉证并治中》，当参看。

〔临证意义〕 本条虽云淋家不可发汗，然淋家具有外感表证确非发汗不可为治者，可于发汗药中加入养阴滋液之品以护其阴。

十一、小便不利者，有水气[(1)]，其人苦渴，栝蒌瞿麦丸主之[(2)]。

栝蒌瞿麦丸方

栝蒌根二两　茯苓　薯蓣各三两　附子一枚，炮　瞿麦一两

上五味，末之，炼蜜丸梧子大，饮服三丸，日三服；不知，增至七八丸，以小便利、腹中温为知。

〔讲解〕 本条论水气内阻小便不利的证治。

（1）小便不利者，有水气：肾主水，水湿内停，肾阳受阻，致三焦失其

决渎之用，而水道不通，所以小便不利，其人有水气。

（2）其人苦渴，栝蒌瞿麦丸主之：水气不化，则津液无以化生而上承，故其人苦渴。以栝蒌瞿麦丸治之。栝蒌根、薯蓣生津润燥而止渴，茯苓、瞿麦渗水利湿而通利小便，炮附子通阳化气，温助肾阳，而复三焦决渎之权以治其根本。

〔**临证意义**〕 栝蒌瞿麦丸是肾气丸的变制，治疗肾阳不化、上燥下寒的小便不利证，其证当还有腹鸣、四肢不温，以及脉沉等。

十二、小便不利(1)，蒲灰散主之(2)；滑石白鱼散(3)、茯苓戎盐汤并主之(4)。

蒲灰散方

蒲灰七分　滑石三分

上二味，杵为散，饮服方寸匕，日三服。

滑石白鱼散方

滑石二分　乱发二分，烧　白鱼二分

上三味，杵为散，饮服方寸匕，日三服。

茯苓戎盐汤方

茯苓半斤　白术二两　戎盐弹丸大一枚

上三味，先将茯苓、白术煎成，入戎盐再煎，分温三服。

〔**讲解**〕 本条承上条小便不利而详论治法。

（1）小便不利：发生小便不利之病，实有多种原因，治疗上也就不能以一方统治，必须根据其致病原因而分别采取治疗措施。

（2）蒲灰散主之：如小便不利是由于肝郁血滞者，用蒲灰散化瘀滞、利窍泄热以为治。

（3）滑石白鱼散主之：如小便不利是由于水郁血结者，用滑石白鱼散散瘀血、利水下气以为治。

（4）茯苓戎盐汤并主之：如小便不利是由于肾虚脾弱者，用茯苓戎盐汤渗水湿、健脾补肾以为治。

〔**临证意义**〕 本条小便不利一证的治疗，并列蒲灰散、滑石白鱼散、茯苓戎盐汤三方。然三方药味的组成不同，在临床上用于治疗小便不利证是有所不同的。蒲灰散是由蒲灰、滑石二药组成，具有化瘀凉血、利窍泄热的作用；滑石白鱼散是由滑石、乱发、白鱼三药组成，具有消瘀止血、利尿通淋的作用；茯苓戎盐汤是由茯苓、白术、戎盐三药组成，具有益肾健脾、清热利湿的作用。

十三、渴欲饮水，口干舌燥者(1)，白虎加人参汤主之(2)。方见中暍篇中。

〔**讲解**〕 本条为消渴的证治。

(1) 渴欲饮水，口干舌燥者：是为肺胃热盛、津伤气虚之候。有热，则伤津耗气；津伤，则无以润；气虚，则无以布，所以口干舌燥而渴欲饮水。

(2) 白虎加人参汤主之：以白虎加人参汤益气生津、清热解渴。石膏、知母清热滋阴，人参、粳米、甘草益气和中。

本条亦见于《伤寒论·辨阳明病脉证并治》中，宜参看。

〔**临证意义**〕 本条所论证候和方治，后世认为是上消证治。

十四、脉浮发热，渴欲饮水，小便不利，猪苓汤主之。

猪苓汤方

猪苓去皮　茯苓　阿胶　滑石　泽泻各一两

上五味，以水四升，先煮四味，取二升，去滓，内胶烊消，温服七合，日三服。

〔**讲解**〕 本条承上条而论邪热炽盛的消渴证治。

上条是肺胃受灼而渴欲饮水、口舌干燥，所以用清金益气之白虎加人参汤治疗；本条是膀胱受灼而渴欲饮水、小便不利、脉浮发热，为邪热既深，肾阴受损，津液耗伤而燥，所以用猪苓汤养阴润燥、清热利水。

〔**临证意义**〕 本条所述脉证与上第五条所述五苓散脉证相同，均为脉浮、发热、口渴、小便不利等证，但五苓散是化气行水，有发汗作用，见于《伤寒论·辨太阳病脉证并治中》；而猪苓汤是育阴行水，多汗禁用，见于《伤寒论·辨阳明病脉证并治》及《伤寒论·辨少阴病脉证并治》，宜参看。

小 结

本篇论述了消渴、小便利、淋病等三种病，这三病的证候常交互并见，消渴常见有小便病变，淋病即小便病变，小便利病又可见消渴证候。

本篇论述消渴一病，以“善消而大渴”为主要证候，乃厥阴风燥伤津和三焦气化失常所引起。本篇具体地提出了胃热、肾虚和肺胃燥热伤津等三个方面。由于肺胃燥热伤津者，以白虎加人参汤为正治方法，此即后世所谓“上消”，由于肾虚不能化气者，以肾气丸为正治方法，此即后世所谓“下消”；由于肾阴不足，燥火伤液者，以文蛤散为治疗方剂；由于胃热燥结者，本篇未出其方，后世治以承气汤，称为“中消”。

本篇论述小便利一病，只有肾气丸证一条，而且是小便利多与消渴并见。

本篇论述淋病，包括小便不利、小便淋涩疼痛、小便癃闭不通三者在内。由于气化不利、水气内停者，用五苓散；由于郁热伤阴、水湿内留者，用猪苓汤；由于肾虚水停、上有燥热者，用栝蒌瞿麦丸；由于热盛血瘀、湿热为患者，用蒲灰散或滑石白鱼散；由于脾肾不足、湿邪偏盛者，用茯苓戎盐汤。然而，五苓散证、栝蒌瞿麦丸证、猪苓汤证三者，又为淋与消渴并见之方证。

水气病脉证并治第十四

概　述

本篇论述水气一病。水气病，就是水肿病，主要证候为“身体面目浮肿”。其发病原因有多种，临床表现不一样，又分水气病为风水、皮水、正水、石水、黄汗五种。根据水肿部位和水肿部位的先后，提出了“诸有水者，腰以下肿，当利小便，腰以上肿，当发汗乃愈”和“病水腹大，小便不利，其脉沉绝者，有水，可下之”的治疗原则。然本篇所载发汗方较多而利小便方为少，其发汗宜温者，有防己茯苓汤、甘草麻黄汤、麻黄附子汤、杏子汤、桂姜草枣麻辛附子汤等方，发汗宜清者，有越婢汤、越婢加术汤等方，还有助卫和表以逐水气的防己黄芪汤方，而利小便以治水肿病者，只有蒲灰散一方，未见攻下逐水方。另有枳术汤则为磨痞之方。

一、师曰：病有风水、有皮水、有正水、有石水，有黄汗(1)。风水其脉自浮，外证骨节疼痛，恶风(2)；皮水其脉亦浮，外证胕肿，按之没指，不恶风，其腹如鼓，不渴，当发其汗(3)。正水其脉沉迟，外证自喘(4)；石水其脉自沉，外证腹满不喘(5)。黄汗其脉沉迟，身发热，胸满，四肢头面肿，久不愈，必致痈脓(6)。

〔**讲解**〕　本条把水气病分为五种类型，并且论述这五种类型的脉证。

（1）病有风水……黄汗：水气病，乃水湿之邪浸渍于皮肤肌腠为病，根据其证候不同，分为风水、皮水、正水、石水、黄汗五种。

（2）风水其脉自浮……恶风：风水，因风邪袭表、伤于肺卫，所以脉浮、骨节疼痛、恶风；皮毛为肺之合，风邪内入，使肺不能宣散，水湿停于肌肤，形成肿胀。

(3) 皮水其脉亦浮……其汗：皮水，因脾阳虚而湿气盛，水溢肌肤所致。腹为脾所居，脾气不运，水气内生，壅滞于腹中，所以腹满如鼓之状；溢于皮肤肌肉之间，所以外证胕肿，按之没指；因水气停于肌肤之中，所以脉亦现浮；病不因风邪，腠理未疏，所以不恶风；不渴，表明无热邪。皮水之病，邪在肌表，所以取发汗之法，使水邪从外而解。

(4) 正水其脉沉迟，外证自喘：正水，乃肾阳不用，水寒停留。脉沉主下焦，迟主寒水，水寒停滞于下焦，故其水寒之气循经脉逆而上冲于肺，肺气不利，则发为自喘之证。

(5) 石水其脉自沉，外证腹满不喘：石水，乃水寒之邪凝结于下焦，所以其脉亦沉；水寒内凝，结于下焦腹中，气滞不通，所以少腹胀满如石；因阴寒凝结，其气未冲，所以不见喘息之证。

(6) 黄汗其脉沉迟……痈脓：黄汗病乃脾虚生湿，水邪内入，湿水相合而内郁，伤及营血，所以脉象沉迟；由于水湿客于皮毛者盛，郁于营血者深，所以身发热、胸满、四肢头面肿；若果黄汗之病久延不愈，则营血郁热更甚，腐败气血，气血被腐而败，蕴酿为脓，从而必然导致痈脓疮肿之病证。所谓黄汗之病，是以汗出色黄而命名的。

二、脉浮而洪，浮则为风，洪则为气，风气相搏[(1)]，风强则为隐疹，身体为痒，痒为泄风，久为痂癞[(2)]；气强则为水，难以俛仰[(3)]。风气相击，身体洪肿，汗出乃愈[(4)]。恶风则虚，此为风水；不恶风者，小便通利，上焦有寒，其口多涎，此为黄汗[(5)]。

〔**讲解**〕 本条为论水气病脉证举例。

(1) 脉浮而洪……相搏：脉浮而洪，浮者，为风邪外袭；洪者，为卫气内郁。由于风性疏泄，卫气敛闭，所以外风与内气相互搏结，脉象现出浮洪。然而，又有风邪偏胜和气郁偏胜的不同。

(2) 风强则为隐疹……痂癞：如果风邪强而偏胜，从卫闭而深入营分，营郁热盛，滞于腠理之间，所以发为瘾疹，痒则为泄风；若久延不已，营血郁热不能宣散，而凝结成毒热，腐溃肌肉，又发为痂癞。瘾疹，即发生于皮肤上的瘙痒疹块。痂癞，是指结痂之癞疾，就是疥癣疠癞之类疾病。

(3) 气强则为水，难以俛仰：如果气郁强而偏胜，风邪不能外透于汗孔，且卫气敛闭太甚，皮肉腠理亦不能外达，由于气行则水行，气郁则水郁，所以气闭而郁，则水郁而不行，鼓胀于体内，发为喘满难以俛仰之证。

俛，同“俯”。

（4）风气相击……乃愈：若风之与气，相击于皮肉筋骨之间，所以身体又现洪肿之象。“汗出乃愈”，是说通过发汗，可以使营卫之气和谐，可以使风邪与水邪俱得外泄，如此营卫和调，风水俱去，则风水之病证可以解除。

（5）恶风则虚……此为黄汗：是以证候的不同，来比较风水病和黄汗病。恶风，是为风邪外侵、卫阳不固之象，这是风水的应见之证，所以说“恶风则虚，此为风水”。不恶风、而小便通利，是说所叙之病证既非风水证，又非阳虚证。上焦有寒，其口多涎，是说由于湿邪旺盛，阳气不能升达，所以其人上焦有寒；由于上焦有寒，肺气不能下降，脾之水湿外溢于口，所以其口多涎。如此，不恶风、小便通利、上焦有寒、其口多涎者，是黄汗之常见症，所以说“此为黄汗”。

三、寸口脉沉滑者，中有水气(1)**，面目肿大，有热，名曰风水**(2)**。视人之目窠上微拥，如蚕新卧起状**(3)**，其颈脉动，时时咳，按其手足上，陷而不起者，风水**(4)**。**

〔讲解〕 本条进一步论述风水的脉证。

（1）寸口脉沉滑者，中有水气：其病脉沉是水，脉滑是风，风水之邪气犯于表分，寸脉主表，所以寸口之脉出现沉滑之象，而言其中有水气。

（2）面目肿大……风水：由于中有水气，风阳上冲，所以面目肿大，而身有热象。因病为外风激动内水而引起，所以名之曰“风水”。

（3）视人之目窠上微拥，如蚕新卧起状：是风水病水肿形象的外证。目窠上微拥，是说两眼胞微肿。

（4）其颈脉动……风水：颈脉，是足阳明胃脉。水邪上干，所以其颈脉动。水流于皮毛，而内动于肺，肺气不利，所以时时作咳。风水相搏于手足，邪居于肌肉，所以肿胀深厚，以手按之于皮、皮肤肌肉陷下而不起。这就是风水之病。

〔临证意义〕 上第一条论风水言“脉浮”，是以风性论，本条论风水言“脉沉”，是以水性论，正表明风水是以头面四肢肿、恶风、有热等证为特征，其脉则或见浮或见沉。

四、太阳病，脉浮而紧，法当骨节疼痛，反不疼，身体反重而酸，其人不渴，汗出则愈，此为风水(1)**。恶寒者，此为极虚发汗得之**(2)**。**

渴而不恶寒者，此为皮水(3)**。**

身肿而冷，状如周痹，胸中窒，不能食，反聚痛，暮躁不得眠，此为黄汗(4)**。**

痛在骨节，咳而喘，不渴者，此为脾胀，其状如肿，发汗则愈(5)**。**

然诸病此者，渴而下利，小便数者，皆不可发汗(6)**。**

〔**讲解**〕 本条论述水气病的辨证、治则、禁忌。全文分五段，第一段“太阳病……此为极虚发汗得之”，是论风水与太阳病的辨证；第二段“渴而不恶寒者，此为皮水”，是为皮水的证候；第三段“身肿而冷……此为黄汗”，是论黄汗的证候；第四段“痛在骨节……发汗则愈”，是论肺胀的证候和治则；第五段“然诸病此者……皆不可发汗”，是总论各种水气病的证候和治禁，相当于一个小结。

（1）太阳病……风水：太阳经之病，因伤寒者则脉紧骨疼；因受湿者则脉濡身重；因中风者则脉浮体酸，这都是常例，可以不辨。本病脉浮紧而骨节不疼，身体反重而酸，这就说明不是伤寒，而是风水在表之病。其风水之邪气在表分，所以其证不渴。风邪应当汗解，水邪在表分者也应当汗解，所以其病汗出即愈。脉浮紧而身体酸重，这是风水之病证。

（2）恶寒者，此为极虚发汗得之：风水之病证，固然适宜用发汗之方法解除，但必定是正气旺盛者，则汗之可愈。否则，病人之表分益虚，恶寒就会更为增加。《伤寒论》有“发汗，病不解，反恶寒者，虚故也。”“发汗后恶寒者，虚故也。”所以说，风水发汗后发生恶寒症状者，是由于极虚发汗得之。

（3）渴而不恶寒者，此为皮水：其病不因风而单独病水，证见渴而不恶寒者，是因为卫阳未泄，水气外流于皮肤，内薄于肺脏，肺不布津，所以口渴，这是皮水之病证。较风水之病，又深了一层。

（4）身肿而冷……黄汗：营分之热气为水邪郁闭，必定发生身体浮肿而冷，状如周痹病样，其疼痛随经脉上下。其湿邪偏盛，阳气痹闭，胸中为邪气所壅滞，所以胸中窒塞。水湿之邪气停留郁结，胸中窒塞，所以不能下食。营热为水寒郁阻，致使经络不能畅通，其气窒塞不下，而必定聚于膈上以作疼痛，所以说其病“反聚痛”。水寒之阴邪郁结，营分之热气炽盛，所以日暮躁扰不得眠。由于病为水入伤心，水邪郁结营血之中，所以汗出色黄，而为黄汗之病证。

（5）痛在骨节……则愈：寒伤太阳经之表分者，其病痛在骨节；由于寒邪伤了表分，致使皮毛不开而肺气内闭，水寒伤及肺脏，所以其人喘咳不渴。水寒之邪气上冲，致使肺气胀满，所以其病为肺胀之病。条文中的“脾胀”，是为“肺胀”之误（见赵以德《金匮方衍义》）。水寒之邪气外在于皮毛之中，有如肿病一样，发汗，则可以泄其水寒之气，所以说发汗即愈。

(6) 然诸病此者……发汗：是说各种患有此水气病的人，如果有渴而下利，小便数者，是津液内耗，由于津亏液耗，所以不可再用发汗的方法治疗，以免体内之阴涸竭，而发生其他病变。

〔临证意义〕 前面条文说风水外证骨节疼痛，这里说骨节反不痛，身体反重而酸；前面条文说皮水不渴，这里说皮水渴，其前后所说不同之原因是：风与水相合而成病，其流注关节者，则骨节疼痛；其浸淫肌肤者，则骨节不痛而身体酸重，这是由于邪气所伤部位不同的关系。前面条文说皮水不渴者，是病方外盛而未进入里分，这里说渴而不恶寒者，是与风水之不渴而恶风相区别，所以临床时须辨别清楚。

五、里水者，一身面目黄肿，其脉沉，小便不利，故令病水(1)。假如小便自利，此亡津液，故令渴也(2)。越婢加术汤主之(3)。方见中风。

〔讲解〕 本条论述里水的脉证及方治。

(1) 里水者……病水：阳气不与阴气相和，则阴气结伏，而关门闭塞，则小便不利。小便不利，则水液停积。其水盛于内者，则必溢于外，水湿之邪气没有泄出之路，则会郁结生热，湿热淫蒸，致使其病俱从土色而发黄，所以里水之病，一身面目黄肿。其病之里留有水邪，水性沉降，所以脉象现沉。土湿之气太重，使木气郁陷不升，失其疏泄之功用，所以小便不利。小便不利，水气没有下出之路，所以发生病水。治疗上应该用越婢加术汤，麻黄、石膏清金泻热之药物，以发散水湿之邪气，白术补脏腑之津液，甘草、生姜、大枣健补中土，和调营卫。

(2) 假如小便自利……渴也：假如风邪内动，大行疏泄之权，而小便自利，致使津液耗伤而发生作渴者，则不可再用越婢加术汤，以免发汗而再伤津液。

(3) 越婢加术汤主之：此句，应接在“故令病水”之句下。

六、趺阳脉当伏(1)，今反紧，本自有寒，疝瘕，腹中痛(2)，医反下之，下之即胸满短气(3)。

〔讲解〕 本条论水病有寒结疝瘕而误下的变证。

(1) 趺阳脉当伏：趺阳为胃脉，亦即足背二骨间之冲阳动脉。凡患水气者多胕肿，所以动脉伏而难以触知。

(2) 今反紧……中痛：然今之趺阳脉现紧，紧主寒，说明患者之体内本自有寒，有寒则生疝瘕而腹中疼痛。其证既然有寒，则治疗当用温散之法。

(3) 医反下之，下之即胸满短气：若医者不以温法，而误用攻下，则损伤其阳而阴寒之邪更盛，滞于胸中，从而出现胸满短气之证。

七、趺阳脉当伏，今反数，本自有热，消谷，小便数(1)，今反不利，此欲作水(2)。

〔讲解〕 本条论水与热结无下出之路而病水。

(1) 趺阳脉当伏……便数：病水，则趺阳之脉当伏，今反见数象，数主热，说明患者之体内本自有热。有热则当杀谷迫津。而有消谷、小便数之证出现。此是一般规律。

(2) 今反不利，此欲作水：然今脉数而反见小便不利，小便不利而内有热象，则可测知水热互结、水无下出之路而蓄于体内，则将发作为水气之病。

〔临证意义〕 以上两条，是以趺阳脉象的变化，而论体内的有寒有热。有寒则不可误下，误下则生变证；有热则与水结，致水无下出之路，蓄于体内而成水气之病。提示医者在临证时，要掌握疾病之全面情况，分清病证的或寒或热，进行辨证治疗。

八、寸口脉浮而迟，浮脉则热，迟脉则潜，热潜相搏，名曰沉(1)。趺阳脉浮而数，浮脉即热，数脉即止，热止相搏，名曰伏(2)。沉伏相搏，名曰水(3)。沉则脉络虚，伏则小便难，虚难相搏，水走皮肤，即为水矣(4)。

〔讲解〕 本条借脉象以论水气病形成的原因。

(1) 寸口脉浮而迟……曰沉：寸口之脉浮而迟，浮为阳热之脉，迟为阴气潜伏，浮迟并现，是热邪潜藏于里，内伏而不能宣散，为沉。

(2) 趺阳脉浮而数……曰伏：趺阳之脉浮而数，浮数并显，是热邪伏止于内，为伏。

(3) 沉伏相搏，名曰水：沉之与伏交相搏合，则伏止潜藏之邪热为患，影响脏腑阳气之化，水液渗溢从而形成水气之病。故原文说“沉伏相搏，名曰水”。

（4）沉则脉络虚……水矣：是具体补充水气病形成之病机。沉者，热邪潜藏于里，气不外行，则脉络空虚；伏者，热邪伏止于内，阳气不化，则小便困难，如此气不行而阳不化，脉络虚而小便难，则水液不行于常规之道，而浸淫于皮腠肌肉之间，即为水气之病证。

〔**临证意义**〕 本条“寸口脉浮而迟”之“迟”、“趺阳脉浮而数”之“数”，二字义皆训“小”。见拙著《古医书研究·〈金匮要略〉考义二十四则》“寸口脉浮而迟，趺阳脉浮而数”条。

九、寸口脉弦而紧，弦则卫气不行，即恶寒，水不沾流。走于肠间(1)。

少阴脉紧而沉，紧则为痛，沉则为水，小便即难(2)。

〔**讲解**〕 本条以脉象和证候而论水气病的形成。

（1）寸口脉弦而紧……肠间：寸口为肺脉，肺主气属卫，弦紧为阴寒之象。“寸口脉弦而紧”，是说其病为阴寒之邪气束其肺卫之阳。由于肺之卫阳被束，不能畅行以卫外固表，所以恶寒。“水不沾流”，是说水液不行正常流道。沾，就是“添”字；流，指水流之常道。由于卫气不能畅行，致使太阳失去正常功能，不能化气行水，水液下泄于水道者多，而乃决渎失职，水不能循行于正常流道而走于肠间，既滞化机，又益阴寒，所以成其水病。

（2）少阴脉紧而沉……即难：少阴脉为肾脉，紧脉为寒为痛，沉脉为阴为水，肾又为寒水之脏器，其寒水病肾，所以少阴脉即现沉紧之象。由于阴寒之邪气结聚凝滞不通，所以其脉紧则为痛。由于寒水之邪气浸渍，阳气郁结，致使三焦闭塞，水道不通，必定发生水邪泛溢，所以其脉沉则为水。肾是阴脏，合膀胱而将三焦，由于肾气寒冷，使膀胱不能化气，三焦不能决渎，所以小便即难。小便难，则水积满以外溢，而成水气病证。

十、脉得诸沉，当责有水，身体肿重(1)**。水病脉出者，死**(2)。

〔**讲解**〕 本条以脉象判断水气病之预后。

（1）脉得诸沉……肿重：沉潜水蓄，由于阴寒不能化气，所以脉沉而当责之有水。肾阳不足，无以温化水湿，水邪溢于皮肤肌肉之间，所以身体浮肿身重。

（2）水病脉出者，死：是说水病之脉，若见浮、大、弦、滑之脉，暴出无根，是为真气反出于邪水之上，根本脱离，病气独胜，正气将脱，从而主死。

〔临证意义〕 临床上脉浮与脉出容易混淆，所以亦当鉴别。脉浮是脉象轻取即得，重取稍弱，也就是“举之有余，按之不足”之上盛下弱之象，多是主邪气在表的病证。而脉出却与之不同，脉出是脉象暴出，盛大而无根，轻按有脉，重按却散，多是主阴盛于里，阳浮于外，真气涣散于外的病证。

十一、夫水病人，目下有卧蚕，面目鲜泽(1)，脉伏，其人消渴，病水腹大，小便不利(2)。其脉沉绝者，有水，可下之(3)。

〔讲解〕 本条是论水气病的脉证和治则。

(1) 夫水病人……鲜泽：水者为阴，目下亦为阴，腹者至阴之所居，故水气在腹而目下为之肿。久患水气病之人，腹中为水气所犯，目下为水气所涉，所以目下肿有如卧蚕之形状。水体明亮而光润，其水气浸润，致使患者之面目鲜华润泽，故说其人面目鲜泽。这是一种明显的有水现象。

(2) 脉伏……不利：水气为病，水甚则阳弱，因阳气微弱，阴气偏盛，而致脉现沉象，沉甚则为伏。由于水津外溢皮肤肌肉，不能向上溉润喉舌，且阳气被水邪所郁，而发生郁热，故其人消渴，消渴则必定多饮，多饮则必定水积，所积之水溢于肠胃之郭，所以其人病而腹大。水邪蓄结于内，三焦之气不化，所以小便不利。

(3) 其脉沉绝者……下之：水邪郁塞不行，脉道受其阻遏而不出，所以其脉沉绝。有病脉至于沉绝，说明其水势甚为严重，因而可以酌量病情，用攻下逐水以通其脉。

〔临证意义〕 本条所论之水气病脉证，提出了“可下”之治疗原则，但未指出具体的治疗方剂，根据临床证情，可采用十枣汤、己椒苈黄丸之类的逐水方剂。当然，若兼有正虚体弱现象的，则这一类方剂又应慎用。

十二、问曰：病下利后，渴饮水，小便不利，腹满因肿者，何也？答曰：此法当病水(1)，若小便自利及汗出者，自当愈(2)。

〔讲解〕 本条论病下利后的两种转机，或病水或自愈。

(1) 病下利后……病水：下利之病为在脾，脾虚则下利，脾弱则津液不升，脾滞则转输障碍，所以出现泄泻痢疾、渴饮水而小便不利。由于渴而饮水，又小便不利，则水饮多而排出少，饮多出少，则水液停积于腹部之中，逐渐浸渍于肌肤，所以腹满因肿而法当病水，这是一种转归。

(2) 若小便自利及汗出者，自当愈：若果其病得到正气恢复，功能健行，则脾藏可以转输，运湿滞以行津液，三焦能够决渎以化水气，而使小便自利，膀胱能够化气以上行外达，而津升汗出，其小便利则水行，汗自出则水散，水既下行而又外散，虽然不服药饵而病亦可自愈。

〔**临证意义**〕

1. 本条提示了下利后津液损伤，口渴则只宜少少饮之，如恣意多饮则病水。

2. 病水，如遇小便自利或汗出，水有出路，必自愈，则又提示了治疗水气病发汗、利小便总的原则。

十三、心水者(1)，其身重而少气(2)，不得卧，烦而躁(3)，其人阴肿(4)。

〔**讲解**〕 本条论心水之病证。

(1) 心水者：心为君火之脏，主持一身阳气，心阳不足，水气凌心而病心水。

(2) 其身重而少气：水邪困逼心君，君火不能宣化，阴邪盛而阳气衰，以致通身之阳气无所禀主，所以心水之病其身重。阳气虚弱而被水邪所困，则不能生气，所以少气。

(3) 不得卧，烦而躁：水邪逆甚，致使君火愈郁，而阴火愈动，所以其人烦躁而不得卧。

(4) 其人阴肿：由于阳火衰微，不能温下，而肝肾之阴寒凝滞于阴器，所以其病前阴肿大。

十四、肝水者，其腹大(1)，不能自转侧，胁下腹痛(2)，时时津液微生，小便续通(3)。

〔**讲解**〕 本条论肝水之病证。

(1) 肝水者，其腹大：肝经有病，每每影响于脾。肝水之病，是水邪犯木。木气郁结则贼害脾土，脾不健运，水湿停聚，所以其病腹大。

(2) 不能自转侧，胁下腹痛：考肝足厥阴之经脉，过阴器、抵少腹、布胁肋而循身之侧，由于水邪滞碍其经气，经脉不利，所以其人不能自转侧，而胁下少腹时痛。

(3) 时时津液微生，小便续通：由于肝木时作疏泄，通达气机，水随气升，所以时时津液微生；水随气降，小便续通。所谓小便续通，是说小便有时通利，而又有时不通利；有时不通利，而又有时通利。

十五、肺水者，其身肿(1)，小便难(2)，时时鸭溏(3)。

〔**讲解**〕 本条论肺水之病证。

(1) 肺水者，其身肿：肺主卫而外合皮毛，有通调水道下输膀胱之作用。肺水之病，其水邪病肺，肺失清肃，治节无权，水邪随其所合而充于皮肤，致使卫气不行，水液不化，所以其人身肿。

(2) 小便难：气不肃降，不能通调水道、下输膀胱，所以小便困难。

(3) 时时鸭溏：肺为太阴，其气从湿土之化，下与大肠相表里，水邪不能从小便出，反走大肠，所以大便时时水粪杂下，而犹如鸭溏之状。

十六、脾水者，其腹大(1)，四肢苦重，津液不生，但苦少气(2)，小便难(3)。

〔**讲解**〕 本条论脾水之病证。

(1) 脾水者，其腹大：脾水之病，是水邪侵凌脾土。脾主腹部而气行于四肢，水气病脾，脾气不运、蓄积在中，所以腹大。

(2) 四肢苦重……少气：脾被水邪所困，而气不能够行于四肢，所以四肢病苦沉重。人身之津液是源于谷气，而谷气又是赖于脾气之生化，脾为太阴湿土，得湿则化生，但又恶湿而喜燥，由于被水湿之邪困遏，脾阳不能运化，谷精不能转输，所以津液不生而少气。

(3) 小便难：脾土不能制水，三焦不能决渎，以致水液横溢，而不遵循故道，所以小便难而身肿。

十七、肾水者，其腹大(1)，脐肿腰痛(2)，不得溺(3)，阴下湿如牛鼻上汗(4)，其足逆冷，面反瘦(5)。

〔**讲解**〕 本条论肾水之病证。

(1) 肾水者，其腹大：肾水之病，是水脏自病。肾为水脏，水气病肾，则寒水之邪气太盛而泛溢无制，其水邪偏盛，则易凌侮脾土，土湿气滞，所以其腹胀大。

(2) 脐肿腰痛：肚脐居其上下相交之处，是中气之所在，寒水凌土，中气不运，所以肚脐肿胀。肾居于腰中，腰为肾之外候，水寒之邪气盘塞于此，所以腰中疼痛。

(3) 不得溺：寒水偏盛而阳气衰弱，阳衰不能化膀胱之气，所以不得溺。溺字与“尿”同。不得溺，即不得小便。

（4）阴下湿如牛鼻上汗：由于小便不通，则水气不能外泄，反滞渍于前阴之中，所以前阴潮湿不干，犹如牛鼻上之汗。

（5）其足逆冷，面反瘦：肾足少阴之脉，起于足之涌泉穴，循内踝而上，下焦阴邪偏盛而阳气不至，阳气不至，则阴寒邪气随其少阴经脉而下注，所以两足逆冷。面反瘦，是由于水气病肾，肾病，则五脏气血不能营养其面部，故此面瘦。

十八、师曰：诸有水者(1)，腰以下肿，当利小便(2)；腰以上肿，当发汗乃愈(3)。

〔**讲解**〕 本条提出水气病的两大治疗原则。

（1）诸有水者：是说各种患有水气病的人。

（2）腰以下肿，当利小便：如果水邪停于人体腰部以下，而致腰以下肿甚者，则当采用利小便的方法治疗，使水邪从下而出。

（3）腰以上肿，当发汗乃愈：如果水邪停于人身腰部以上，而致腰以上肿甚者，则当采用发其汗的方法治疗，使水邪从外而散。发汗、利小便，这就是治疗水气病的两大治则。

〔**临证意义**〕 发汗和利小便的治疗方法，在临床实践上对于水气病的治疗，很有指导意义，直到今天，仍有很大的实践价值。然这是治疗水气病的一般常法。临床上也有个别水气病患者，腰以上肿用发汗法而不愈，佐以利小便而奏效，腰以下肿用利小便法而不愈，佐以发汗法而奏效者，是在医者根据实际病情而变通之。

十九、寸口脉沉而迟，沉则为水，迟则为寒，寒水相搏。趺阳脉伏(1)，水谷不化，脾气衰则鹜溏，胃气衰则身肿(2)。少阳脉卑，少阴脉细，男子则小便不利，女子则经水不通(3)；经为血，血不利则为水，名曰血分(4)。

〔**讲解**〕 本条以脉象论述水气病血分的病机。

（1）寸口脉沉而迟……脉伏：寸口脉沉而迟，脉现沉象是阴气盛而为水，脉现迟象是阳气衰而为寒。其寒水相合而偏盛，影响中土，致使中焦阳气被其所闭而不行，所以其病趺阳脉伏。

（2）水谷不化……身肿：由于中焦之阳气不行，使脾胃失其运化功能，所以水谷不化。水谷不化，即表现脾胃俱衰。脾为阴脏而主内，所以脾气衰则寒气内著而为鹜溏。鹜溏，即鸭溏。胃为阳腑而主外，所以胃气衰则水邪外溢而为身肿。

（3）少阳脉卑……不通：脉卑，是说脉象按之沉而弱，是荣气虚弱之象。由于少阳主生发之气，今脾胃之气俱衰，致使生气不荣，所以少阳脉卑。由于生气不荣，脾胃之气不足，致使少阴所主之地道不通，并且中虚血少，不能奉养先天之经，所以少阴脉细。惟因营气弱，精血少，阳气不通，阴气凝结，所以在男子则水津不化而发生小便不利，在女子则血化为水而发生经水不通。

（4）经为血……血分：经水不通，即是月经不通。由于其病为阴凝血寒所致，所以说其病"名曰血分"。经血属阴，阴血阻塞不利，则必定渐次化为水邪，而成为水气之病。本条论述实为石水本虚之病理过程。

二十、师曰：寸口脉沉而数，数则为出，沉则为入，出则为阳实，入则为阴结(1)**。趺阳脉微而弦，微则无胃气，弦则不得息**(2)**。少阴脉沉而滑，沉则为在里，滑则为实。沉滑相搏，血结胞门。其瘕不泻，经络不通，名曰血分**(3)**。**

〔讲解〕 本条承上条，再以脉象论述水气病血分的病机，为石水标实之病理过程。

（1）寸口脉沉而数……阴结：沉者为阴气结于里，数者为阳气实于外。其数象是阳脉而主外，荣分郁结发热欲从外泄，然又被水邪抑遏，不能透出而其气壅于阳分，所以说数则为出——出则为阳实；沉象是阴脉而主内，血寒积结留止于胞门之中，胞门在里而为阴，所以说沉则为入——入则为阴结。

（2）趺阳脉微而弦……得息：趺阳为胃脉，胃腑居中而属土。由于胃土衰败遂被肝木之气所乘，所以趺阳之脉微而弦。土气衰败，木气过克，胃气几将告竭，所以说微则无胃气。肝气郁结，其血凝滞，致使气息不得调畅，所以说弦则不得息。

（3）少阴脉沉而滑……血分：少阴为肾脉，肾主小腹而其里系胞宫，由于血实瘀积凝结在胞门之中，所以少阴之脉现沉而滑。血结于内而致脉沉，所以说沉则为里。瘀血停留而致脉滑，所以说滑则为实。血瘀积结于胞门，使肝肾俱伤，下焦之阳为阴邪所抑，不能通其阴结，以致其瘕不泻不散，则阻于体内，致使经络不通，血化为水，成为水气病。由于其病为血滞所引起，所以名之曰"血分"。

〔**临证意义**〕 本条所论血分与上条所论血分不同，上条之结是血气虚少而行之不利，本条之结是阴阳壅郁而欲行不能。前者其病为虚，后者其病为实，不可混淆误认。

二十一、问曰：病有血分水分，何也？师曰：经水前断，后病水，名曰血分，此病难治[(1)]；先病水，后经水断，名曰水分，此病易治[(2)]。何以故？去水，其经自下[(3)]。

〔**讲解**〕 本条论血分水分之不同概念及其治之难易。

（1）经水前断……难治：是为经水先断，而后病水，由经血而变为水病，所以名之曰血分，难治。

（2）先病水……易治：是为先病水，而后经水又断，由水病而累及经血，所以名之曰水分，易治。

（3）去水，其经自下：血分者，血病深而难通，经血不通，则水亦不行，病属深痼，所以不易治疗；水分者，水病浅而易行，水气行，则经血自下，病属浅疾，所以治疗较容易。

〔**临证意义**〕 本条提示诊察疾病，当寻问病史，以便全面分析其病形成的原因和机制，从而确定其正确的治疗方法。

二十二、问曰：病者苦水，面目身体四肢皆肿，小便不利，脉之，不言水，反言胸中痛，气上冲咽，状如炙肉，当微咳喘，审如师言，其脉何类[(1)]？

师曰：寸口脉沉而紧，沉为水，紧为寒，沉紧相搏，结在关元[(2)]，始时尚微，年盛不觉，阳衰之后，营卫相干，阳损阴盛，结寒微动，肾气上冲，喉咽塞噎，胁下急痛[(3)]。医以为留饮而大下之，气击不去，其病不除[(4)]。复重吐之，胃家虚烦，咽燥欲饮水，小便不利，水谷不化，面目手足浮肿[(5)]。又与葶苈丸下水，当时如小差，食饮过度，肿复如前，胸胁苦痛，象若奔豚，其水扬溢，则浮咳喘逆[(6)]。当先攻击冲气，令止，乃治咳；咳止，其喘自差。先治新病，病当在后[(7)]。

〔**讲解**〕 本条是举一具体病案来讨论水气病形成过程和误治情况，以及冲气与水气并发的先后治疗，以之来启发后人对水气病应具体分清缓急先后而辨证施治。

(1) 问曰……何类：就病者苦水，面目身体四肢皆肿等一系列证候设问，其脉象、机制如何。

(2) 寸口脉沉而紧……关元：寸口脉沉而紧，沉主有水，紧主为寒，沉紧并现，是为寒水结于下焦之关元部位。

(3) 始时尚微……急痛：由于病之初起，水寒凝结轻微，且正当壮年体盛之时，所以感觉不到病苦。但到中年以后，阳气渐衰，营卫流行不畅，且原来之水寒凝结加甚，若乘阳虚而夹肾气上冲，则有咽喉塞噎、胁下急痛等症出现，即为阳虚有寒，则此时之治疗宜以温阳祛寒之法进行治疗，寒去阳壮，则病即可愈。

(4) 医以为留饮……不除：若医者不以祛寒壮阳法为治，却误认留饮之邪不去，而大下其水，是诛伐无过，冲击之气不去，其病不除。

(5) 复重吐之……浮肿：后又认为胸中有寒饮而复用吐法，则不仅冲气不减，反使胃之气阴受伤，以致虚烦、咽燥欲饮水之症继现。更由于胃阳虚弱，气化无权，因而小便不利。胃虚及脾，则水谷不化，于是水气日盛，致面目手足浮肿。

(6) 又与葶苈丸下水……喘逆：医者见其浮肿之象，又以葶苈丸下其水邪，虽一时水去，浮肿稍退，然脾胃之虚损未复，继因饮食过度，复肿如前，且上冲之气更为严重，所以"胸胁苦痛，象如奔豚"。此时水气扬溢射肺，则必然发生咳嗽喘逆之症状。

(7) 当先攻击冲气……在后：总的说来，此病先有积水，继则冲逆，复因误吐误下而浮肿喘咳。在整个治疗上，先治其冲气，冲气得平以后，后治其喘咳，咳止喘停以后，再治其水肿，以除其病之本。这是由于冲气与喘咳为新病，新病势急，且易去，故当先治。而新病又以冲气为急，故尤为其治之先，水气病为旧病，旧病势缓，故可后治。

〔临证意义〕 本条以一案例论述了水病之证候，形成之过程，误治之情况，施治之方法等，其文甚精辟。然其治疗冲气者，可选用苓桂味甘汤类，治疗喘咳者，可选用小青龙汤、射干麻黄汤类，治疗水肿本病者，可选用真武汤类。

二十三、风水，脉浮身重，汗出恶风者(1)，防已黄芪汤主之(2)。腹痛者加芍药(3)。

防已黄芪汤方方见湿病中。

〔讲解〕 本条论风水表虚的证治。

（1）风水……风者：风水，风邪外侵，卫阳失固，所以脉浮、汗出恶风。水邪浸渍，经络不通，所以身体沉重。

（2）防己黄芪汤主之：以防己黄芪汤，振卫外之阳气而发散体表之邪，补中焦之土气而泄出湿滞之邪。

（3）腹痛者加芍药：若其病再兼腹痛者，是为肝木乘于脾土所致，所以加芍药以舒肝和胃，逐痹止痛。

本条亦见于前《痉湿暍病脉证第二》，只是风湿易为风水。

〔临证意义〕 既言“风水”，则当有头面、四肢、眼胞肿胀证。本方是治疗风水、风湿之证而属于表虚之常用方剂，症见汗出恶风、身重、小便不利、舌淡苔白、脉浮虚。若湿盛腰腿重者，加茯苓、薏苡仁利水渗湿；若胸腹胀满者，加陈皮、枳壳行气宽中。

二十四、风水恶风(1)，一身悉肿(2)，脉浮而渴(3)，续自汗出(4)，无大热(5)，越婢汤主之(6)。

越婢汤方

麻黄六两　石膏半斤　生姜三两　甘草二两　大枣十五枚

上五味，以水六升，先煮麻黄，去上沫，内诸药，煮取三升，分温三服。恶风者加附子一枚炮。风水加术四两。《古今录验》

〔讲解〕 本条论述风水郁热的证治。

（1）风水恶风：风水之病，因风邪伤于肌腠，卫阳不固，所以恶风。

（2）一身悉肿：其水邪停滞于经络肌腠，所以一身悉肿。

（3）脉浮而渴：脉浮，乃风邪在表。水邪郁于肌腠，气不化津，且郁遏生热，故渴。

（4）续自汗出：邪气郁滞作热，内蒸于机体，外疏于体表，故续自汗出。

（5）无大热：由于郁滞之热泄之未透，所以外无大热。

（6）越婢汤主之：越婢汤，麻黄辛温通郁滞之表阳，石膏甘寒清风化之热邪，麻黄、石膏合用，成辛凉疏风化热利水消肿之功，甘草、生姜、大枣补中益气、和调营卫。若阳虚内弱而恶风者，即加附子以助阳固表而止恶风；若湿气偏盛、水邪泛滥者，即加白术扶土祛湿以制水气。

〔临证意义〕

1. 与麻杏石甘汤方的比较：麻杏石甘汤方的组成是，麻黄、杏仁、石膏、甘草；本汤方的组成是，麻杏石甘汤方去杏仁，加生姜、大枣。由于两汤方之药味组成不尽相同，所以它们的主治证候和功用也不相同，麻杏石甘汤方的主治证候是表邪化热、内遏于肺证，以发热、喘急、口渴、苔黄、脉数为主，其功用具有辛凉宣泄、清肺平喘；而本汤方的主治证候是风水表证，以发热、汗出、恶风、一身悉肿、脉浮为主，其功用具有宣肺泻热、利水消肿。

2. 本方与防己黄芪汤证的比较：本方证与防己黄芪汤证，其共同点都具有脉浮、恶风、汗出症。但是，防己黄芪汤证是以身重、腰以下肿为特点，而本方证是以一身悉肿为特点；防己黄芪汤证之汗出，是由于表虚不固引起的，而本方证之汗出，是由于内热熏蒸引起的；防己黄芪汤意在益气扶表利水，而本方意在发汗利水清热。

二十五、皮水为病(1)**，四肢肿，水气在皮肤中，四肢聂聂动者**(2)**，防己茯苓汤主之**(3)。

防己茯苓汤方

防己三两　黄芪三两　桂枝三两　茯苓六两　甘草二两

上五味，以水六升，煮取二升，分温三服。

〔**讲解**〕 本条论皮水表虚的证治。

（1）皮水为病：水湿之邪气溢于皮肤之间而发病者，叫做皮水病。前第一条说“皮水其脉亦浮，外证胕肿，按之没指，不恶风，其腹如鼓，不渴”，这里所谓皮水为病，即是概括其证而说。

（2）四肢肿……动者：太阳寒水之气不能作汗以外泄，只停于皮间而化水，且渐渐浸渍于肌肉，阻于四肢，所以四肢浮肿。肢体肿则阳气被郁，郁则气水相逐，所以四肢聂聂而动。所谓四肢聂聂动者，是说四肢筋脉跳动，肌肉瞤颤。

（3）防己茯苓汤主之：防己茯苓汤温阳行水，茯苓、防己、桂枝利水除湿通阳，黄芪、甘草益气调中和脾。防己、桂枝且使皮水从外而解。

〔**临证意义**〕 本方与防己黄芪汤的比较：本方是防己黄芪汤去白术加桂枝、茯苓而成，可见本方专主肌表有水气，而防己黄芪汤则主表里均有水气。二者同是治疗水肿病证的常用方剂，防己黄芪汤用于风水表虚证，见有汗出恶风、脉浮身重者；防己茯苓汤用于皮水之病证，见有四肢皮肤肿盛而不恶风者。

二十六、里水[1]，越婢加术汤主之，甘草麻黄汤亦主之[2]。

越婢加术汤方方见上，于内加白术四两，又见中风中。

甘草麻黄汤方

甘草二两　麻黄四两

上二味，以水五升，先煮麻黄，去上沫，内甘草，煮取三升，温服一升，重覆汗出，不汗，再服。慎风寒。

〔**讲解**〕 本条提出里水的不同治疗方药。

（1）里水：即皮里肌腠之水。

（2）越婢加术汤主之，甘草麻黄汤亦主之：前面第五条说“里水者，一身面目黄肿，其脉沉，小便不利，故令病水……越婢加术汤主之”。里水之病，用越婢加术汤治疗，其意义已在前面讲解过。惟本条提出甘草麻黄汤亦主之者，是其病由于寒邪凝滞于里，阳气郁阻，用甘草和调中气，重用麻黄宣发卫阳、散表祛邪。使风使水气从外而解，又可使在里之水从小便而利，两药和合，辛甘发散利水，补脾之虚以制水湿。

〔**临证意义**〕 两方证的比较：越婢加术汤治里水有热的汗出、口渴证；甘草麻黄汤治里水无热的无汗、不渴证。

二十七、水之为病，其脉沉小，属少阴[1]。浮者为风[2]。无水虚胀者，为气[3]。水，发其汗即已[4]，脉沉者宜麻黄附子汤[5]，浮者宜杏子汤[6]。

麻黄附子汤方

麻黄三两　甘草二两　附子一枚，炮

上三味，以水七升，先煮麻黄，去上沫，内诸药，煮取二升半，温服八分，日三服。

杏子汤方方未见。

〔**讲解**〕 本条以不同脉象提出正水与风水的不同治方，并提出气胀与水肿的鉴别。

（1）水之为病……少阴：水邪为病，若脉现沉小，则与下焦之肾有关，肾阳不足，水邪偏胜。肾为少阴，所以病属少阴。

（2）浮者为风：若水邪上犯，为风邪所激，则脉现浮象。根据前文精神，脉浮是为风水之病，而脉象沉小是为正水之病。

（3）无水虚胀者，为气：是一句插笔，目的是以气胀与水气作一鉴别，因水肿与气胀都有肿胀之现象。气胀是为虚胀，是气机滞涩引起的；而水肿是为实肿，是水邪停蓄引起的，故二者不同。

（4）水，发其汗即已：水邪为患，当发其汗则愈。

（5）脉沉者宜麻黄附子汤：正阳不用而脉见沉者，用麻黄附子汤以发汗。麻黄附子汤温经助阳、发汗散邪。阳壮邪散，则水气之病可愈。

（6）浮者宜杏子汤：风邪激水而脉见浮者，用杏子汤以发汗，杏子汤方虽未见，但可以认为，其方有宣肺利气的作用，肺气宣畅通利，则风水之邪可去，其病可愈。

〔临证意义〕

1. 杏子汤治疗风水之病而其方未见，临床上可用麻黄杏仁甘草汤以代替。

2. 水肿与气胀的鉴别，临床上水肿，肿而光亮，按之凹陷不起，小便不利；而气胀，胀而无泽，按之陷下即起，小便通利。

二十八、厥而皮水者(1)，蒲灰散主之(2)。方见消渴中。

〔讲解〕 本条为皮水四肢厥冷的治疗。

（1）厥而皮水者：厥，是指手足厥冷。皮水而见手足厥冷，这是由于水气留于皮肤之间，阻隔了机体之阳气，阳气被阻而不能达于手足，则四肢失其温煦而发生厥冷。

（2）蒲灰散主之：治疗去其水邪，则阳气自可外达。用蒲灰散，蒲灰、滑石清泄开窍而利小便，小便利则水可泄，水泄则阳可伸，阳伸则四肢可温。

〔临证意义〕

1. 本条叙证简略，除证见四肢厥冷外，蒲灰散亦见前《消渴小便利淋病脉证并治第十三》以治“小便不利”，是其尚有身体浮肿、小便不利和血气瘀滞等症。

2. 水阻阳郁的手足厥冷，应与阳虚气寒的手足厥冷区别，一为实证，一为虚证；一治以通利，一治以温补。

二十九、问曰：黄汗之为病，身体肿一作重。发热汗出而渴，

状如风水，汗沾衣，色正黄如柏汁，脉自沉(1)，何从得之？师曰：以汗出入水中浴，水从汗孔入得之(2)，宜芪芍桂酒汤主之(3)。

黄芪芍药桂枝苦酒汤方

黄芪五两　芍药三两　桂枝三两

上三味，以苦酒一升，水七升，相和，煮取三升，温服一升，当心烦，服至六七日乃解。若心烦不止者，以苦酒阻故也(4)。

〔**讲解**〕 本条论述黄汗病的证候、成因和治疗。

（1）黄汗之为病……自沉：以设问形式，介绍黄汗病，其症有身体肿、发热而渴、汗出沾衣、色正黄如柏汁、脉象自沉等。

（2）以汗出入水中浴……得之：其发病的原因是由于人体汗出以后，又入于水中洗浴，水邪从汗孔浸而入里，淫于经络肌肉之中，阻碍其营卫之气，使卫气郁结而作发热，营气郁蒸而作汗。“状如风水”一句，是说黄汗之病证与风水之病证相似，也有类似于风水发热汗出、身肿口渴等证。但二者之病证不同，风水之病证，脉象现浮、恶风汗出而汗色不黄；黄汗之病证，脉象现沉、汗出沾衣、色正黄如柏汁、不恶风，这就是两者的不同。肌肉滋湿，水湿搏结，邪热郁遏，汗液从土湿之色而为黄，所以其病汗出沾衣，色正黄如黄柏之汁液。由于热郁津伤，津不上润，所以口干作渴。脉沉是为水滞经络，营气郁遏下陷所致。

（3）宜芪芍桂酒汤主之：治疗以芪芍桂酒汤益气固表，和营利湿，黄芪、桂枝振作阳气，益气理血，行营卫之郁阻兼以温阳化水，芍药、苦酒调和营卫、收阴散滞、以泄经络之瘀热。苦酒，即今时食醋。

（4）温服一升，当心烦……故也：此句见本方后煎服法中。由于邪气偏盛，初服本方，邪气暂无出路，故郁而作烦。须臾，待药力发散，湿邪得以温化外渗，其烦自解。此即初服心烦，服至七八剂乃解。“以苦酒阻故也”之理。

三十、黄汗之病，两胫自冷。假令发热，此属历节(1)。食已汗出，又身常暮卧盗汗出者，此劳气也(2)。若汗出已反发热者，久久其身必甲错；发热不止者，必生恶疮(3)。

若身重，汗出已辄轻者，久久必身瞤，瞤即胸中痛(4)，又从腰以上必汗出，下无汗。腰髋弛痛，如有物在皮中状(5)，剧者不能食，身疼重，烦躁，小便不利，此为黄汗(6)，桂枝加黄芪汤主之(7)。

桂枝加黄芪汤方

桂枝 芍药各三两 甘草二两 生姜三两 大枣十二枚 黄芪二两

上六味，以水八升，煮取三升，温服一升，须臾饮热稀粥一升余，以助药力，温服取微汗；若不汗，更服。

〔讲解〕 本条论述黄汗与历节、劳气的鉴别及黄汗病的证治。

本条分两段读。第一段“黄汗之病……必生恶疮”，是论述黄汗病与历节病、荣气病的鉴别，以及荣气病日久不解的转归。

（1）黄汗之病……历节：黄汗之病，本是由于汗出以后入水中洗浴，水邪从肌腠汗孔浸入，其汗为水邪所阻，水汗相搏，聚而成湿，阳气被湿邪所郁而不能下通，惟有湿气就下而流于关节，所以其病身发热而两胫自冷，这是黄汗病之证。假令其病两胫不冷而反发热，这就不是黄汗病而是历节病。黄汗病、历节病相似，惟历节一身尽热，黄汗身热胫冷以为异。这里特列之以相辨别。

（2）食已汗出……气也：是由于胃气外泄。其病暮卧盗汗者，是由于营分之热因气之动而外浮，乘阳之间而潜出，所以说荣气也。原文中的“劳气”，应作“荣气”。（见《脉经》等）。

（3）若汗出已反发热者……恶疮：若果盗汗既出以后而热退者，是热气随汗外泄，而营血尚能暂时安静，不入暮就不发热。设汗出已，其热不为汗衰，而反更发热者，久久营血发生凝涩，被卫气熏灼而成为干血，以致营血无以外华于皮腠，肌肤枯燥，其身必生甲错。血为气蒸则化脓，血肉腐溃，所以发热不止者必生恶疮，这病出汗是荣气，发热是干血成恶疮，而不是黄汗病之发热汗出现象。

第二段“若身重……桂枝加黄芪汤主之”，是再论黄汗病的证候和治疗。

（4）若身重，汗出已辄轻者……中痛：黄汗病是为水湿之病证，湿性重滞，湿邪偏盛，所以身体沉重。汗出以后，水湿之邪略从汗液泄出，所以其身辄轻。汗后正损，久久阳气受伤，被其水邪所郁，欲通而不得通，所以必发身瞤之证。瞤，音“瞬”，是颤动、掣动的意思。胸为阳位，因久汗阳耗，阳气郁结不通，所以身动即胸中疼痛。

（5）又从腰以上必汗出……中状：阳气耗伤而虚于体上，所以从腰以上汗出。阳气阻遏不能下达，所以腰髋弛痛。腰髋弛痛，是说腰髋部位疼痛似要脱掉一样。如有物在皮中状，亦即《伤寒论》中的如虫行皮中状一样。

（6）剧者不能食……黄汗：前第四条文说：“胸中窒，不能食，反聚痛，暮躁不得眠，此为黄汗”，黄汗之病，由于水湿之邪气郁滞，气滞于胸中而致不能下食，所以其病剧者必不能食，湿邪壅于经络肌腠，所以身体疼重。阳气为湿邪所郁而不能伸展，所以烦躁。三焦失其决渎之职，所以小便不利。其病水热交蒸，汗出色黄，这就是黄汗之病证。

（7）桂枝加黄芪汤主之：以桂枝加黄芪汤治疗，桂枝汤通调经脉、调和营卫阴阳，黄芪益气助卫、逐湿达表于外，使之汗不伤正，补不留邪，此正为寓补于散，扶正祛邪之妙用。热粥资胃气，助药力取微汗，以泄郁遏之热。

〔临证意义〕 黄汗病证的治疗，后世有发展，在药物方面，除选用上述两方之黄芪、芍药、甘草以外，常根据病情，适当配伍茵陈、山栀、黄柏、白鲜皮、防己、赤苓、川木通、淡竹叶等品，以增强除湿清热的作用，临床上可以参考。

三十一、师曰：寸口脉迟而涩，迟则为寒，涩为血不足(1)**。趺阳脉微而迟，微则为气，迟则为寒**(2)**。寒气不足，则手足逆冷。手足逆冷，则营卫不利。营卫不利，则腹满肠鸣相逐**(3)**。气转膀胱，营卫俱劳**(4)**。阳气不通即身冷，阴气不通即骨疼。阳前通则恶寒，阴前通则痹不仁**(5)**。阴阳相得，其气乃行，大气一转，其气乃散，实则失气，虚则遗溺，名曰气分**(6)**。**

〔讲解〕 本条以寸口、趺阳脉合诊而论气分形成机制和证候。人身之气血荣卫、皆为谷气所生。胃为水谷之海，水谷入于胃中，化为精微以温养内外之气。

（1）寸口脉迟而涩……血不足：寸口为肺脉，由于气寒血少，所以寸口脉迟而涩。气寒则脉往来迟慢，所以迟则为寒。血少则脉往来不利，所以涩为血不足。

（2）趺阳脉微而迟……为寒：趺阳为胃脉，由于气少阳虚，所以趺阳脉微而迟。气少则脉往来不显，所以微则为气，为正气虚，阳虚则脉往来不振，所以迟则为寒，为寒邪盛。寸口、趺阳合之，就为阳衰阴盛、气虚血少。

（3）寒气不足……相逐：寒气不足，是指“迟则为寒”之寒，寒邪盛也；“微则为气”之微，正气虚也。由于正阳不足，而阴寒之邪偏盛，则不能荣养四肢，所以手足逆冷。手足逆冷则荣卫凝涩不利，荣卫不利则经络壅塞，以致升降之功能失其正常，脏腑郁遏而腹满、两胁滞气、雷鸣相逐。

（4）气转膀胱，营卫俱劳：其气下转膀胱，使太阳不能化气卫外，荣卫俱病疲劳而郁结不荣，难以相互维系。

（5）阳气不通即身冷……不仁：荣卫郁结不行，则太阳为病而阳气不通，即发生身冷；少阴为病而阴气不通，即发生骨痛。这是因为太阳、少阴互为表里，太阳为诸阳主气而少阴主骨之关系。其病阳欲前通而未能遽通，则寒栗而不舒；阴欲前通而未能遽通，则麻痹而不仁。

（6）阴阳相得……气分：必须阴阳调和而相得，其气乃能畅行，行则大气一转，膀胱之滞气乃散，散则滞气泄于二阴之窍，邪实则失气于后阴，正虚则遗尿于前阴，滞气开泄，则水道即通而病愈。然其病之所以成、所以散，都是一气主之，所以名之曰“气分”。肠鸣相逐，是说肠鸣不已。

三十二、气分(1)，心下坚(2)，大如盘，边如旋杯(3)，水饮所作(4)，桂枝去芍药加麻辛附子汤主之(5)。

桂枝去芍药加麻黄细辛附子汤方

桂枝三两　生姜三两　甘草二两　大枣十二枚　麻黄　细辛各二两　附子一枚，炮

上七味，以水七升，煮麻黄，去上沫，内诸药，煮取二升，分温三服，当汗出，如虫行皮中，即愈。

〔**讲解**〕本条承上条继论气分病的证治。

（1）气分：当包括上条所述手足逆冷、腹满、胁鸣，或身冷，或骨痛，或恶寒，或麻痹不仁等证候。

（2）心下坚：由于下焦阴寒之邪气上逆填于心下，浊气痞塞、饮邪凝结，成为坚满痞实，所以其病心下坚实。

（3）大如盘，边如旋杯：邪气坚结，气机不得通利，故心下坚大如盘，边如旋杯一样。心下，即胃的上脘部。旋杯，即覆杯，也就是状为中高边低，外坚而中空无物。

（4）水饮所作：水饮搏于气，结聚而成气分，这就是“水饮所作”之气分病证。

（5）桂枝去芍药加麻辛附子汤主之：究其原因，此病是由于真火不足，致使上不能降，下不能升，其日积月累，有如铁石之难破，所以治疗上宜用桂枝去芍药加麻辛附子汤方。以麻黄、桂枝、生姜攻其上以祛其邪，附子、细辛温其下以助其阳，甘草、大枣补其中以运其气，上下之气交通，中焦之气运转，则病可愈。这就是所谓“大气一转，其气乃散”之意。

三十三、心下坚，大如盘，边如旋盘[1]，水饮所作[2]，枳术汤主之[3]。

枳术汤方

枳实七枚　白术二两

上二味，以水五升，煮取三升，分温三服，腹中软即当散也。

〔**讲解**〕本条为水饮所作心下坚满而非“气分”的方治。

(1) 心下坚……旋盘：由于胃气衰弱，其所饮入之水不能消化，而痞结于心下之部，成为坚满硬实之象，所以“心下坚，大如盘，边如旋盘”。旋盘，就是外坚中空无物之覆杯。

(2) 水饮所作：此病为气结不散，然气结就为水，气结不散就是水饮所由起，所以说“水饮所作”。

(3) 枳术汤主之：用枳术汤燥湿散结，补中健脾，重用枳实泄水而磨痞结，白术燥土而补中气。

〔**临证意义**〕

1. 本条未冠以“气分”二字，是本方所治心下坚大如盘之证，无手足逆冷、腹满肠鸣，或身冷，或骨疼，或恶寒，或痹不仁等征象。不同于上条的桂枝去芍药加麻辛附子汤之气分病证。

2. 本方枳实用量倍于白术，意在以消磨下气为主；后世张洁古仿本方制枳术丸，白术倍于枳实，意在以健脾补中为主。二方药物虽同，但用量、剂型有别，其功效也有消补急缓之异。

附方

《外台》防己黄芪汤

治风水，脉浮为在表，其人或头汗出，表无他病，病者但下重，从腰以上为和，腰以下当肿及阴，难以屈伸。方见风湿中。

〔**讲解**〕此乃湿从下受，湿多风少，所以用黄芪实表，使水不得上溢，以防己驱除风湿，白术、甘草健脾，生姜、大枣以和营卫，如此则湿邪自除。

小　结

本篇所载之水气病，就是后世所说之水肿病，其主要证候为身体面目浮肿。

本篇根据其不同发病原因和不同病情表现，把水气病分为五种，即风水、皮水、正水、石水、黄汗。然五水又各有其的特征：风水其脉自浮，外证骨节疼痛，恶风；皮水其脉亦浮，外证胕肿，按之没指，不恶风，其腹如鼓不渴；正水其脉沉迟，外证自喘；石水其脉自沉，外证腹满不喘；黄汗其脉沉迟，身发热，胸满，四肢头面肿，久不愈必致痈脓。

本篇所载水气病，其风水、皮水病在表，正水、石水病在里，黄汗则病在表里。但因水气病在各种不同情况下所影响之内脏不同，所以又根据各个内脏之经络部分与脏气之受病，而分别讨论了心水、肝水、肺水、脾水、肾水等五脏水之证候不同。水气病尽管有脏腑表里之区别，名称不一，证候不同，但总起来只不过气分、血分二者而已。然其病之起于气分者，只较起于血分者为多。

关于水气病的治疗，本篇提出了“利小便”、“发汗”和“下之”三法作为治疗水气病证的准则。

至于本篇方剂在临床运用上，仍是根据辨证施治的原则，对于不同病证，采用不同方剂。如风水脉浮、汗出身重、恶风者，用防己黄芪汤；风水恶风、一身悉肿、脉浮不渴、续自汗出、无大热者，用越婢汤；脉浮风水者，用杏子汤。皮水四肢肿，水气在皮肤中，四肢聂聂动者，用防己茯苓汤；厥而皮水者，用蒲灰散；里水一身面目黄肿、其脉沉、小便不利者，用越婢加术汤、或用甘草麻黄汤。黄汗身体肿、发热汗出而渴、状如风水、汗沾衣，色正黄如柏汁、脉自沉者，用芪芍桂酒汤；黄汗胫冷，身重汗出已辄轻、久久身瞤、瞤即胸中痛，腰以上汗出，下无汗，腰髋弛痛，如有物在皮中状，剧者不能食，身疼重、烦躁、小便不利者，用桂枝加黄芪汤。气分心下坚、大如盘，边如旋杯，且具有手足逆冷、腹满胁鸣，或身冷、或骨疼、或恶寒、或麻痹不仁等症者，用桂枝去芍药加麻辛附子汤；心下坚、大如盘，边如旋盘者，用枳术汤等。

黄疸病脉证并治第十五

概　　述

本篇论述黄疸一病。黄疸病，为湿热瘀结而成。其主要证候为"一身面目尽黄"。根据其致病因素不同，将黄疸病分为谷疸、酒疸、女劳疸三种。谷疸以"食谷即眩"为特征，治用茵陈蒿汤、茵陈五苓散等方；酒疸以"心中懊侬而热"为特征，治用栀子大黄汤方；女劳疸以"手足中热，薄暮即发"为特征，治用硝石矾石散方。他如黄疸病宜发汗者，用桂枝加黄芪汤为治；宜攻下者，用大黄硝石汤为治；兼腹痛而呕者，用小柴胡汤为治；兼大便燥坚者，用猪膏发煎为治；兼哕者，用小半夏汤为治。

一、寸口脉浮而缓，浮则为风，缓则为痹(1)。痹非中风(2)，四肢苦烦，脾色必黄，瘀热以行(3)。

〔**讲解**〕 本条以脉象论述湿热黄疸的病机和证候。

（1）寸口脉浮而缓……为痹：寸口脉浮而缓，风性轻扬则致脉浮，故说"浮则为风"，痹因湿盛而见脉缓，故说"缓则为痹"。

（2）痹非中风：风湿之邪郁结，正气痹闭而不通，是乃风湿痹闭而非中风之病。

（3）四肢苦烦……以行：脾司运化而主四肢，其色为黄，脾为湿热所困，湿热内侵血分而成瘀热，循经行于四肢，故四肢苦烦。湿热熏蒸，脾色外现于肌肤，则肌肤变为黄色而成为黄疸之病。

二、趺阳脉紧而数，数则为热，热则消谷，紧则为寒，食即

为满[1]。尺脉浮为伤肾，趺阳脉紧为伤脾[2]。风寒相搏，食谷即眩[3]，谷气不消，胃中苦浊，浊气下流，小便不通，阴被其寒，热流膀胱，身体尽黄，名曰谷疸[4]。

额上黑[5]，微汗出[6]，手足中热，薄暮即发[7]，膀胱急，小便自利，名曰女劳疸[8]；腹如水状不治[9]。

心中懊侬而热[10]，不能食[11]，时欲吐，名曰酒疸[12]。

〔**讲解**〕 本条承上条进一步阐明黄疸病的发病机制，并论述谷疸、女劳疸、酒疸证候。分三段读。

（1）趺阳脉紧而数……为满：趺阳之脉以候脾胃，紧数之脉象以明寒热。趺阳脉紧而数，其数乃胃热，胃热则善消谷物，所以“热则消谷”。紧乃脾寒，脾寒则不化水谷，所以“食即为满”。

（2）尺脉浮为伤肾，趺阳脉紧为伤脾：以不同部位的脉象辨证。若尺脉浮而无力，是下元不足，肾伤而虚热外浮，可发生女劳疸。若趺阳脉紧，是脾气受损，寒湿中盛，易生谷疸。

（3）风寒相搏，食谷即眩：风为阳邪，最易化热。寒热相互搏结于中，食谷，则谷气上冲，所以食即头眩。

（4）谷气不消，……谷疸：湿热内蕴，运化失常，则谷气不消，胃中苦浊，浊气下流。浊气下流，影响气化之用，则小便不通。“阴被其寒，热流膀胱”，是对谷疸之病形成的概括。阴被其寒，是说脾阴有寒。热流膀胱，是说胃热下流。由于寒郁热流。小便不通、湿热不去，所以形成谷疸。所谓谷疸，是因其病形成于谷气，故名。

（5）额上黑：尺脉以候肾，尺脉现浮，即为肾虚有热。肾色为黑，肾虚而其色现于额部，所以额上黑。

（6）微汗出：阴虚不守，虚阳迫津，所以微汗出。

（7）手足中热，薄暮即发：肾为阴脏，手足心为阴，薄暮之时亦为阴，所以肾虚有热，则手足中热，而薄暮即发。薄暮，即傍晚时分。

（8）膀胱急……女劳疸：肾与膀胱相表里，肾虚，则膀胱之气不利，不利则急，所以膀胱拘急，小便自利。

（9）腹如水状不治：以上证候即为女劳疸病。女劳之病，若发展深入，而出现腹如水状，也就是腹部胀大，犹如水气之状态，说明肾脾俱败，故难以治疗。

（10）心中懊侬而热：由于平日饮酒过多，饮酒则内生湿热，致使湿热蕴于体内，湿热上冲于心中，则心中懊侬而热。懊侬，即郁烦无奈，卧起不安的意思。

（11）不能食：湿热郁于中焦、中焦不和，故不能饮食。

（12）时欲吐，名曰酒疸：升降之机受阻，浊气时时上逆，所以时时欲吐。其病是因饮酒过多所致，故特名之曰酒疸。

〔**临证意义**〕 谷疸、酒疸、女劳疸之分，是以其证候特点而定的。谷疸是以食谷即眩，小便不利为特征；酒疸是以心中懊侬而热、小便不利为特征；女劳疸是以额上黑、手足中热、薄暮即发为特征。

三、阳明病，脉迟者(1)**，食难用饱，饱则发烦头眩**(2)**，小便必难，此欲作谷疸**(3)。**虽下之，腹满如故**(4)**，所以然者，脉迟故也**(5)。

〔**讲解**〕 本条论述脾胃虚寒欲作谷疸的脉证。

（1）阳明病，脉迟者：阳明主胃，胃与脾同居中焦而相表里，今阳明病而见脉迟，则为脾气虚寒。

（2）食难用饱，饱则发烦头眩：其脾气虚寒，不能消磨运化水谷，所以食难用饱，即不能饱食。谷物陈宿不化，壅滞于中，致上下升降之机不利，所以发生烦闷胀满，食谷，则其气逆而上冲，故其饱即头眩。

（3）小便必难，此欲作谷疸：胃中浊气下流，影响膀胱气化，所以其小便见难。由于谷气郁蒸而欲作谷疸。

（4）虽下之，腹满如故：然其病又为太阴湿盛、阳明燥衰而非胃腑实热，所以攻下之后仍腹满如故。

（5）脉迟故也：强调脉迟，阳明脉迟，脾寒湿盛为谷疸之病因。

本条亦见于《伤寒论·辨阳明病脉证并治》，宜参看。

〔**临证意义**〕 本条所论为脾虚有寒、气滞不化、浊气为患之欲作谷疸证。临床上除所述症状外，还可见神疲乏力、口淡不渴、四肢不温、大便溏稀、皮肤色黄晦黯、舌苔白滑等症。治疗宜温补之法，可用四逆汤、理中汤之类加去黄之茵陈。

四、夫病酒黄疸，必小便不利(1)**，其候心中热，足下热，是其证也**(2)。

〔**讲解**〕 本条遥承前第二条论述酒黄疸之病证。

（1）夫病酒黄疸，必小便不利：酒黄疸是饮酒过多，化湿生热，致使湿热蕴郁于体内，三焦决渎失职，水道不利，气化不行，所以必小便不利。

（2）其候心中热，……证也：湿热之邪上冲心胸而下及于足，所以发生心中热、足下热之症。

五、酒黄疸者，或无热，靖言了了[1]。腹满欲吐，鼻燥[2]。其脉浮者先吐之，沉弦者先下之[3]。

〔**讲解**〕 本条承上条而论酒黄疸之病证，并且以脉象或浮或沉而分别指出其治疗原则。

（1）酒黄疸者……了了：酒黄疸者，或无热，靖言了了，说明本条所论较上条之症为轻。无热，即无心中热。心中无热、神志清晰，故靖言了了。所谓靖言了了，是说语言不乱，神情安静。

（2）腹满欲吐，鼻燥：湿热郁滞，腹中之气不利，故腹部胀满。欲吐、鼻燥为湿热之浊气上冲所致。

（3）脉浮者先吐之，沉弦者先下之：脉浮，表明病邪偏于上；脉沉弦，表明病邪偏于下，所以前者先用吐法，后者先用下法。盖即因势利导以袪病邪的治疗原则。

六、酒疸，心中热[1]，欲吐者，吐之愈[2]。

〔**讲解**〕 本条承上两条进一步论酒疸的证候和治疗原则。

（1）酒疸，心中热：酒疸之湿热上冲于心中，所以心中热。

（2）欲吐者，吐之愈：欲吐者，为病邪向上。治疗当顺其病势而涌吐其邪，所以吐之则愈。

〔**临证意义**〕 此两条均提出治疗酒疸用吐法。上条说“其脉浮者先吐之”，然只“脉浮”未必即可用吐法，观下文“桂枝加黄芪汤证”可知，故必具有本条所述“欲吐”一证，始可断其病邪向上而用吐法。酒疸治用吐法者，瓜蒂散一方可选用。

七、酒疸下之，久久为黑疸[1]，目青面黑，心中如啖蒜■状，大便正黑，皮肤爪之不仁[2]，其脉浮弱，虽黑微黄，故知之[3]。

〔**讲解**〕 本条论述酒疸误下以后久久成为黑疸的脉证。

（1）酒疸下之，久久为黑疸：酒疸虽有可下之例证，但必须审其具有适宜于下法之脉证，而后用下法。否则，一经误下，其湿热之邪气即乘虚陷入血中，肝气郁结不能条达，脾胃之伤日甚一日，久久变成为黑疸。

（2）目青面黑……不仁：其病血分受伤而瘀变，所以目青面黑、大便正黑，皮肤爪之不仁。爪，与“搔”字通。不仁，即肌肤不知寒热痛痒。心中热气熏灼，所以心中如噉蒜虀状，热辣而不舒，比心中懊侬无奈更为严重。啖，吃也；虀，捣碎的姜、蒜、韭菜等。

（3）其脉浮弱……知之：于血瘀气滞、阳浮阴弱、正气已衰，所以脉象浮弱。其病颜色虽然显现黑象，但其黑色之中仍然微现黄色，所以知其病是由黄疸所变之黑疸病证。

〔临证意义〕 在临床上，各种黄疸若经久不愈，正气衰虚者，都有可能成为黑疸，并非酒疸一证误治为然。

八、师曰：病黄疸，发热烦喘，胸满口燥者，以病发时火劫其汗，两热所得[(1)]。然黄家所得，从湿得之[(2)]。一身尽发热而黄，肚热，热在里[(3)]，当下之[(4)]。

〔讲解〕 本条论述误用火劫之法而发黄疸病的证候和治法。

（1）病黄疸……所得：患者体内有热，误以艾灸、温针、熏蒸等火热之法劫逼其汗，则内热外热和合为患。热邪伤肺，肺金受烁，所以出现烦喘、胸满、口燥等证候。

（2）然黄家所得，从湿得之：说明黄疸病多得之于湿。

（3）一身尽发热而黄……在里：说明火热之盛。火热之邪盛极，熏身蒸体，郁而不达，所以病黄疸。

（4）当下之：是说火劫之黄疸病，可用攻下之法，目的为泻其热而救其阴。肚热，即腹中热。

〔临证意义〕 本条未提出具体治疗方剂，但后世多主张用栀子大黄汤、大黄硝石汤等方治疗，可参考。

九、脉沉[(1)]，渴欲饮水[(2)]，小便不利者，皆发黄[(3)]。

〔讲解〕 本条为湿热发黄的脉证。

（1）脉沉：为病在里。

（2）渴欲饮水：为郁热在里。

（3）小便不利者，皆发黄：为湿邪郁滞。湿热互结、蓄结于内、淫于机体、无以分消，其熏蒸肌肤，所以其病发黄。

〔临证意义〕 湿热发黄，为实证，后世概为阳黄证。其治疗是清利湿热，用方如茵陈五苓散、茵陈蒿汤之类。

十、腹满[1]，舌痿黄[2]，躁不得睡[3]，属黄家[4]。舌痿疑作身痿。

〔**讲解**〕 本条为寒湿发黄的证候。

（1）腹满：脾主腹而司运化，运化不行，寒湿滞腹，所以腹部胀满。

（2）舌痿黄：即身痿黄，也就是身体晦黄而不润泽，为寒湿之象。

（3）躁不得眠：寒湿阻滞，胃中不和，所以躁动而不得入睡。

（4）属黄家：寒湿郁而身发黄，故属黄疸之证。

〔**临证意义**〕 寒湿发黄，病属太阴，为虚证，后世概为阴黄证。其治疗是温中化湿，用方如理中汤加茵陈之类。

十一、黄疸之病，当以十八日为期[1]，治之十日以上瘥[2]，反剧为难治[3]。

〔**讲解**〕 本条论黄疸病之预后。

（1）黄疸之病，当以十八日为期：平人及病人经气传遍一周，是为六日一期。经历三周，则湿土滞邪可以逐渐退去，所以黄疸之病当以十八日为期。

（2）治之十日以上瘥：然十日以上为一般黄疸病之愈期，医治时应该适当用药，使其在十日以上即瘥。瘥，即病愈。

（3）反剧为难治：如果治之十日以上，病情反而加剧，则欲治愈为困难。

〔**临证意义**〕 本条提示，在临床上治疗疾病时，根据其病期，争取早期治疗，使疾病痊愈。若贻误时机，耽搁病情，则正气渐衰、而邪气未息，治疗就不容易了。

十二、疸而渴者，其疸难治[1]；疸而不渴者，其疸可治[2]。发于阴部，其人必呕[3]；阳部，其人振寒而发热也[4]。

〔**讲解**〕 本条承上条续论黄疸病的预后，即以渴与不渴说明黄疸病治疗的难易，以病发于阴部阳部论及其表里证候。

（1）疸而渴者，其疸难治：疸而渴，是阴津已伤，阴伤则正气虚，所以其疸难治。

（2）疸而不渴者，其疸可治：疸而不渴，是阴液未虚，阴未虚则正气易复，所以其疸可治。

（3）发于阴部，其人必呕：病发于阴部，阴部为里，阴湿发于里，所以其人必呕。

（4）阳部，其人振寒而发热也：病发于阳部，阳部为表，阳热发于表，所以其人振寒而发热。振寒，即振栗而寒，意即身体发抖。

十三、谷疸[1]之为病，寒热不食，食即头眩，心胸不安[2]，久久发黄为谷疸[3]，茵陈蒿汤主之[4]。

茵陈蒿汤方

茵陈蒿六两　栀子十四枚　大黄二两

上三味，以水一斗，先煮茵陈，减六升，内二味，煮取三升，去滓，分温三服。小便当利，尿如皂角汁状，色正赤。一宿腹减，黄从小便去也。

〔**讲解**〕 本条遥承第二、第三两条而论谷疸之为阳明湿热郁滞之病，并出其方治。

（1）谷疸：是阳明湿热郁滞之病。

（2）寒热不食……不安：其阳明既郁，营卫之气壅滞不利，所以发为寒热；健运功能窒塞而不用，所以不能饮食。食入，则助其湿热而增其逆满，所以头眩，心胸不安。

（3）久久发黄为谷疸：迁延日久，湿热郁蒸壅遏于中焦，升降失职，营卫不和，致使郁热发黄。

（4）茵陈蒿汤主之：其湿热之邪气，因与食积合化而为实热，所以用茵陈蒿汤泻热利湿，荡涤秽浊。本方重用茵陈，清利湿热退黄之功最著，做为君药；臣以山栀子清热降火，通利三焦，导湿热下行；佐以大黄，苦寒攻下，荡涤积滞，三药配伍，泻热除湿，相得益彰，使邪从二便而去。方后说："尿如皂角汁"。从而使湿热邪气从小便而去，湿热去而身黄自退。

〔**临证意义**〕 茵陈蒿汤是治湿热黄疸的主方，临床上常常运用。其所治证候，综合起来，即一身俱黄，面黄、小便黄，其黄之色鲜明，腹部微满，口中作渴，小便不利，苔黄而腻、脉象沉实等等。

十四、黄家日晡所发热，而反恶寒，此为女劳得之[1]；膀胱急，少腹满，身尽黄，额上黑，足下热，因作黑疸[2]，其腹胀如水状，大便必黑，时溏，此女劳之病，非水也[3]。腹满者难治[4]。硝石矾石散主之[5]。

硝石矾石散方

硝石　矾石　烧，等分

上二味，为散，以大麦粥汁和服方寸匕，日三服。病随大小便去，小便正黄，大便正黑，是候也。

〔讲解〕　本条是遥承前第二条论述女劳疸的证治。

（1）黄家日晡所发热……得之：黄家，多湿热为病。湿热郁于阳明，每见日晡热甚而不恶寒。然今黄家日晡所发热而反见恶寒，是为女劳伤肾。

（2）膀胱急……黑疸：肾虚，膀胱之气不利，故膀胱拘急、少腹满。湿浊外渗肌肤所以一身尽黄。肾色外露于额上，所以额上黑。足下热，为阴亏有热所致，上述证候出现则为黑疸。

（3）其腹胀如水状……水也：女劳疸为病在肾，肾主二便，湿浊积留而不能外泄，故腹胀满，状如水肿。其有瘀血，所以大便色黑、时时稀溏。

（4）腹满者难治：说明女劳疸证见腹部胀满犹如病水之形，为脾肾俱败，病属难治。

（5）硝石矾石散主之：硝石矾石散，硝石，即火硝，味苦咸、入血分而消坚积、去瘀热；矾石，煅枯，入血分而燥湿化浊；大麦粥，甘平、益气养脾，且以调药。合之，共奏消坚胜湿、祛瘀化浊、益脾和中之作用。

十五、酒黄疸，心中懊侬或热痛[1]，栀子大黄汤主之[2]。

栀子大黄汤方

栀子十四枚　大黄一两　枳实五枚　豉一升

上四味，以水六升，煮取二升，分温三服。

〔讲解〕　本条为酒黄疸出一正治方法。

（1）酒黄疸，心中懊侬或热痛：酒疸为嗜酒过度，湿热偏盛所致。湿热之邪熏蒸于外，故身黄。湿热胶结于胸膈胃脘，蒸腾上扰，故闷满不宁，心中懊侬，甚则灼热疼痛。

（2）栀子大黄汤主之：既是湿热蕴结而成酒黄疸，则用栀子大黄汤清泻内热。栀子清三焦之热，豆豉开宣于上，枳实行气于中，大黄攻积于下，此乃上中下分消之法。

〔临证意义〕

1. 临床上，酒黄疸证除有心中懊侬、热痛以外，还有身体发热、心中烦躁、睡眠不安、大、小便不利，身黄鲜明如橘子色、舌红苔黄、脉数有力等症。

2. 栀子大黄汤除治疗酒黄疸外，其他黄疸若偏于热盛者，亦可用。

十六、诸病黄家，但利其小便(1)；假令脉浮，当以汗解之(2)，宜桂枝加黄芪汤主之(3)。方见水气病中。

〔**讲解**〕 本条提出黄疸病之治则，以及黄疸邪在表的证治。

（1）诸病黄家，但利其小便：一般都是由于湿热郁闭，下部没有泄出之路，所以通常治法，都是以利小便为主。因为小便一利，则湿热之邪可以从小便而去，湿去热解、小便通利，黄疸之病可愈。故通利小便是黄疸病的正治方法，同时也是治疗黄疸病之定法。

（2）假令脉浮，当以汗解之：假令其脉现浮象，是病在表而不在里，所以应用发汗法使湿从汗解。

（3）宜桂枝加黄芪汤主之：用桂枝加黄芪汤汗之。桂枝汤调和营卫，加黄芪助卫阳而取微汗，湿邪尽去可卫气不伤。

〔**临证意义**〕 桂枝加黄芪汤，只适用于黄疸表虚而内热不重之证。若黄疸表实而有内热，可用麻黄连轺赤小豆汤。

十七、诸黄(1)，猪膏发煎主之(2)。

猪膏发煎方

猪膏半斤　乱发如鸡子大三枚

上二味，和膏中煎之，发消药成，再分服。病从小便出。

〔**讲解**〕 本条为黄疸燥结之证治。

（1）诸黄：泛指一切黄病。

（2）猪膏发煎主之：猪膏润燥，乱发消瘀，合之，可用于治疗湿热经久、变为坚燥之黄疸病证。

〔**临证意义**〕 本条简略，以药测证，除黄以外，还有少腹急结胀满、大便秘结等症状。

十八、黄疸病，茵陈五苓散主之。一本云茵陈汤及五苓散并主之。

茵陈五苓散方

茵陈蒿末十分　五苓散五分方见痰饮中

上二物和，先食饮方寸匕，日三服。

〔讲解〕 本条为湿重于热之黄疸治疗。

茵陈五苓散，即五苓散加茵陈而成。五苓散化气行水，茵陈清热利湿，所以本方是治疗湿热为患、湿重热轻的黄疸病证。

〔临证意义〕 本条叙证虽简略，但其治证当为黄疸病：小便不利、腹满、口渴、微热。亦为治疗黄疸病的正方。

十九、黄疸腹满，小便不利而赤(1)，自汗出(2)，此为表和里实(3)，当下之，宜大黄硝石汤(4)。

大黄硝石汤方

大黄 黄柏 硝石各四两 栀子十五枚

上四味，以水六升，煮取二升，去滓，内硝，更煮取一升，顿服。

〔讲解〕 本条论述黄疸病表和里实的证候和治疗。

(1) 黄疸腹满，小便不利而赤：这是湿热胶结于里，邪无出路之里实的表现。

(2) 自汗出：在里之实热迫津外泄，不是邪伤营卫的表证，这是表和之现象。

(3) 表和里实：其病湿热之邪不在表而在里，且已积结而化为实热。

(4) 当下之，宜大黄硝石汤：实热当下，使热泻实去，其病可愈。大黄硝石汤，以大黄泻中焦之邪，栀子清上焦之邪，黄柏泄下焦之邪，配以硝石，苦寒清热泻满。此方具有清泻实热而退黄的作用。

〔临证意义〕

1. 大黄硝石汤，药物之性用较为峻猛，不可以轻易使用。如运用时，必须具有腹部、胁下胀满疼痛拒按、大小便不利、脉象滑数有力等症，始可使用。

2. 大黄硝石汤与茵陈蒿汤、栀子大黄汤，都有清利泻下作用，但适用证不完全相同。大黄硝石汤用于热盛里实之证；茵陈蒿汤用于湿热并盛之证；栀子大黄汤用于热重于湿之证。

二十、黄疸病，小便色不变(1)，欲自利(2)，腹满而喘(3)，不可除热，热除必哕(4)。哕者，小半夏汤主之(5)。方见痰饮中。

〔讲解〕 本条为寒湿黄疸误治后产生变证而出一方治。

（1）黄疸病，小便色不变：是说小便清利而长，不见一般黄疸病的小便黄赤短少或不利，是无里热。

（2）欲自利：是说欲自行泄利。小便清长、大便欲泄，是为寒湿内盛。

（3）腹满而喘：脾虚寒滞，所以腹部胀满。中气不足、浊气上逆，所以发喘。

（4）不可除热，热除必哕：病为寒湿而非实热之黄疸，所以不可除热。若误除其热，则会更损中气，中气虚而逆上，就会发生呃逆，而成为黄疸之变证。

（5）哕者，小半夏汤主之：用小半夏汤温胃和中、降逆止哕。

〔临证意义〕 小半夏汤为降逆和胃之方，《痰饮咳嗽病脉证并治第十二》用于治疗“心下支饮而呕吐不渴”者；本条用于治疗“寒湿黄疸而误治变哕”者，均取其温降之用。

二十一、诸黄[(1)]，腹痛而呕[(2)]者，宜柴胡汤[(3)]。必小柴胡汤，方见呕吐中。

〔讲解〕 本条为黄疸兼腹痛而呕的方治。

（1）诸黄：即各种黄疸，包括有谷疸、酒疸等等。

（2）腹痛而呕：是肝邪为患。在黄疸病过程中，肝木有邪，乘侮脾土，所以腹中疼痛。肝合胆，胆胃之气上逆，所以气逆作呕。

（3）宜柴胡汤：即宜小柴胡汤疏利肝胆、和调气机，以治黄疸病兼腹痛而呕者。

〔临证意义〕 本条是随证施治，非专治黄疸。从本证用小柴胡汤来看，可知尚有往来寒热、胸胁苦满、头晕目眩、脘闷脉弦等症状。在应用本方时，可随证情适当化裁，一般宜去参、枣而加茵陈、白芍等。如湿盛者可加厚朴、陈皮、苍术、广藿香等；如热胜者可加山栀、黄柏等；如里热盛而大便秘者可用大柴胡汤；如见有肝郁气滞证候者可用柴胡疏肝饮；如肝郁脾虚者可用逍遥散等等。这些方法，都是从小柴胡汤演变来的，适宜黄疸之各种兼证，值得参考。

二十二、男子黄，小便自利[(1)]，当与虚劳小建中汤[(2)]。方见虚劳中。

〔讲解〕 本条为虚劳痿黄的证治，列此以与黄疸病相区别。

（1）男子黄，小便自利：黄疸之病多为小便不利，小便不利，湿热无下出之路，郁壅于脾，才发为黄疸病。今男子黄、小便自利，说明此黄为虚劳所得。黄，即颜色萎黄。脾胃气血阴阳俱不足，气色不能荣华于外，所以证见肌肤萎黄而不润泽。中焦虚而不足，无实邪阻滞，未妨气化，所以小便自利。

（2）当与虚劳小建中汤：本病为气血不足，虚劳痿黄，宜与小建中汤建立中气，和调阴阳，血充气足，气色外荣，则萎黄之证可愈。

〔临证意义〕 小建中汤为治虚劳之本，故此用以治虚劳萎黄证，然在临床上，虚劳之萎黄证，又不只见于男子，妇女经病、产后、大失血后，均可致血气虚损不能外荣，而发生萎黄证。

瓜蒂汤 治诸黄。方见暍病中。

〔讲解〕 瓜蒂汤方，为一泄湿行水之方，黄疸湿盛于热者，用此汤方以泄除其湿，湿去热退，则黄疸自愈。

附方

《千金》麻黄醇酒汤 治黄疸。

麻黄三两

上一味，以美清酒五升，煮取二升半，顿服尽。冬月用酒、春月用水煮之。

〔讲解〕 外感风寒、湿热在表，郁闭而成黄疸，证见表实无汗脉浮而当以汗解者，用麻黄一味煮酒，使其彻上彻下，行阳开腠，而驱营分之邪，则黄从表而解除。

小 结

本篇记载黄疸一病，其证候主要表现为一身面目尽黄，发病总因是为湿热瘀结所造成。

本篇所载黄疸病，共分为谷疸、酒疸、女劳疸三种，如果这三种疸病经久不愈，正气渐衰，都可以发展成为黑疸之病。

本篇所载谷疸，是由于胃热脾湿、谷气不消、浊气交相郁蒸而引起的。其临床特点表现为“食谷即眩”，在治疗上以茵陈蒿汤为其主要方剂。至于寒湿引起的谷疸，则本篇略而未详。酒疸是由于饮酒过多，湿热之邪气上蒸所致。其临床特点表现为“心中懊侬而热”，在治疗上以栀子大黄汤为其主要方剂。女劳疸是由于房劳伤肾、肾虚所导致的。其临床特点表现为“额上黑，手足中热，薄暮即发”，在治疗上以硝石矾石散为其主要方剂。

另外，本篇还记载有发汗之桂枝加黄芪汤；攻下之大黄硝石汤；润导之猪膏发煎；和解之小柴胡汤；温降之小半夏汤等方，都是黄疸病之兼有症而用是方之变例。惟小建中汤之治虚劳萎黄，列此以相比较，并非治疗黄疸之方剂。

惊悸吐衄下血胸满瘀血病脉证治第十六

概　述

本篇论述惊悸病、出血病、瘀血病等疾病。惊悸病，即指心悸善惊，为心气虚弱、神不内守所致，未出方治，而半夏麻黄丸一方，为饮气凌心之心下悸而设。吐血、鼻衄，大便下血，均为出血病证，其因血寒者，治用柏叶汤、黄土汤等方以温寒止血，其因血热者，治用泻心汤、赤小豆当归散等方以清热止血。瘀血病的主要证候为“胸满，唇痿舌青，口燥，但欲漱水不欲咽，无寒热，脉微大来迟，腹不满其人言我满”，治疗以攻下瘀血为原则。

一、寸口(1)脉动而弱(2)，动即为惊(3)，弱则为悸(4)。

〔**讲解**〕　本条为论述惊悸的脉象，并以脉象阐明惊悸产生的原因。

(1) 寸口：即寸关尺三部。

(2) 脉动而弱：即脉象动摇不宁，其状如豆，上下无头尾。脉弱：即脉象虚弱无力。

(3) 动即为惊：以惊从外来，使气机逆乱，故脉象动摇不宁。

(4) 弱则为悸：以悸从内生，为气血虚少，故脉象虚弱无力。脉动而且弱，为内虚而复加外邪干犯。此处的动弱并见，乃是动见于寸关尺三部中之一部，其余则见弱。

〔**临证意义**〕　惊悸属于一种自觉病证，惊从外得，悸从内生。然惊可以产生悸，悸可以引起惊，二者常常并见，所以连称之曰“惊悸”。临床上其病常伴有失眠、多梦、健忘、头目昏眩等症。

二、师曰：尺脉浮[(1)]，目睛晕黄，衄未止[(2)]。晕黄去，目睛慧了，知衄今止[(3)]。

〔**讲解**〕 本条是以脉证判断衄血的止与未止，也就是脉、色合参的具体运用。

（1）尺脉浮：尺主下焦，浮为有热，为下焦肝木之风火逆冲于上。

（2）目睛晕黄，衄未止：由于诸脉皆属于目，肝郁积热，风火上逆，肺失其清肃下降之职，所以目睛晕黄。目睛晕黄，是为目睛黄而且视物不清，将成云翳，这表明了血气逆行，而衄未欲止。

（3）晕黄去……今止：如果晕黄退去，目睛清慧明了，视物清晰，则可以推知风火已息，肝肾热退，肺之清肃下降的功能恢复，所以知其衄血将要停止。衄血，即是鼻孔出血。

〔**临证意义**〕 衄血的预后，除脉象、目色合参以外，必须结合其证候表现进行判断，方可无误。本条脉象与目色合参，以诊知衄血之止与未止，其风火逆冲而衄血未止者，除以药方辨证治疗外，亦可用鲜旱莲草一大把捣汁服。

三、又曰：从春至夏衄者太阳[(1)]，从秋至冬衄者阳明[(2)]。

〔**讲解**〕 本条论四时之衄与太阳、阳明的关系。衄血，为阳络损伤，血液外溢所引起的。

（1）从春至夏衄者太阳：如果从春至夏发生衄血者，是属于太阳，这是因为春夏之气外浮，而太阳为表，所以春夏阳络之血伤于太阳，由背上循经至鼻，而发生衄血。

（2）从秋至冬衄者阳明：如果从秋至冬发生衄血者，是属于阳明，这是因为秋冬之气沉敛，而阳明为里，所以秋冬阳络之血伤于阳明，由胸上循经至鼻，而发生衄血。

〔**临证意义**〕 阳络损伤，血液外溢，则为衄血，亦即鼻孔出血。其所谓“阳络”者，乃谓阳经之络脉。三阳经脉，惟太阳、阳明二经循行至鼻，少阳经脉不至鼻，故《伤寒论》中只太阳、阳明二经有衄血之症，而少阳经脉则无衄血之症。衄血之症，后世治以大蒜捣泥敷足心，左鼻孔出血敷右足心；右鼻孔出血敷左足心；两鼻孔出血敷两足心，效果很好。本条四时宜活看。

四、衄家不可汗[(1)]，汗出必额上陷脉紧急，直视不能眴，不

得眠[2]。

〔**讲解**〕　本条论衄家忌汗和误汗以后所出现的变证。

（1）衄家不可汗：素有衄病之人，往往阴亏血少，阴液不足于内，所以不可发汗。

（2）汗出必额上陷脉紧急……不得眠：若误发其汗，则会重伤其阴而发生变证，以致出现额上陷脉紧急，两目直视不能眴动，且伴有不得眠睡之证。其额上，即指两额角部；陷脉，即是陷中之脉；眴，同“瞬”，即目珠转动。此证误发其汗，使经脉、目睛、心神均失其所养，故现出证候如此。

〔**临证意义**〕　衄家不可发汗，明示了血液与汗液的关系。血液与汗液是同出于一源的，汗液伤则血液伤；反之，血液伤也可致汗液伤，所谓夺血者无汗，夺汗者无血。

本条亦见于《伤寒论·辨太阳病脉证并治中》，可参阅。

五、病人面无血色，无寒热[1]。**脉沉弦者，衄**[2]。**浮弱，手按之绝者，下血**[3]；**烦咳者，必吐血**[4]。

〔**讲解**〕　本条论述衄血、下血、吐血的脉证。

（1）病人面无血色，无寒热：病人面无血色，是亡血的体征，由于亡血，气血不能上荣于面部，所以面色皖白无华。无寒热，说明病为内伤而非外感。病人面无血色，无寒热，这两句是本条之纲，包括其下衄血、下血、吐血三者。然欲知其血究竟从何亡失，则当结合其他脉证以得之。

（2）脉沉弦者，衄：如果兼见沉弦之脉者，则为阳气郁陷于内而气滞血瘀，瘀积日久则生热，热邪上刑于肺金，使肺气不能清肃下降，故上逆而衄。

（3）浮弱……下血：如果兼见脉浮弱无力而重按之则无者，则是阳气升浮而不降，为里气虚弱，阳气阴血失其交纽之带，故病下血。下血，指男子下血，女子崩中。

（4）烦咳者，必吐血：如果兼见烦咳之症者，则是肺气不能清降，郁热逆冲不止，咳久络伤，络伤则血从口中而出，所以吐血。

〔**临证意义**〕　面色皖白之证，有因血液亡失，致血气虚少而无以华色者；有因阳气虚弱不能行血而致血不能华色者。然亡血色白，脉多见细弱或芤或革；阳虚色白，则脉多见沉迟或微或虚。此条论亡血，故直指之曰“面无血色”。

六、夫吐血，咳逆上气[1]，其脉数而有热，不得卧者，死[2]。

〔讲解〕 本条论吐血死证。

（1）夫吐血，咳逆上气：吐血患者，吐血之后，阴血不足，阴血不足，则虚火遂生，虚火上刑肺金，则咳逆上气。

（2）其脉数而有热……死：阴虚阳亢，其脉数而身热，不得卧者，是为气血交相为病，阳气浮越而根断，阴精虚脱而消亡，阳浮阴绝，神气失守，所以主死。

〔临证意义〕 上条“烦咳者，必吐血”，乃先咳嗽后吐血，较易治，以其为咳久络伤，而咳嗽愈则络脉自复。此条“吐血，咳逆上气”，乃先吐血后咳嗽，较难治，以其为阴血亡失，虚火刑金，而血失不能骤复，且又加“脉数、身热、不得卧”等症，表明其病阴绝阳浮，神失其守，实为危笃之极。然后世有用“二加龙骨汤加阿胶”滋阴血、镇浮阳、清虚热、敛神气，曾治愈众多患者。

七、夫酒客咳者，必致吐血[1]，此因极饮过度所致也[2]。

〔讲解〕 本条论述酒客吐血的成因。

（1）尖酒客咳者，必致吐血：饮酒过多，则湿热内蕴，肺失清肃而作咳，如果上伤肺络，则络伤血溢，所以出现吐血。

（2）此因极饮过度所致也：为自注句，解释吐血之原因是嗜酒生热，伤于肺络所致。

〔临证意义〕 酒客咳嗽而致吐血，当根据具体证候处以方药外，酌加葛花、枳椇子等以消酒毒。

八、寸口脉弦而大，弦则为减，大则为芤，减则为寒，芤则为虚，寒虚相搏，此名曰革，妇人则半产漏下，男子则亡血。

〔讲解〕 本条以脉象阐明男子亡血、女子半产漏下的机制。

已见于前《血痹虚劳病脉证并治第六》第十二条，惟彼多“失精”二字。

九、亡血不可发其表，汗出即寒栗而振。

〔讲解〕 本条提出亡血忌汗，及论误汗后的变证。

亦见于《伤寒论·辨太阳病脉证并治中》，文字虽稍异，而其义则完全一样。请参阅彼书，这里不重讲解。

十、病人胸满(1)，唇痿舌青(2)，口燥，但欲漱水不欲咽(3)，无寒热(4)，脉微大来迟(5)，腹不满，其人言我满，为有瘀血(5)。

〔**讲解**〕 本条论述瘀血脉证，为瘀血病的临床特征。

（1）病人胸满：为血瘀气滞之征。血为气之府，离经之血不得流行，积留壅滞，致气机不利，故血瘀则每见气滞，而气为肺所主，肺居于胸中，故见胸满。

（2）唇痿舌青：唇为脾之外候，舌为心之苗窍，唇痿舌青，乃是心脾血瘀之象。痿，即色萎不润。

（3）口燥，但欲漱水不欲咽：血液瘀结，致津液不布，故口燥而欲漱水。然气分实无热邪，津不亏乏，所以虽口燥而欲漱水，但实在不欲吞咽。

（4）无寒热：由于本病的发生并非外邪引起，所以无寒热之表证。

（5）脉微大来迟：指脉大而不甚，其来迟，乃气并血瘀之象。

（6）腹不满……瘀血：血属阴，积于膈下阴经之隧道，闭塞于深部，而外无壅塞，故只患者自觉其腹满，而外不见其满胀之象。

十一、病者如热状(1)，烦满，口干燥而渴(2)，其脉反无热(3)，此为阴伏(4)，是瘀血也；当下之(5)。

〔**讲解**〕 本条承上条论述瘀血脉证，并提出其治疗原则。

（1）病者如热状：无热而似热。

（2）烦满，口干燥而渴："而"，应为"不"字。由于血液瘀滞，使神无以为养，气无以为和，所以证见烦满。津不能为气所化，口不能为津所润，所以口中干燥。因无热邪，所以不渴。

（3）其脉反无热：是说脉象不显浮、滑、数、大、洪、实等象，这是体内原无热邪之故。

（4）此为阴伏：有热证而无热脉，知为血气瘀结而致津液不布，故曰"此为阴伏"。所谓"阴伏"，即是阴血瘀结而深伏于体内。

（5）是瘀血也，当下之：血既凝瘀于体内，故当用破血攻瘀法以下之。

〔**临证意义**〕

1. 以上两条阐明了瘀血病的临床特征及其治疗原则，有很大的临床指导意义。瘀血停积体内，阻塞气机，可以导致许多疾病的发生，引起不良后果，故治疗务必去其瘀。此所谓"当下之"者，正谓攻下其瘀血，虽未出方，然下瘀血汤、抵当汤、丸、桃仁承气汤等方，可根据其具体病情选用。

2. 关于瘀血病证：瘀血是血液流行受阻而积滞体内的病证。它的发生，常是因寒、因热、因气滞、因跌打闪挫、因出血强止等所引起。本篇论述了瘀血病证的临床特征及其破血攻瘀以下之的治疗原则。然瘀血又是导致许多疾病发生的病因病机。

瘀血为病的治疗，总以"活血祛瘀"为主，因血赖气行，故治疗瘀血为病，常以活血祛瘀法中佐以"行气药"。然临床上由于瘀血为病伴有其他因素，这就必须在"活血祛瘀法中佐以行气药"的基础上加以兼顾。其有寒者，兼以温经散寒；其有热者，兼以凉血清热；其有湿者，兼以行水利湿；其有燥者，兼以滋血润燥；其有风者，兼以祛风和肝；其有痰者，兼以燥湿化痰；其有气滞者，兼以理气；其有坚结者，兼以软坚；其有痞塞者，兼以泻痞；其有脾虚者，兼以建中；其有气虚者，兼以益气；其有血虚者，兼以养血。还有正气虚弱，不能运血，以致血液瘀滞，而为正虚瘀微者，则治又当专补正气，使正复而瘀自化。

十二、火邪者(1)，桂枝去芍药加蜀漆牡蛎龙骨救逆汤主之(2)。

桂枝救逆汤方

桂枝三两，去皮　甘草二两，炙　生姜三两　牡蛎五两，熬　龙骨四两　大枣十二枚　蜀漆三两，洗去腥

上为末，以水一斗二升，先煮蜀漆，减二升，内诸药(3)，煮取三升，去滓，温服一升。

〔**讲解**〕 本条为火邪致惊的方治。

(1) 火邪者：是指因误用熏、熨、艾灸、温针等方法治病所引起的病变之一，以其因火致邪，故名"火邪"。

(2) 桂枝去芍药加蜀漆牡蛎龙骨救逆汤主之：其火迫汗而出，阳亡神躁，故治以桂枝去芍药加蜀漆牡蛎龙骨救逆汤，用桂枝、甘草辛甘合化温复心阳，生姜，大枣补益中焦、调和营卫，且助桂枝、甘草以通阳气，蜀漆化痰散邪，龙骨、牡蛎镇心安神，摄纳浮阳，共奏温通心阳、镇惊安神之效。

(3) 上为末……内诸药：应为"上七味"；内，通"纳"，即纳入的意思。

〔**临证意义**〕 本条没有叙述具体的临床症状，但可以根据方药的作用以方测证，并结合《伤寒论·辨太阳病脉证并治中》有关条文，知其症状有惊

狂、烦躁、卧起不安等。

十三、心下悸者(1)，半夏麻黄丸主之(2)。

半夏麻黄丸方

半夏　麻黄等分

上二味，末之，炼蜜和丸小豆大，饮服三丸，日三服。

〔讲解〕 本条为痰湿胶结而心下悸的方治。

(1) 心下悸者：是指心下悸动不安。心下，指胃脘部位，本证是为阳郁，水停心下，土湿之气凌心所引起的。

(2) 半夏麻黄丸主之：由于水气上逆日久，化为黏滞之湿痰，所以用半夏蠲湿化痰、降逆驱浊。由于阳气郁而不宣，所以用麻黄发越阳气、泻痞开结。由于病为中气不畅，所以以蜜为丸缓之以服，和养中气。半夏麻黄丸有消痰湿、降胃逆、通阳气、泻痞塞的作用，虽不治悸，但悸当自定。

〔临证意义〕 本条仅述"心下悸"一症，而治以"半夏麻黄丸"方，是其尚有脉浮紧而失眠，以及舌苔白滑或白腻等症。

十四、吐血不止者(1)，柏叶汤主之(2)。

柏叶汤方

柏叶　干姜各三两　艾三把

上三味，以水五升，取马通汁一升，合煮取一升，分温再服。

〔讲解〕 本条是中气虚寒而吐血不止的方治。

(1) 吐血不止者：中气虚寒，胃气上逆，则肺金失其收敛之功，所以吐血不止。

(2) 柏叶汤主之：用柏叶汤方，柏叶、艾叶敛肺理血，以调血气；干姜温中和胃，以止逆气；马通汁引上逆之血而导之下行，则不止血而血自止。

〔临证意义〕

1. 中气虚寒引起的吐血证，除所吐之血色黯红以外，还当有其他中气虚寒证候，比如面色萎黄、腹部喜暖喜按、四肢不温、口淡不渴、舌淡苔白滑、脉象迟缓等等，用柏叶汤以温寒补虚，和胃降逆。

2. 本方之马通汁乃是马粪绞汁，近人以童子小便代替，疗效很好。

十五、下血[1]，先便后血，此远血也[2]，黄土汤主之[3]。

黄土汤方亦主吐血、衄血。

甘草　干地黄　白术　附子炮　阿胶　黄芩各三两　灶中黄土半斤

上七味，以水八升，煮取三升，分温二服。

〔讲解〕 本条为大便下血之远血出一方治。

（1）下血：脾虚肾寒，使肝木郁遏而化生风燥，风燥之邪动血，则血液冲泄于肠胃之间，随着大便而下，形成下血病证。下血证，今人谓之“便血”。

（2）先便后血，此远血也：由于先大便而后下血，脾与肛门距离较远，故名曰远血。

（3）黄土汤主之：治以黄土汤，黄土温燥入脾，收涩止血；合白术、甘草补中燥湿止血，以复健行之气；阿胶、地黄、黄芩滋肝血、清风燥，而泻郁热；附子暖肾水，荣肝木，温中土、合为温中健运，养血止血之剂。

〔临证意义〕

1. 黄土汤方是一温补止血之剂，在临床上可用以治疗下血、吐血、衄血、崩漏等等之因于脾肾虚寒者。其证当伴有面色无华、肢体不温、大便稀溏、舌淡脉弱等等。

2. 近人运用本方，有以赤石脂易黄土，黑姜炭易附子者，效果甚好。

十六、下血，先血后便，此近血也[1]，赤小豆当归散主之[2]。方见狐蜮中。

〔讲解〕 本条为湿热下血之近血出一方治。

（1）下血……血也：肝脾湿热下陷，蕴伏于脏肠，致肠内脉络损伤，伤则血液先便以下，形成先下血而后大便，故名曰近血。所谓近血，是出血处与肛门为近。

（2）赤小豆当归散主之：治以赤小豆当归散。赤小豆芽能疏利郁结、散恶血、除湿热、通行血气；当归行血活血，引血归经，和肝以举血中陷下之气。

〔临证意义〕

1. 赤小豆当归散有清热利湿、和营止血的作用，在临床上常合以地榆散加减，治疗便血鲜红、大便不畅、口苦咽干、舌苔黄腻、脉象濡数等症。

2. 赤小豆当归散与黄土汤都是治疗下血证的，但是，赤小豆当归散是治湿热蕴结的近血证，黄土汤是治虚寒不摄的远血证。一方是温寒补虚，一方是清热利湿，两者截然不同。

本方亦见于《百合狐蜮阴阳毒病脉证并治第三》，宜前后参看。

十七、心气不足(1)，吐血、衄血(2)，泻心汤主之(3)。

泻心汤方亦治霍乱。

大黄二两　黄连　黄芩各一两

上三味，以水三升，煮取一升，顿服之。

〔**讲解**〕　本条论心火炽盛而吐血、衄血的方治。

(1) 心气不足：是说心中之阴气不足。阴气不足，乃心火亢盛所致。

(2) 吐血、衄血：心中火热之邪亢盛，则迫血妄行而不已，火势上炎，迫血向上妄行而出于口鼻之窍，则出现吐血、衄血之证。

(3) 泻心汤主之：治以泻心汤，用黄连、黄芩之苦寒，泻其心中之火热，且以通便之大黄以釜底抽薪，引火下行，消瘀止血，使火热得除，则血液自宁，而吐衄即止。

〔**临证意义**〕

1. 本条所论之泻心汤证，为心火炽盛迫血妄行而吐衄，故其证除吐衄之血色为鲜红外，当兼有心中懊侬烦乱、便燥口干、舌赤苔黄，脉数等。而临床上每于泻心汤方中加入生地黄、赤芍、鲜侧柏叶、童子小便等，效果更好。

2. 对于出血病证的治疗，一般说来："血无止法"。以出血强止则易留瘀而为患。然亦有出血不已而治疗上不得不采用收涩药以强行止血者。惟于血止后当继之以化瘀之治，使其瘀血去而新血生。我国古代医学家，通过长期临床实践，已总结出了治疗出血病证的可贵经验，即"止血"、"化瘀"、"宁血"、"补血"等四个步骤。

小　结

本篇首以脉象论述惊悸之病源，并借以阐明吐衄下血胸满瘀血诸病，悉由木火失调所导致，虽见症不一，而其总的病理机制则相同。

惊悸的发生，多由里气亏虚和外有所触而导致，其与血证，关系亦多密切。仲景于滋阴镇心之常法外，特示半夏麻黄丸之治水气凌心、降胃涤饮、通阳开塞，而收升降阴阳之效。

治疗血证诸方，宜寒宜温，活血行瘀，各有法度。气寒血脱，则温其气；血热上逆，则清其血。篇中如柏叶汤、黄土汤之温通疏肝并兼顾脾肾；泻心汤和赤小豆当归散之清利、化瘀宁血，不使留血为患；至于瘀血停积为病，虽未出方，但已提出破血攻瘀的“当下之”之治疗原则，下瘀血汤等方可以借用。

呕吐哕下利病脉证治第十七

概 述

本篇论述呕吐、哕逆、下利等三种疾病。呕吐病为各种原因引起胃气上逆而吐出痰涎、蓄水、宿食等浊物，或干呕者。其因津亏胃燥而朝食暮吐、暮食朝吐者，治用大半夏汤；因胃热冲逆而食已即吐者，治用大黄甘草汤；因正虚邪结而心下痞塞呕吐肠鸣者，治用半夏泻心汤；因水饮阻遏而思水致吐，或呕吐渴欲饮水，或呕吐谷不得下者，治用猪苓散、茯苓泽泻汤、小半夏汤等方；因正阳不足、脏气虚寒而呕吐涎沫，或兼头痛，或呕吐、四肢厥冷者，治用半夏干姜散、吴茱萸汤、四逆汤等方；因胆胃不和而呕吐发热，或干呕下利者，治用小柴胡汤、黄芩加半夏生姜汤等方。哕逆病，以“频频呃忒”为特征。其因胃气郁滞者，以橘皮汤为治；因胃虚有热者，以橘皮竹茹汤为治。下利病，包括今之“泄泻”、“痢疾”二者在内，以“大便泄利”为主症。其因陈积宿邪者，用承气汤下其宿邪；因热邪暴注者，用白头翁汤泻其热邪；因阳弱脏寒者，用四逆汤、通脉四逆汤温其里寒；因中虚肠滑，或气滞肠滑者，用桃花汤，或诃黎勒散固其滑脱；因湿盛气滞者，以利小便为治疗原则，未见出方。

一、夫呕家有痈脓(1)，不可治呕，脓尽自愈(2)。

〔**讲解**〕 本条论呕家有痈脓的治禁及其转归。

(1) 呕家有痈脓：呕家吐出之物，一般多为水谷，或涎沫。今呕而有脓，说明体内有痈。由于痈溃而使脓上出，所以呕吐痈脓。

（2）不可治呕，脓尽自愈：呕家呕脓此乃正气驱邪外出之象，故治疗上不可以治呕，迨脓尽以后，则呕自会停止。脓尽呕止，则病可痊愈。

本条亦见于《伤寒论·辨厥阴病脉证并治》，当参看。

〔临证意义〕 本条之意在于举一反三，说明临床治疗疾病，应针对其病因、病势治疗，即治病须求其本。例如：饮食不节，食停上脘，或饮食不洁，食物中毒以后产生的呕吐，治疗也是不可止呕的，因呕吐可以使邪气外出，所以不但不可止呕，有时还须用探吐，或涌吐方法以促其吐而排邪，使邪气尽早吐出体外而病愈。

二、先呕却渴者(1)**，此为欲解**(2)。**先渴却呕者，为水停心下，此属饮家**(3)。

呕家本渴(4)**，今反不渴者，以心下有支饮故也，此属支饮**(5)。

〔讲解〕 本条以渴呕的先后辨别疾病的性质和转归。

（1）先呕却渴者：是说先呕吐而后作渴。胃中有宿物可引起呕吐，而呕吐又可排出宿物，然吐后宿物虽排出，而胃中津液又可因呕吐所伤而作渴，成为先呕后渴之证。

（2）此为欲解：先呕后渴者，只要得水则胃中津液即复而病愈，所以说此为欲解。

（3）先渴却呕者……饮家：是说先口渴而后呕吐。体内停饮，阻碍津液濡布而口渴，渴则引饮，饮多则水不能消而停蓄于胃，且上逆而作呕吐，所以说“先渴却呕者，为水停心下，此属饮家”。

（4）呕家本渴：一般情况下，呕家，乃经常呕吐之人。病人呕吐以后，常会伤津耗液，以致津伤液耗而口渴，这是正常现象。

（5）今反不渴者……支饮：今呕家不渴，则为饮邪停于心下胃中，而上逆发为呕吐。其无热邪，亦未伤津，故不作口渴。呕家不渴，心下停饮，这是属于支饮病证。

本条亦见于前《痰饮咳嗽病脉证并治第十二》。

〔临证意义〕 本条所论之支饮病证，虽未提出治疗，但可根据前《痰饮咳嗽病脉证并治第十二》关于本病，在治疗上采取降逆涤饮的方法，用小半夏汤、小半夏加茯苓汤等治疗。

三、问曰：病人脉数，数为热，当消谷引食，而反吐者，何也(1)**？师曰：以发其汗，令阳微，膈气虚**(2)**，脉乃数，数为客热，**

不能消谷，胃中虚冷故也(3)。

脉弦者，虚也(4)**，胃气无余，朝食暮吐，变为胃反**(5)。**寒在于上，医反下之，令脉反弦，故名曰虚**(6)。

〔**讲解**〕 本条以脉象论述虚寒之胃反呕吐证。

第一段“问曰，病人脉数……胃中虚冷故也”，是说误汗脉数而为客热。

（1）病人脉数……何也：设问脉数属热，本应消谷而反吐，是何原因。

（2）以发其汗……气虚：脉数是一种热象，其热若在胃中，则应消谷引食而不吐。然其病今反吐者，是因为误发其汗，致使阳气衰微，不能通达于膈中，膈中之阳气也因而不足。

（3）脉乃数……故也：其病阳气衰微，膈中空虚，则脉数是一种客热上浮之数，而不是胃实气盛之数，所以说数为客热。脉虽然现出数象，而胃中却是虚冷，所以其病不能消谷而反吐。

第二段从“脉弦者……名曰虚”，是说误下脉弦而为虚寒。

（4）脉弦者，虚也：病人脉象现弦是肝经病象。其弦之脉和呕吐之症相并出现，就是胃气无余，肝木相乘之现象，因而其脉之弦，为胃虚生寒之弦，所以说脉弦者，虚也。

（5）胃气无余……胃反：然其病之所以现弦脉，是由于寒邪居于上焦，而医者不用宣行上焦阳气之法驱除寒邪，却反以攻下之法损伤胃中阳气，胃阳被伤而虚弱，肝邪乘虚而侵犯，致使胃气尽而无余，不能消谷化水，形成朝食暮吐而成为中寒胃反之病证。胃反，即反胃、翻胃，也就是食入以后又反出。

（6）寒在于上……曰虚：自注句，解释胃反的病理机转。寒在胃，阳气虚，肠无积滞，不应攻下；且因胃虚寒而肝乘，故脉见弦。胃在肠之上部，故曰“寒在于上”，虚寒无积滞之实，故曰“虚”。

本条上段亦见于《伤寒论・辨太阳病脉证并治下》，宜参看。

四、寸口脉微而数，微则无气(1)**，无气则营虚，营虚则血不足**(2)**，血不足则胸中冷**(3)。

〔**讲解**〕 本条以微而数之脉象论胃反呕吐之病机。

本条“则”字均读“即”。

（1）寸口脉微而数，微则无气：脉微主气虚，气虚无以充养血脉则脉微，故说“微即无气”。

（2）无气则营虚，营虚则血不足：血液不足，无以充实经脉营周运行，则滋养人体各部者少，故说“无气即营虚，营虚即血不足”。

（3）血不足则胸中冷：其血液之所以不足者，乃因胸中冷、阳气不化，胃中水谷不消，且由胃反而吐出，以致血气之化源断绝使然，故说“血不足即胸中冷”。

本条无释“脉数”之文，当有脱简。

〔临证意义〕 本条结合上条，胃反呕吐病证，其临床治疗可以采取温养真气的方法，温之则可使上浮之客热自收，养之则可使胸中之虚冷自化。

五、趺阳脉浮而涩，浮则为虚，涩则伤脾(1)，脾伤则不磨，朝食暮吐，暮食朝吐，宿谷不化，名曰胃反(2)。脉紧而涩，其病难治(3)。

〔讲解〕 本条以趺阳浮涩之脉象论胃反呕吐的病机和证候特征。

（1）趺阳脉浮而涩……伤脾：趺阳之脉候脾胃，脉浮是为胃气虚而上逆，所以说浮则为虚。脉涩是为脾气虚而失运，所以说涩则伤脾。

（2）脾伤则不磨……胃反：脾胃俱伤，脾伤则不能消磨水谷，胃虚则不能熟腐水谷，则水谷不能消化转输而停留于胃腑，谷物停留，胃气逆行，以致形成朝食暮吐，暮食朝吐之胃反病证。

（3）脉紧而涩，其病难治：脉紧而涩，紧为寒盛，涩为阴亏，寒盛而阴亏，助阳则更伤阴，助阴则更损阳，所以治疗为难。

〔临证意义〕 本条承上两条，论虚寒性胃反呕吐而补述其“朝食暮吐，暮食朝吐”而吐出物为“宿谷不化”的证候特征，颇有助于临床辨证。

六、病人欲吐者，不可下之。

〔讲解〕 本条说明治疗疾病要因势利导。

病邪在上部，则不可用下法治疗。病人欲吐，是说病人泛泛恶心、有一吐为快之感，欲呕吐而未能吐出，这是陈宿之物泛于人体上部，而有上出之势，治之可因其病势而利导之，用涌吐法以吐出病邪。不可逆其病势使用下法，若误用下法则徒伤正气，正伤里虚，邪气陷而入里，则病势即因之而转深。

〔临证意义〕

1. 病人欲吐，多为宿食痰涎停于上脘。临床上可用涌吐法助其邪出，《伤寒论·辨太阳病脉证并治下》中瓜蒂散一方可借用。

2. 本条应与《伤寒论·辨阳明病脉证并治》“食谷欲呕”中焦虚寒的“吴茱萸汤证”相区别。

七、哕而腹满[1]，视其前后，知何部不利，利之即愈[2]。

〔讲解〕 本条为实证呃逆之治疗原则。

(1) 哕而腹满：是由于实邪阻滞，中焦升降功能失去正常所致。哕，音“月”，即呃逆。腹满，指腹部胀满。

(2) 视其前后……即愈：病为实邪阻滞，故治疗当用通利的方法，使实邪外出。然而运用通利方法时，还当审其前后阴，是何部不利。如前阴不利，则当通利小便以治之，使邪从前阴而去；如后阴不利，则当通利大便以治之，使邪从后阴而去。邪去气顺而腹满呃逆即愈。

本条亦见于《伤寒论·辨厥阴病脉证并治》。

八、呕而胸满者[1]，茱萸汤主之[2]。

茱萸汤方

吴茱萸一升　人参三两　生姜六两　大枣十二枚

上四味，以水五升，煮取三升，温服七合，日三服。

〔讲解〕 本条为中气虚寒的呕吐证治。

(1) 呕而胸满者：是由于中气虚寒，升降失调，浊气逆上，塞于膈中所致。

(2) 茱萸汤主之：“茱萸汤”上当补一“吴”字。用吴茱萸汤，茱萸、生姜温胃散寒，降逆止呕，人参、大枣补虚养正以益气，四味相合成温中益气、降逆止呕之剂。

九、干呕，吐涎沫[1]，头痛者[2]，茱萸汤主之[3]。方见上。

〔讲解〕 本条为肝胃虚寒，寒邪上逆的呕吐证治。

(1) 干呕，吐涎沫：胃中虚冷，湿浊随肝气上逆，故干呕、吐清稀涎沫。

(2) 头痛者：肝经夹寒，循经上冲，犯于巅顶，故头痛。

(3) 茱萸汤主之：吴茱萸汤温肝暖胃、降逆止冲。

本条亦见于《伤寒论·辨厥阴病脉证并治》，当参看。

〔临证意义〕 吴茱萸汤为暖肝和胃，降逆补虚之方，凡肝寒胃逆而呕吐者，多用以为治。今用于肝寒吐蛔证，效果亦良好。

十、呕而肠鸣[1]，心下痞者[2]，半夏泻心汤主之[3]。

半夏泻心汤方

半夏半升，洗　黄芩三两　干姜三两　人参三两　黄连一两　大枣十二枚　甘草炙，二两

上七味，以水一斗，煮取六升，去滓，再煮取三升，温服一升，日三服。

〔讲解〕　本条为寒热错杂的呕吐证治。

（1）呕而肠鸣：中焦虚寒，邪热干犯，中焦失于斡旋之机，胃气逆升于上，则发呕吐。寒湿冲激于下，则发肠鸣。

（2）心下痞者：中焦升降功能失常，邪热乘虚而客于心下，使其痞塞不通，而发心下痞。

（3）半夏泻心汤主之：病为寒热错杂，所以治用半夏泻心汤，黄连、黄芩清上泻热，人参、甘草、大枣培土补中，干姜、半夏降逆止呕。

本条亦见于《伤寒论·辨太阳病脉证并治下》，宜参看。

十一、干呕而利者[1]，黄芩加半夏生姜汤主之[2]。

黄芩加半夏生姜汤方

黄芩三两　甘草二两，炙　芍药二两　半夏半升　生姜三两　大枣十二枚

上六味，以水一斗，煮取三升，去滓，温服一升，日再夜一服。

〔讲解〕　本条为邪热呕利出一方治。

（1）干呕而利者：邪热在里，下迫于肠则下利；上逆于胃则干呕。

（2）黄芩加半夏生姜汤主之：黄芩汤加半夏生姜汤，黄芩、芍药清热止利，甘草、大枣调中和胃，半夏、生姜降逆止呕，共奏止呕止利的效用。

本条亦见《伤寒论·辨太阳病脉证并治下》，当参看。

〔临证意义〕　黄芩加半夏生姜汤，除有呕利证外，当还有肛门灼热、小腹疼痛、小便黄赤、舌苔黄腻、脉象细数等症状。本方既可以治疗干呕而暴注下迫的热泻，又可以治疗干呕而下利脓血的热痢。如不呕，可去掉半夏、生姜。

十二、诸呕吐(1)，谷不得下者(2)，小半夏汤主之(3)。方见痰饮中。

〔**讲解**〕 本条为停饮呕吐出一方治。

(1) 诸呕吐：指不同原因、不同属性的各种呕吐。

(2) 谷不得下者：胃有停饮，饮随气逆，阻其食道，所以呕吐而谷不得下。

(3) 小半夏汤主之：小半夏汤有涤饮消痰、降逆止呕的作用，故用以为治。

〔**临证意义**〕 本条应参阅前《痰饮咳嗽病脉证并治第十二》中之小半夏汤证、小半夏加茯苓汤证等条。小半夏汤证除有呕吐、谷不得下外，当还有短气、心下悸、目眩、不渴等。如小便不利，则可加茯苓而为小半夏加茯苓汤逐饮邪从小便出。

十三、呕吐而病在膈上，后思水者，解，急与之(1)。思水者，猪苓散主之(2)。

猪苓散方

猪苓　茯苓　白术各等分

上三味，杵为散，饮服方寸匕，日三服。

〔**讲解**〕 本条叙述呕吐后饮水的证治。本条文分两段读。

(1) 呕吐而病在膈上……与之：是说膈上有病邪而发生呕吐。呕吐以后思水者，是病邪已去。惟津液因呕吐而干少，所以思水以滋润，此时应以水少少与饮之，而润其干燥，病即可得其愈。

(2) 思水者，猪苓散主之：是说膈间饮邪阻碍津液而作渴，因渴而多饮，于是旧饮未去，而新饮又增，旧饮新饮合而上泛，则易成为呕吐之病证。所以应乘其尚未呕吐之时，用猪苓散驱其膈间之饮邪，使脾精能够升布，脾精升布，则思水之证可除，而呕吐不生。猪苓散，猪苓、茯苓渗利水湿，白术补中输津。

〔**临证意义**〕 思水多饮，饮后作吐，吐后又思水而饮，这是本病的特点。

十四、呕而脉弱(1)，小便复利(2)，身有微热(3)，见厥者，难治(4)，四逆汤主之(5)。

四逆汤方

附子生用，一枚　干姜一两半　甘草二两，炙

上三味，以水三升，煮取一升二合，去滓，分温再服。强人可大附子一枚，干姜三两。

〔**讲解**〕 本条为阴盛阳微的呕吐证治。

（1）呕而脉弱：阴寒内盛，气逆于上，故呕。呕而过多，胃气弱而正气不足，故脉弱。

（2）小便复利：呕多津伤，应为小便不利，然今小便复利，是为病及肾阳，阳微不能固摄所致。

（3）身有微热：阳气衰竭，阴寒内盛，互相格拒，阳微而浮越于外，故身有微热。

（4）见厥者，难治：由于其病为阴盛阳微，阴阳之气不相顺接，故见手足厥冷。难治，说明本病的严重性。

（5）四逆汤主之：难治并非不治。以四逆汤，附子温肾助阳，干姜温中祛寒，甘草调和中焦、补益脾胃，共奏回阳救逆之效。

本条亦见《伤寒论·辨厥阴病脉证并治》，当参看。

十五、呕而发热者[(1)]，小柴胡汤主之[(2)]。

小柴胡汤方

柴胡半斤　黄芩三两　人参三两　甘草三两　半夏半斤　生姜三两　大枣十二枚

上七味，以水一斗二升，煮取六升，去滓，再煮取三升，温服一升，日三服。

〔**讲解**〕 本条为少阳邪热迫胃致呕的证治。

（1）呕而发热者：邪郁少阳，所以发热。少阳胆火但升不降，邪迫胃腑，所以作呕。

（2）小柴胡汤主之：病为少阳之邪热引起，所以用小柴胡汤为治。以柴胡、黄芩清解少阳，生姜、半夏调中降逆，甘草、人参、大枣益气扶正。

本条亦见《伤寒论·辨厥阴病脉证并治》，当参看。

十六、胃反呕吐者[(1)]，大半夏汤主之[(2)]。《千金》云：“治胃反不受食，

食入即吐。”《外台》云：“治呕，心下痞硬者。”

大半夏汤方

半夏二升，洗完用　人参三两　白蜜一升

上三味，以水一斗二升，和蜜扬之二百四十遍，煮药，取二升半，温服一升，余分再服。

〔讲解〕　本条为胃反呕吐的正治方法。

（1）胃反呕吐者：胃中虚寒，气逆冲上，以致朝食暮吐、暮食朝吐而为胃反呕吐之证。

（2）大半夏汤主之：以大半夏汤安中补虚，降逆润燥。半夏降逆止呕，人参、白蜜补虚益气、安中和胃。

〔临证意义〕　本条实遥承前第三、四、五等条所论胃反而补出大半夏汤一方，故其症尚有朝食暮吐、暮食朝吐、宿谷不化、神倦乏力、大便燥结等。

十七、食已即吐者(1)，大黄甘草汤主之(1)。《外台》方：又治吐水。

大黄甘草汤方

大黄四两　甘草一两

上二味，以水三升，煮取一升，分温再服。

〔讲解〕　本条为实热胃反呕吐的证治。

（1）食已即吐者：胃中热实，燥结便秘，浊气冲逆而不能容食，以致其症见食已即吐。

（2）大黄甘草汤主之：实热呕吐，故用大黄甘草汤以平胃腑之热邪。

〔临证意义〕

1. 本方与上条大半夏汤，都是治疗胃反呕吐证。但上方是治疗虚寒性胃反呕吐，临床上以朝食暮吐、暮食朝吐、宿谷不化为证候特征，大半夏汤补虚祛寒、降逆止呕。而本方是治疗实热性胃反呕吐，临床上是以食已即吐为证候特征，大黄甘草汤攻实泻热、祛浊下行。

2. 病人欲吐而未能吐出者，为病邪上趋有上出之势，不可用攻下法治疗。此食已即吐，为胃热冲逆，必用攻下法逆折其势以奏效。

十八、胃反(1)，吐而渴欲水者(2)，茯苓泽泻汤主之(3)。

茯苓泽泻汤方 《外台》治消渴脉绝胃反者，有小麦二升。

茯苓半斤　泽泻四两　甘草二两　桂枝二两　白术三两　生姜四两

上六味，以水一斗，煮取三升，内泽泻，再煮取二升半，温服八合，日三服。

〔**讲解**〕 本条为胃有停饮的胃反证治。

（1）胃反：水饮之邪停蓄于胃腑，致使胃气不和而上逆，所以出现胃反呕吐。

（2）吐而渴欲水者：饮邪阻滞，脾气不运，不能输精上承，所以又出现口渴而欲饮水之证。

（3）茯苓泽泻汤主之：用茯苓泽泻汤治之，茯苓、泽泻利水渗湿，白术健脾燥湿，生姜降逆止吐，桂枝通阳化气，甘草和胃调中，共奏利水通阳、和胃降逆之效，用以治疗停饮呕渴之胃反病证。

〔**临证意义**〕

1. 本方除有呕、渴证外，还应兼有心下悸动一证。

2. 本方吐而渴欲饮水者，与《消渴小便利淋病脉证并治第十三》五苓散方之渴欲饮水、水入则吐之证相似。但在证情上，五苓散证是以口渴为先，渴则欲饮水，饮入则吐，不饮则不吐；而本方之证是以呕吐为主，吐而渴欲饮水，饮时未必吐，不饮时未必不吐。且五苓散当外有寒热，而本方之证则当有心下悸。

十九、吐后，渴欲得水而贪饮者(1)，文蛤汤主之(2)兼主微风、脉紧、头痛(3)。

文蛤汤方

文蛤五两　麻黄　甘草　生姜各三两　石膏五两　杏仁五十枚　大枣十二枚

上七味，以水六升，煮取二升，温服一升，汗出即愈。

〔**讲解**〕 本条为渴欲贪饮的方治。

（1）吐后，渴欲得水而贪饮者：肾主五液，其气上交于心，由于呕吐，则津液耗伤，因而肾主之液衰少而不足。肾液不足，不能上济心火，因而心火亢盛，其气坚结，所以渴欲得水而贪饮不止。

（2）文蛤汤主之：此文蛤汤乃文蛤散之误。文蛤散，文蛤性味咸寒，有益水滋润、清热泄火的作用，故用以为治。

(3) 兼主微风……头痛：此八字，非本条原文，当删。

本条与前《消渴小便利淋病脉证并治第十三》第六条“渴欲饮水不止者，文蛤散主之”，文稍异而义甚同，当参看。

二十、干呕，吐逆，吐涎沫(1)，半夏干姜散主之(2)。

半夏干姜散方

半夏　干姜等分

上二味，杵为散，取方寸匕，浆水一升半，煮取七合，顿服之。

〔**讲解**〕 本条为胃寒津凝的证治。

(1) 干呕……涎沫：胃寒不化，失于和降，津液凝涩，黏沫痰涎随其逆行之机而上涌，以致出现干呕无物，或吐逆、吐涎沫之证。

(2) 半夏干姜散主之：以半夏干姜散治之，半夏消涎降逆，干姜温胃散寒，浆水调中和胃，共奏温中止逆之效。

〔**临证意义**〕

1. 本方为小半夏汤的变方，将生姜换成干姜而成。取干姜温阳作用，以治胃寒津凝的呕吐涎沫证。

2. 本方之证与吴茱萸汤证均有干呕吐涎沫证候，但吴茱萸汤证为肝寒胃虚，寒邪循经冲逆所致，故证兼头痛；而本方之证是由于胃寒不化，津凝气逆引起，故证无头痛。

二十一、病人胸中似喘不喘，似呕不呕，似哕不哕，彻心中愦愦然无奈者(1)，生姜半夏汤主之(2)。

生姜半夏汤方

半夏半升　生姜汁一升

上二味，以水三升，煮半夏取二升，内生姜汁，煮取一升半，小冷，分四服，日三夜一服。止，停后服。

〔**讲解**〕 本条为寒饮搏结，气机不利的证治。

(1) 胸中似喘不喘……奈者：是由于寒饮之邪搏结，阻碍中上二焦，以致升降之机不利，从而出现烦闷、心乱、胃中嘈杂、无可奈何的证候。

（2）生姜半夏汤主之：以生姜半夏汤通阳、涤饮、止呕。生姜散寒通阳，半夏蠲饮和胃。方后的“小冷、分四服”，小冷，是待药稍凉以后给服，以免病与药格拒，分四服，是一剂药量煎成后，患者分四次服用。通过药力的持续作用，逐渐消散胃中的寒饮邪气，以避免一次大剂量服用而可能引起的不必要的呕吐证。

〔临证意义〕

1. 本方同小半夏汤方，都是由生姜、半夏二味药组成，都具有辛散温降的作用，都用于寒饮偏盛，抑遏阳气的呕吐证候。但由于二方在药物分量和制剂方法上不同，所以其主治病证也就不尽相同。小半夏汤是以降逆化饮为主，而本方是以散结通阳为主；小半夏汤是治疗饮邪停蓄，上逆作呕之心下支饮证，而本方是治疗寒饮搏结、气机不利之心中烦乱证。

2. 本方还应与上条半夏干姜散比较：半夏干姜散是治疗中阳不足，胃寒津凝、痰涎上逆之“干呕、吐逆、吐涎沫”证，除用半夏降逆止呕外，用干姜温中壮阳。而本方是治疗邪正相搏，上下不通、升降不利之“病人胸中似喘不喘，似呕不呕，似哕不哕，彻心中愦愦然无奈者”，除用半夏蠲饮和胃外，用生姜散寒通阳。

二十二、干呕哕(1)，若手足厥者(2)，橘皮汤主之(3)。

橘皮汤方

橘皮四两　生姜半斤

上二味，以水七升，煮取三升，温服一升，下咽即愈。

〔讲解〕　本条为胃寒气闭的证治。

（1）干呕哕：胃寒气逆，所以干呕、呃逆。

（2）手足厥者：寒气阻滞，阳气不能外达于四肢，所以手足厥冷。

（3）橘皮汤主之：用橘皮汤散寒降逆。橘皮理气和胃，生姜散寒降逆。寒去气顺，阳气得通，诸症可退。

〔临证意义〕　本条手足厥冷一症，是由于胃阳为寒邪所闭，不能伸达所致，与四逆汤证肾阳虚惫，阴寒独盛的手足厥冷不同，临证时应分辨清楚。

二十三、哕逆者(1)，橘皮竹茹汤主之(2)。

橘皮竹茹汤方

橘皮二斤　竹茹二斤　人参一两　甘草五两　生姜半斤　大枣三十枚

上六味，以水一斗，煮取三升，温服一升，日三服。

〔**讲解**〕 本条为胃中虚热的呃逆证治。

（1）哕逆者：胃虚有热，气逆于上，所以呃逆。

（2）橘皮竹茹汤主之：用橘皮竹茹汤清热补虚，降逆止哕。橘皮理气和中，生姜降逆止哕，竹茹清胃止逆，人参、甘草、大枣补虚益气以和脾胃。

〔**临证意义**〕 本方在临床上常用于久病胃虚有热，或其他原因引起胃气不足兼夹热邪之胃失和降证。表现有呕恶、呃逆、舌体嫩红、脉象虚数等。若其证还兼有口渴欲饮、小便短赤，舌苔干少者，可在本方基础上加用麦冬、石斛、枇杷叶、芦根之类的滋养胃阴、降气止逆药物。

二十四、夫六腑气绝于外者(1)**，手足寒，上气，脚缩**(2)**；五脏气绝于内者，利不禁，下甚者，手足不仁**(3)。

〔**讲解**〕 本条论述五脏六腑病气隔绝的证候。

（1）六腑气绝于外者：气绝，是指病气隔绝。六腑为阳，其位在外，五脏在阴，其位在内。若病气隔绝于外者，则病于六腑。

（2）手足寒……脚缩：六腑是以胃气为主，胃气隔绝，则诸腑气衰，气衰则阳不能外达四末、温养肢体，所以手足寒冷，两脚挛缩。中气失和，逆而上行，所以上气。

（3）五脏气绝于内者……不仁：若病气隔绝于内者，则病于五脏。五脏是以脾气为主，脾气隔绝，郁而下陷，则出现泄利不止。泄利过度，阴液耗竭，不能滋养手足，所以手足麻痹而不知寒热痛痒。脾胃同主四肢，故病皆见于手足。

〔**临证意义**〕 本条揭示脾胃在五脏六腑中的重要作用，和在发生呕、哕、下利等病中的关键性，并启以下论述下利病证之文。

二十五、下利脉沉弦者，下重；脉大者，为未止；脉微弱数者，为欲自止，虽发热不死。

〔**讲解**〕 本条见《伤寒论·辨厥阴病脉证并治》。

二十六、下利手足厥冷，无脉者，灸之不温；若脉不还，反微喘者，死。少阴负趺阳者，为顺也。

〔**讲解**〕 本条见《伤寒论·辨厥阴病脉证并治》。

二十七、下利有微热而渴，脉弱者，今自愈。

〔**讲解**〕 本条见《伤寒论·辨厥阴病脉证并治》。

二十八、下利脉数，有微热，汗出，今自愈；设脉紧，为未解。

〔**讲解**〕 本条见《伤寒论·辨厥阴病脉证并治》。

二十九、下利脉数而渴者，今自愈；设不差，必圊脓血，以有热故也。

〔**讲解**〕 本条见《伤寒论·辨厥阴病脉证并治》。

三十、下利脉反弦(1)，发热身汗者，自愈(2)。

〔**讲解**〕 本条论述下利正盛邪衰自愈证。

(1) 下利脉反弦：下利，脉象初起不弦，而后乃弦，所以说脉反弦。弦而不沉，是为肝气升达之象。

(2) 发热身汗者，自愈：肝气升达，清阳上升，所以出现发热、身汗而愈，以下陷之气得升举而恢复于正常。

三十一、下利气者(1)，当利其小便(2)。

〔**讲解**〕 本条为气利的治疗原则。

(1) 下利气者：是说患者一边下利一边矢气。

(2) 当利其小便：此乃湿邪偏盛，气机阻滞所引起，所以用通利小便的方法，以分消湿邪，使湿邪从小便而去，湿去则气行，气行通利，则下利气之证可愈。

〔**临证意义**〕 本条叙证简略，临床上除下利气以外，还兼有小便不利等证。

三十二、下利，寸脉反浮数，尺中自涩者，必圊脓血。

〔**讲解**〕 本条见《伤寒论·辨厥阴病脉证并治》。

三十三、下利清谷，不可攻其表，汗出必胀满。

〔讲解〕　本条见《伤寒论·辨厥阴病脉证并治》。

三十四、下利脉沉而迟，其人面少赤，身有微热，下利清谷者，必郁冒汗出而解，病人必微厥。所以然者，其面戴阳，下虚故也。

〔讲解〕　本条见《伤寒论·辨厥阴病脉证并治》。

三十五、下利后脉绝，手足厥冷，晬时脉还，手足温者生，脉不还者死。

〔讲解〕　本条见《伤寒论·辨厥阴病脉证并治》。

三十六、下利腹胀满，身体疼痛者，先温其里，乃攻其表。温里宜四逆汤，攻表宜桂枝汤。

四逆汤方方见上。

桂枝汤方

桂枝三两，去皮　芍药三两　甘草二两，炙　生姜三两　大枣十二枚

上五味，㕮咀，以水七升，微火煮取三升，去滓，适寒温服一升，服已须臾啜稀粥一升，以助药力，温覆令一时许，遍身漐漐微似有汗者，益佳，不可令如水淋漓。若一服汗出病差，停后服。

〔讲解〕　本条见《伤寒论·辨厥阴病脉证并治》。

三十七、下利三部脉皆平(1)，按之心下坚者(2)，急下之，宜大承气汤(3)。

〔讲解〕　本条为实热下利的脉证治疗。

（1）下利三部脉皆平：是说寸关尺三部之脉象平和正常。

（2）按之心下坚者：燥热在里，实邪内阻，所以按之心下坚满。由于实热积结较甚，水因燥热所迫而旁流不止，所以下利。

（3）急下之，宜大承气汤：虽下利而正气未虚，所以可用大承气汤急下以去实。实滞去，燥热解，则下利可止。

〔**临证意义**〕 本条的下利证，即是属于热结旁流证。临床表现为下利清水、气味臭秽、心下按之硬痛、口舌干燥、脉象有力等。用大承气汤以下坚结之邪。

三十八、下利脉迟而滑者(1)，实也(2)，利未欲止，急下之，宜大承气汤(3)。

〔**讲解**〕 本条为食停气壅而下利的证治。

（1）下利脉迟而滑者：脉象现迟，为气机壅滞，脉象现滑，为宿食内阻，气壅食阻，所以脉象为迟为滑。

（2）实也：病为实证下利无疑。

（3）利未欲止……气汤：其实邪未去，则利未欲止，故用大承气汤急下，以攻其实邪。

三十九、下利脉反滑(1)者，当有所去(2)，下乃愈，宜大承气汤(3)。

〔**讲解**〕 本条为宿食内停，热结旁流之证。

（1）下利脉反滑：表明内有宿食。宿食内阻，气机失常，脉来不数不迟而出现下利脉滑之证，即所谓结者自结，利者自利之热结旁流。

（2）当有所去：若宿食停积能去，则下利可止、疾病可愈。

（3）下乃愈，宜大承气汤：所以用大承气汤以下其宿食。

四十、下利已差(1)，至其年月日时复发者，以病不尽故也(2)，当下之，宜大承气汤(3)。

大承气汤方见痉病中。

〔**讲解**〕 本条为陈积内停，时差时发的下利出一大承气汤方。

（1）下利已差："差"，作"病愈"解。说下利已愈。

（2）至其年月日时复发者，以病不尽故也：下利病已愈，至其患下利病证的次年同一时期又复发作，这是因为陈积在脾，治之未能尽去，而依然蓄在体内之故。

（3）当下之，宜大承气汤：用大承气汤以下其未尽之余邪，而止其复发之下利。

〔**临证意义**〕　本条按时复发下利之证，乃陈积热实所引起，故用大承气汤寒下之。如因陈积寒实而病此者，则又当用温下法以下之，备急丸、温脾汤之类可选用。

四十一、下利谵语者，有燥屎也，小承气汤主之。

小承气汤方

大黄四两　厚朴三两，炙　枳实大者三枚，炙

上三味，以水四升，煮取一升二合，去滓，分温三服，得利则止。

〔**讲解**〕　本条见《伤寒论·辨厥阴病脉证并治》。

四十二、下利便脓血者，桃花汤主之。

桃花汤方

赤石脂一升，一半剉，一半筛末　干姜一两　粳米一升

上三味，以水七升，煮米令熟，去滓，温服七合，内赤石脂末方寸匕，日三服；若一服愈，余勿服。

〔**讲解**〕　本条见《伤寒论·辨少阴病脉证并治》。

四十三、热利下重者，白头翁汤主之。

白头翁汤方

白头翁二两　黄连　黄柏　秦皮各三两

上四味，以水七升，煮取二升，去滓，温服一升；不愈，更服。

〔**讲解**〕　本条见《伤寒论·辨厥阴病脉证并治》。

四十四、下利后更烦，按之心下濡者，为虚烦也，栀子豉汤主之。

栀子豉汤方

栀子十四枚　香豉四合，绵裹

上二味，以水四升，先煮栀子，得二升半，内豉，煮取一升半，去滓，分三服，温进一服，得吐则止。

〔**讲解**〕　本条见《伤寒论·辨太阳病脉证并治中》。

四十五、下利清谷，里寒外热，汗出而厥者，通脉四逆汤主之。

通脉四逆汤方

附子大者一枚，生用　干姜三两，强人可四两　甘草二两，炙

上三味，以水三升，煮取一升二合，去滓，分温再服。

〔**讲解**〕　本条见《伤寒论·辨厥阴病脉证并治》。

四十六、下利肺痛(1)，紫参汤主之(2)。

紫参汤方

紫参半斤　甘草三两

上二味，以水五升，先煮紫参，取二升，内甘草，煮取一升半，分温三服。疑非仲景方。

〔**讲解**〕　本条为下利肺痛的方治。

（1）下利肺痛：肺痛，即是胸中隐隐作痛。由于肺与大肠相合，在生理上相为表里，所以在病理上即互为影响：肠中有积，则肺气可致不顺；肺中有积，则大肠亦可不固。“下利肺痛”，为大肠有病而气壅于肺所致。

（2）紫参汤主之：治以紫参汤，紫参具有主心腹积聚，寒热邪气通九窍，利大小便的作用，故以之为君药，治疗下利肺痛，使之通则不痛，佐以甘草调中以和之，使气通则痛愈，积去而利止。

四十七、气利(1)，诃黎勒散主之(2)。

诃黎勒散方

诃黎勒十枚，煨

上一味，为散，粥饮和，顿服。疑非仲景方。

〔**讲解**〕　本条为气滞滑陷而气利的方治。

（1）气利：是说频频矢气，为气滞而滑陷于肠所致。

（2）诃黎勒散主之：以诃黎勒散治之，以诃黎勒行气滞而攻滑陷，粥饮安中和胃，合用益胃固涩止泻。

〔**临证意义**〕　本条气利证与前第三十条的下利气证不同。彼为大便泄利时伴以矢气之证，而本条则为频频矢气而不必见泄利；彼为湿热郁滞，而本条则为气滞滑陷。

附方

《千金翼》小承气汤　治大便不通，哕数谵语。方见上

〔**讲解**〕　本条见于孙思邈《千金翼方·霍乱门》。胃有燥屎，气机逆乱，以致下为大便不通而上为呃逆。邪盛气实，神识昏愦，故频发谵语。宜以小承气汤下其燥屎。可参看本篇第七条、第四十一条。

《外台》黄芩汤　治干呕下利

黄芩　人参　干姜各二两　桂枝一两　大枣十二枚　半夏半升

上六味，以水七升，煮取三升，温分三服。

〔**讲解**〕　本条见于《外台秘要·呕吐哕门》。参看本篇第十一条黄芩加半夏生姜汤证。

小　结

本篇论述呕吐、哕、下利三病，由于此三病常常相互影响，交并出现，所以合为一篇。然而需注意的是，本篇的具体条文，有将近一半见于《伤寒论》中，故学习本篇时应结合《伤寒论》读。

本篇所论呕吐病，以“呕恶吐逆”为特征，其病因、病机分为虚寒、实热、寒热错杂，水饮停蓄和宿食痰滞停于上脘等。如属于虚寒者，大半夏汤、吴茱萸汤、四逆汤等方可以选用；属于实热者，大黄甘草汤、小柴胡汤等方可以选用；属于寒热错杂者，半夏泻心汤方可以选用；属于水饮停蓄者、小半夏汤、生姜半夏汤、半夏干姜散、茯苓泽泻汤、猪苓散等方可以选用；属于宿食痰滞、停于上脘者，本篇提出“不可下之”而未出方，但可以

根据《腹满寒疝宿食病脉证治第十》“宿食在上脘，当吐之”之法而从《伤寒论·辨太阳病脉证并治下》中选用“瓜蒂散”一方。至于文蛤散一方，乃治吐后渴欲得水而贪饮者，并非治疗呕吐之方。

本篇所论哕病，即今之所谓“呃逆”。如因气闭胃逆而有寒者，用橘皮汤降气止逆而散寒；如因胃虚气逆而有热者，用橘皮竹茹汤补虚降逆而清热；如因下窍不通，气机壅塞而呃逆者，“当视其前后，知何部不利”而利之。

本篇所论下利病，包括现在所谓的“泄泻”、“痢疾”两病。从病机上可以概括为虚寒和实热两类。病为泄泻，属于虚寒者，用四逆汤、通脉四逆汤；属于实热或积滞者，用大、小承气汤；属于湿热气滞，则当“利其小便”。病为痢疾，属于虚寒者，用桃花汤；属于实热者，用白头翁汤。至于诃黎勒散之行气固滑，乃为“气利”之病而设；而黄芩加半夏生姜汤之清热降逆，又为干呕而利之病所设。

疮痈肠痈浸淫病脉证并治第十八

概　述

本篇论述金疮、痈肿、肠痈、浸淫疮等疾病。痈肿初起，为脉浮数而洒淅恶寒，其身有一痛处。如以手掩其肿上，热者即已成脓，这是辨别痈肿化脓与否的方法。肠痈病，少腹肿痞，按之痛，时发热，汗出，恶寒，脉迟紧，为脓未成，以大黄牡丹汤为治；身甲错，腹皮急而按之濡，如肿状而腹无积聚，身无热而脉数，为脓已成，以薏苡附子败酱散为治。金疮病，为刀斧所伤，身有创伤而脉见浮微而涩，治用王不留行散续绝伤、行血气而复经脉。浸淫疮，发于肌肤，初生甚小，先痒后痛而成疮，汁出浸渍肌肤，浸淫渐阔乃遍体，治以黄连粉清热胜湿。

一、诸浮数脉，应当发热(1)，而反洒淅恶寒(2)，若有痛处，当发其痈(3)。

〔讲解〕 本条论述痈肿将发的诊断。

（1）诸浮数脉，应当发热：脉现浮数，浮为主风，数为主热，浮数之脉一般主风热之证，而必见发热。

（2）反洒淅恶寒：今不见发热而反见洒淅恶寒，为卫气被遏，不能畅行之故。

（3）若有痛处，当发其痈：如身体某处有疼痛之感，则为营卫稽留，气血阻滞，郁着一处，发为痈肿。

〔临证意义〕 外感疾病亦可见脉浮数而身恶寒，与痈肿初发之证同。但外感病的疼痛在全身，而痈肿的疼痛只在身体的某一处。

二、师曰：诸痈肿，欲知有脓无脓，以手掩肿上(1)，热者为有脓，不热者为无脓(2)。

〔**讲解**〕 本条为痈肿有脓无脓的辨别方法。

（1）诸痈肿……肿上：痈肿，欲知其有脓还是无脓，辨别方法，以手掩覆于痈肿部位之上，此即中医学的触诊。

（2）热者为有脓，不热者为无脓：如有热感，即为脓成而有脓，若无热感，说明脓未成而无脓。这是由于痈肿成脓，是邪热久聚痈肿之中，腐败气血而成，故有脓则其局部热邪已聚盛而以手掩之有热感；无脓则局部热邪尚未盛聚而以手触之无热感。

〔**临证意义**〕 以手触按痈肿，辨别脓成与否，在临床上很有实际意义。后世在这个基础上，结合实践，创立了更多的辨别方法。如从痈肿的软硬、陷起、疼痛、颜色等各方面进行辨别，往往能得出比较正确的诊断，从而对痈肿的治疗提供了可靠依据。对于痈肿治疗，虽未出方，但据其形成及其发展过程，在痈肿初期，脓尚未成，可用疏散以消痈；在痈肿后期，其脓已成，则可用托里以排脓。

三、肠痈之为病(1)，其身甲错(2)，腹皮急(3)，按之濡，如肿状(4)，腹无积聚，身无热，脉数，此为肠内有痈脓(5)，薏苡附子败酱散主之(6)。

薏苡附子败酱散方

薏苡仁十分　附子二分　败酱五分

上三味，杵为末，取方寸匕，以水二升，煎减半，顿服，小便当下。

〔**讲解**〕 本条是论述肠痈脓已成的辨证和治疗。

（1）肠痈之为病：肠痈病的形成，为邪热壅滞、营卫不利所致。由于病变部位在肠，故名肠痈。

（2）其身甲错：营气不利，营血郁滞于肠而不能外荣于肌肤，故身体之肌肤干裂粗糙，甚至如鳞甲之交错。

（3）腹皮急：痈在肠而肠居腹里，营卫阻滞，气血不荣于腹，则见腹皮紧急。

（4）按之濡，如肿状：然其痈在肠而不在腹，故腹皮虽急，而按之仍柔软。

（5）腹无积聚……痈脓：一般说来，积聚为壅胀之本，脉数为身热之征，此病腹如肿状而内无积聚，身不发热而脉见数象，说明营血郁滞而肠内有痈。

（6）薏苡附子败酱散主之：以薏苡附子败酱散消肿排脓，薏苡仁清热利湿排脓，附子宣通辛散，败酱消肿排脓、解毒祛瘀。

〔**临证意义**〕 薏苡附子败酱散是治疗肠痈其脓已成的方剂，与下文大黄牡丹汤之治肠痈其脓将成未成者有别，此已正虚，彼尚邪盛。

四、肠痈者，少腹肿痞(1)，按之即痛如淋，小便自调(2)，时时发热，自汗出，复恶寒(3)。其脉迟紧者，脓未成，可下之，当有血(4)。脉洪数者，脓已成，不可下也(5)。大黄牡丹汤主之(6)。

大黄牡丹汤方

大黄四两　牡丹一两　桃仁五十个　瓜子半升　芒硝三合

上五味，以水六升，煮取一升，去滓，内芒硝，再煎沸，顿服之，有脓当下；如无脓，当下血。

〔**讲解**〕 本条论述肠痈脓将成未成的证治。

（1）肠痈者，少腹肿痞：邪热壅聚，营卫气血瘀滞，故少腹肿满痞塞。

（2）按之即痛如淋，小便自调：其病为邪实，所以按之即疼痛如淋病一样。病变在肠，未及膀胱，气化正常，所以小便自调。

（3）时时发热……恶寒：时时发热、自汗出、复恶寒，为邪正相争，热郁于营，营卫失调所致。

（4）脉迟紧者……当有血：其脉迟紧者，表明热毒未聚而未成脓。脓既未成，正气不虚，仅热瘀结于血分，所以用攻下之法以逐其瘀结。

（5）脉洪数者……下也：如脉象洪数，则为热毒盛聚、气血腐败，已成为痈脓，治当排脓，而不可用大黄牡丹汤以攻下。此为插叙句，应在下文“大黄牡丹汤主之”之后。

（6）大黄牡丹汤主之：此文应接在“可下之，当有血”句下。大黄牡丹汤、大黄、芒硝下其瘀热结聚，牡丹皮、桃仁凉血散瘀，瓜子仁消痈散结排脓。

〔**临证意义**〕 大黄牡丹汤是治疗肠痈初起、痈脓将成未成、邪盛而正不虚之证，故方后云“有脓当下”。此方今人用于治疗急性阑尾炎，效果颇佳。

五、问曰：寸口脉浮微而涩，法当亡血，若汗出(1)**。设不汗者云何？答曰：若身有疮，被刀斧所伤，亡血故也**(2)**。**

〔**讲解**〕 本条论金疮脉证。

（1）寸口脉浮微而涩……汗出：浮微，主阳气微弱；涩，指阴气涩少。浮微与涩并见，为阳气不能外固，阴气不能内守，则当见亡血或汗出之证。

（2）设不汗者云何……故也：假设不汗出者，则是身有金疮，为刀斧所伤，出血过多使然。

六、病金疮(1)**，王不留行散主之**(2)**。**

王不留行散方

王不留行十分，八月八日采　蒴藋细叶十分，七月七日采　桑东南根白皮十分，三月三日采　甘草十八分　川椒三分，除目及闭口，去汗　黄芩二分　干姜二分　厚朴二分　芍药二分

上九味，桑根皮以上三味烧灰存性，勿令灰过，各别杵筛，合治之为散，服方寸匕。小疮即粉之，大疮但服之，产后亦可服。如风寒，桑东根勿取之。前三物皆阴干百日。

〔**讲解**〕 本条承上条提出金疮的方治。

（1）病金疮：患金疮之病，由于肌肉受外力器械损伤，经脉断绝，营卫气血不能循经而行，伤口一时难以愈合。

（2）王不留行散主之：治以王不留行散，行气血、和阴阳，消肿止痛。王不留行活血通经止痛，为治疗金疮的要药，蒴藋细叶清毒热，续筋骨，桑东南根白皮主伤中脉绝，治流血不止，芍药、黄芩清热凉血以防腐，川椒、干姜通行血络，加强血行，厚朴行气破滞，甘草和诸药，解百毒。

〔**临证意义**〕 本方是治疗外伤的有效方剂，临床上常用其加减变换而广泛使用。且本方调血气，和阴阳，故可用于产后气血不调，阴阳不和证。但对于产后虚损的证候不宜使用。

排脓散方

枳实十六枚　芍药六分　桔梗二分

上三味，杵为散，取鸡子黄一枚，以药散与鸡子黄相等，揉和令相得，饮和服之，日一服。

〔讲解〕 枳实苦寒，除热破滞以为君药，配以芍药和桔梗，芍药通血行痹，桔梗利气开泄，更用鸡子黄甘润补虚，作为化毒排脓之本。本方是用于疮痈将成未成证。

排脓汤方

甘草二两　桔梗三两　生姜一两　大枣十枚

上四味，以水三升，煮取一升，温服五合，日再服。

〔讲解〕 甘草甘缓解毒，桔梗开泄排脓，生姜、大枣安中健胃。本方是用于病变偏于上，疮痈已成证。

〔临证意义〕 排脓散和排脓汤分别是《妇人产后病脉证治第二十一》、《肺痿肺痈咳嗽上气病脉证治第七》中的枳实芍药散加桔梗、鸡子黄；桔梗汤加生姜、大枣而成的。两方仅只桔梗一味药同，其他则异，但都以“排脓”名方，可见桔梗为排脓的要药。由于两方的配伍不同，所以它们的治疗有异：一为治痈脓将成未成，一为治疗欲成痈脓。

七、浸淫疮(1)，从口流向四肢者，可治(2)；从四肢流来入口者，不可治(3)。

〔讲解〕 本条论述浸淫疮的预后。

(1) 浸淫疮：是一种湿热引起的皮肤疾病。其病流水所至即发疮，其疮在皮肤浸淫不已，故名之曰“浸淫疮”。

(2) 从口流向四肢者，可治：如此疮从口部开始，而蔓延走向四肢，则表明疮毒外出四散，病情由重逐渐转轻，则属可治。

(3) 从四肢流来入口者，不可治：如此疮从四肢蔓延走向口部，则表明疮毒壅聚内入，病情由轻浅向深重发展，则其病即属于不可治疗。所谓“不可治”，就是不易治疗的意思。

〔临证意义〕

1. 浸淫疮是一种外科疾患。发病时，肌表皮肤布于小点，有痛痒感，并且有分泌物。初起时范围较小，以后逐渐扩大，遍于全身。此病的发生，是由于湿热火毒所引起。

2. 对于疾病的预后是轻还是重，是可治还是不可治，是根据多方面情况进行综合分析得出的。浸淫疮从内到外，从外到内，判断其是可治，还是不可治，是中医学对疾病预后判断的一个举例而已。

八、浸淫疮[(1)]，黄连粉主之[(2)]。方未见。

〔**讲解**〕 本条承上条提出浸淫疮的方治。

（1）浸淫疮：诸痛痒疮，皆为心所主。浸淫疮正是由于火毒内盛、湿热郁蕴而成。

（2）黄连粉主之：其治疗以黄连粉清心泻火、燥湿解毒。

小　　结

本篇讨论的痈肿、肠痈、金疮、浸淫疮等病，都是属于外科范围，虽然所载内容不多，但对于痈肿、肠痈是否化脓之察，都提出了简明而正确的方法。并为肠痈证未化脓，或将化脓者提出一大黄牡丹皮汤方，已化脓者提出一薏苡附子败酱散方。另外，尚有排脓散和排脓汤二方，用以排出内脏之痈脓，也有相当的治疗价值。

至于金疮一病，是由于金刃所伤而成，本篇用王不留行散续绝伤、行血气以恢复经脉营卫之正常流行，也是一个很好的方剂，但必须平素储备，方可应急。

本篇对浸淫疮一病也提出了预后和治疗。

趺蹶手指臂肿转筋阴狐疝蚘虫病脉证治第十九

概述

本篇论述了藜芦甘草汤之治手指臂肿动，鸡屎白散之治转筋入腹，蜘蛛散之治阴狐疝气，乌梅丸之治蚘厥。也论及了趺蹶的证候和发病原因而未出治法。

一、师曰：病趺蹶(1)**，其人但能前，不能却，刺腨入二寸，此太阳经伤也**(2)。

〔**讲解**〕 本条论趺蹶病“能前不能却”证候的成因。

（1）病趺蹶：趺，为“跌”字坏文。跌蹶，是易于跌仆。其人但能前，不能却，是因跌仆所导致的一种行动障碍病证。

（2）其人但能前……伤也：由于人体之经脉分布循行于周身，而太阳经则循行于人身之后。今因跌仆而被竹木金石等，刺伤腨肠部之承筋穴约二寸，致使太阳经脉伤损而不利，故其人只能向前行走而不能后退。踹，通腨，指腨肠，即所谓“腿肚”。

二、病人常以手指臂肿动(1)**，此人身体瞤瞤者**(2)**，藜芦甘草汤主之**(3)。

藜芦甘草汤方方未见。

〔**讲解**〕 本条为手指臂肿的证治。

（1）病人常以手指臂肿动：手指臂肿为风痰所引起，痰湿滞于手指臂部，则壅肿胀满。

（2）此人身体瞤瞤者：风邪走窜经络，则身体瞤动。

（3）藜芦甘草汤主之：治以藜芦甘草汤。方虽未见，然方以藜芦、甘草得名。藜芦涌吐，以逐膈上之风痰，甘草和中，以缓解藜芦之毒。

〔临证意义〕 手指臂肿多为风痰在膈，攻走于肢体所致。本条用藜芦甘草汤涌吐痰涎为治。而近人多用导痰汤（胆星、枳实、半夏、陈皮、甘草、茯苓、生姜、大枣）或《指迷》茯苓丸（半夏、茯苓、枳壳、风化硝、姜汁）治疗，药性较缓和，效果亦较好。

三、转筋之为病(1)，其人臂脚直，脉上下行，微弦。转筋入腹者(2)，鸡屎白散主之(3)。

鸡屎白散方

鸡屎白

上一味，为散，取方寸匕，以水六合，和，温服。

〔讲解〕 本条论述转筋的脉证和方治。

（1）转筋之为病：转筋，是筋脉挛急牵引。筋为肝所主，而肝属风木之脏。

（2）其人臂脚直……腹者：其肝气郁结，则必生风燥，如风燥之邪夹寒、夹热侵袭于筋脉，则筋脉为病而挛急牵引，致两臂两脚强直而不柔，脉象也出现劲急弦直而无柔和之象，甚则牵引腹部拘急作痛。

（3）鸡屎白散主之：治疗可用鸡屎白散，鸡屎白有通利祛风的作用，故以之利便舒筋，畅达肝气。

〔临证意义〕 转筋病，在临床上常见。其病有因风燥而致者；有因寒湿而致者；有因霍乱失津而致者。本方鸡屎白散为治风燥转筋而设。其余原因所致转筋则均未论及。

四、阴狐疝气者(1)，偏有小大，时时上下(2)，蜘蛛散主之(3)。

蜘蛛散方

蜘蛛十四枚，熬焦　桂枝半两

上二味，为散，取八分一匕，饮和服，日再服。蜜丸亦可。

〔讲解〕 本条是阴狐疝气的证治。

（1）阴狐疝气者：是指下焦有一种气出入无常，如同前阴部有物，卧时入于腹中，立时出于阴囊。

（2）偏有小大，时时上下：其病或左或右，大小不同，或上或下，出没无时，其变幻莫测，故名狐疝。

（3）蜘蛛散主之：其发生原因，为寒湿之气凝于厥阴肝经，影响于下焦阴部，故治以蜘蛛散，以蜘蛛利气破结，配以桂枝辛温走散，合而辛温通利，以入厥阴而逐寒湿。

〔临证意义〕 狐疝乃前阴疾患，而寒疝则绕脐腹痛，二者虽同称“疝”，但实际上却是两种不同疾病，不得混淆。治疗本病，今人多用疏肝理气药，如川楝子、延胡索、木香、茴香、荔枝核、橘核仁、槟榔、乌药之类，有一定疗效。

五、问曰：病腹痛有虫(1)，其脉何以别之？师曰：腹中痛，其脉当沉若弦(2)，反洪大，故有蚘虫(3)。

〔讲解〕 本条以脉证辨认蛔虫病。

（1）病腹痛有虫：腹痛，可见于多种病证。如何辨认其为蛔虫腹痛，当结合脉象。

（2）腹中痛，其脉当沉若弦：如因寒邪腹痛，则其脉当见沉若弦象。其“若”字当读为“或”。

（3）反洪大，故有蚘虫：今腹痛，其脉不见“沉”或“弦”象，而反见洪大，是为蛔动不安，气逆走窜所致，为有蛔虫之病。蚘，今作“蛔”。

〔临证意义〕 辨认蛔虫病，除本条论述的“腹痛”、“脉洪大”外，临床上还可见心腹疼痛不安、时时吐涎，眼有蛔虫斑点、睡中龂齿、鼻痒等等。

六、蚘虫之为病，令人吐涎心痛，发作有时(1)。毒药不止，甘草粉蜜汤主之(2)。

甘草粉蜜汤方

甘草二两　粉一两　蜜四两

上三味，以水三升，先煮甘草，取二升，去滓，内粉、蜜，搅令和，煎如薄粥，温服一升，差即止。

〔**讲解**〕 本条论述蛔虫腹痛的证治。本条分两段读。前三句为论述蛔虫病证候。

（1）蚘虫之为病……有时：由于蛔虫内动，影响于胃，致胃缓而廉泉开，廉泉开则涎下，所以令人常常吐涎。心痛，是指胃脘疼痛，是蛔虫动于胃，胃脘不安，故痛。如果蛔虫动后静止，则疼痛缓解。

（2）毒药不止，甘草粉蜜汤主之：毒药不止，当为“药毒不止”之误。患者服药中其药毒，心中烦闷而不息止，则用甘草粉蜜汤长服久服，进行治疗。甘草、米粉、白蜜，甘缓和胃以解药毒。

〔**临证意义**〕

1. 甘草粉蜜汤方中之“粉”的理解：长期以来，对于甘草粉蜜汤方中的“粉”，一直存在着两种不同的见解，一种见解认为方中的“粉”是“铅粉”；一种见解认为方中的“粉”是“米粉”。前者所持的理由是：米粉没有杀蛔的作用，只有铅粉才有毒蛔的作用；后者所据的理由是：古单称“粉”，多指米粉而不指铅粉。

其实，“甘草粉蜜汤”中之“粉”，是米粉。第一，古代之“米粉”多单称为“粉”，日人丹波氏已指出；第二，方后有“煎如薄粥”一句，只有米粉可以“煎如薄粥”，而铅粉却不可能；第三，在《备急千金要方》、《外台秘要》中有此方，所载之“粉”均作“粱米粉”或“白粱粉”，粱米粉、白粱粉即是米粉，可证。

2. 关于本条读法：根据《千金翼方》、《备急千金要方》、《外台秘要》、《诸病源候论》等古医籍所载，“蛔虫之为病，令人吐涎心痛，发作有时”等文为一条，而“药毒不止，甘草粉蜜汤主之……温服一升，差即止”为另一条，这是两条不同内容的文字被误混在一起了。其“毒药不止”一句，以《备急千金要方》、《外台秘要》之文校之，应为“药毒不止”，而《备急千金要方》、《外台秘要》所载本方均见于“解毒门”中，方上亦无“蛔虫之为病，令人吐涎心痛，发作有时”等文。以上理由为据，则可明确看出，“蛔虫之为病，令人吐涎心痛，发作有时”等文，是论述蛔虫病的临床证候的；而“药毒不止……差即止”等文，是论述一个解毒药方。

七、蛔厥者(1)**，当吐蛔，令病者静而复时烦，此为脏寒，蛔上入膈，故烦**(2)**，须臾复止，得食而呕又烦者，蛔闻食臭出，其人当自吐蛔**(3)。

〔**讲解**〕 本条论述蛔厥病证。

（1）蛔厥者：即是蛔动引起的厥证。

（2）当吐蛔……故烦：蛔虫之性喜温恶寒，脏寒则不利于蛔，其蛔避寒就热，上窜于胸膈胃腑，胸膈不利则烦躁不安，胃气上逆则呕逆而自吐蛔。

（3）须臾复止……吐蛔：蛔动痛剧，阴阳之气不相顺接，则四肢厥逆。蛔动则痛发，蛔静则痛止，故其痛时发时止。须臾，即一会儿，形容时间的短暂。

八、蛔厥者(1)，乌梅丸主之(2)。

乌梅丸方

乌梅三百个　细辛六两　附子六两，炮　黄连一斤　当归四两　黄柏六两　桂枝六两　人参六两　干姜十两　川椒四两，去汗

上十味，异捣筛，合治之，以苦酒渍乌梅一宿，去核，蒸之五升米下，饭熟捣成泥，和药令相得，内臼中，与蜜杵二千下，丸如梧子大，先食饮服一丸，日三服，稍加至二十丸。禁生冷滑臭等食。

〔讲解〕　本条承上条为蛔厥病出一方治。

（1）蛔厥者：蛔厥病为脏寒蛔动，如上条所述。

（2）乌梅丸主之：治之宜乌梅丸温脏补虚，安蛔止厥。以乌梅为主药，配以蜀椒安蛔驱蛔，干姜、细辛、桂枝、附子温脏祛寒，再以黄连、黄柏清解上热，人参、当归益气养血，补虚扶正。

上两条亦见《伤寒论·辨厥阴病脉证并治》，当参看。

小　结

本篇论述趺蹶、手指臂肿、转筋、阴狐疝气、蛔虫病。原文只有八条，而对蛔虫病的证候特征及其蛔厥证论述颇详，并在治法上出一乌梅丸方，清上温下以恢复人体功能而治蛔厥。

至于藜芦甘草汤方之治手指臂肿动，鸡屎白散方之治转筋入腹，蜘蛛散方之治阴狐疝气等，也都有一定的研究价值。另外，甘草粉蜜汤方之治药毒不止，为一甘缓解毒之方，则是他篇之文错简于此。

妇人妊娠病脉证并治第二十

概　述

本篇论述妇人妊娠期疾病。妊娠恶阻呕吐，治以干姜人参半夏丸；其用桂枝汤者恐为误。妊娠胎漏前阴下血，其因癥痼害胎者，以桂枝茯苓丸为治；因冲任失调者，以胶艾汤为治。妊娠腹痛，其因湿浊下流者，以当归芍药散为治；因阴寒内逆者，以附子汤为治。妊娠小便不利，其因血虚热结者，以当归贝母苦参丸为治；因水气阻遏者，以葵子茯苓散为治；至于伤胎而不得小便者，则以针刺劳宫等穴为治。妊娠养胎，偏于湿热者，用当归散；偏于寒湿者，用白术散。

一、师曰：妇人得平脉(1)，阴脉小弱(2)，其人渴，不能食，无寒热，名妊娠(3)，桂枝汤主之。方见下利中。**于法六十日当有此证，设有医治逆者，却一月加吐下者，则绝之(4)。**

〔讲解〕　本条论述妇人妊娠初期及其误治的脉证和处理方法。

(1) 妇人得平脉：平脉，即平和无病之脉。

(2) 阴脉小弱：阴脉，指尺部脉。妇人身无病邪，故脉象平和无异。但妇人初始受孕，精血聚而养胎，血脉一时不足，而胞胎位居下焦，所以尺脉见小弱。

(3) 其人渴……妊娠：冲为血海，根于胞中而丽于阳明，妊娠血聚养胎，致津液不布，胃腑不和，故症见渴呕而不能食，不见恶寒发热，即将成为所谓“妊娠恶阻”。

(4) 于法六十日当有此证……绝之：此证大率在妊娠六十日左右出现。设有医者治之而误，却在一月内见有此证，且加吐下者，则胞胎将落，应速设法续其胎。绝，为“继”字之误，“继”作“续”讲。

其桂枝汤与妊娠渴呕不食之证未合，当属错简。

〔**临证意义**〕 本条文义断续不纯，当有脱简。然前人注释，颇有异同，宜联系临床实际深究之。凡年龄已至青春期妇女，月经突然停止来潮，继而出现恶心呕吐、厌食、食入即吐、嗜喜酸味，软弱无力、脉滑等脉证，即可断为妊娠。

二、妇人宿有癥病，经断未及三月，而得漏下不止，胎动在脐上者，为癥痼害(1)。**妊娠六月动者，前三月经水利时，胎也**(2)。**下血者，后断三月衃也**(3)。**所以血不止者，其癥不去故也，当下其癥，桂枝茯苓丸主之**(4)。

桂枝茯苓丸方

桂枝　茯苓　牡丹去心　芍药　桃仁，去皮尖，熬，各等分

上五味，末之，炼蜜和丸，如兔屎大，每日食前服一丸。不知，加至三丸。

〔**讲解**〕 本条论述妇人癥痼害病的证治。

(1) 妇人宿有癥病……痼害：妇人腹内宿有癥积，又受孕成胎，一般胎动在受孕6个月以后，其跳动部位当在小腹，今经水停后3个月而癥病复动，以致漏血不止，为癥下逼其胎，所以说是“癥痼害”。此“胎动在脐上”，是为真胎而非鬼胎。鬼胎为阴气凝聚，不得动于脐上之阳位。

(2) 妊娠六月动者……胎也：其胎动在脐下，是胎已成6个月，其停经前3个月经水利时即已成胎。

(3) 下血者，后断三月衃也：后3个月经水止时而其血被宿癥所阻，不能于胞中养胎，遂积以成衃。

(4) 所以血不止者……主之：癥不去则漏下即不止，癥去则漏下止而血始养胎。癥而有胎，去癥之药宜缓，故用桂枝茯苓丸治疗。桂枝温通血脉，芍药调营血，破坚积，桂枝配以芍药、疏运肝气，和调营卫，丹皮与桃仁、活血化瘀，茯苓、渗泄利导，渐渐消磨其癥，为妊娠去癥之良方。

〔**临证意义**〕 桂枝茯苓丸为活血化瘀之剂，除用以妊娠去癥外，今人还用于治疗血瘀痛经、产后恶露停滞、胞衣不下、子宫外孕、胎死不下等病

证，均有一定疗效。

三、妇人怀娠六七月，脉弦发热，其胎愈胀，腹痛恶寒者，少腹如扇[(1)]，所以然者，子脏开故也，当以附子汤温其脏[(2)]。方未见。

〔讲解〕 本条论述妊娠阳虚寒盛的证治。

（1）妇人怀娠六七月……如扇：妇人怀孕六七月时，胎已成形，而出现脉弦发热恶寒、腹痛胎胀、少腹如扇等症，这是由于子脏开而不合，寒气内入而引起。脉弦，为阴盛之征。发热为格阳之候。阳虚不温，故恶寒而少腹如扇。

（2）所以然者……其脏：寒凝气滞，故腹痛而胎胀。治用附子汤，祛除寒邪，温暖子宫。

〔临证意义〕 附子汤方见《伤寒论・辨少阴病脉证并治》，为附子、茯苓、人参、白术、白芍等药组成。用以治疗妊娠腹痛恶寒、少腹如扇者，效果颇佳，勿畏附子大热伤胎而迟疑不用。

四、师曰：妇人有漏下者，有半产后因续下血都不绝者，有妊娠下血者[(1)]，假令妊娠腹中痛，为胞阻[(2)]，胶艾汤主之[(3)]。

胶艾汤方一方加干姜一两。胡氏治妇人胞动，无干姜。

川芎　阿胶　甘草各二两　艾叶　当归各三两　芍药四两　干地黄六两

上七味，以水五升，清酒三升，合煮取三升，去滓，内胶，令消尽，温服一升，日三服。不差，更作。

〔讲解〕 本条为妊娠胞阻而出一胶艾汤方。

（1）妇人有漏下者……下血者：妇人前阴下血，大多由于冲、任二经为病，或无端下血；或半产下血；或妊娠下血，下血情况虽不同，其都由冲、任为病则一。

（2）假令妊娠腹中痛，为胞阻：假令妊娠宿无癥病，忽然下血而腹中痛者，为冲、任二经虚寒，血气阻滞不能养胎，虚则不能摄血故漏下，寒则气机凝滞故腹痛，致胎孕欲坠。

（3）胶艾汤主之：养血温经，止血安胎，治用胶艾汤，以阿胶、艾叶滋血海、暖子宫，川芎、当归、芍药、地黄调养血液，且和以甘草，行以酒势，使血液循经养胎，下血自止。

〔**临证意义**〕 胶艾汤在临床上应用很广泛，是妇科疾病的要方。凡是月经过多，崩中漏下而血虚腹痛、胎动不安、胎漏等等，都可以本方为用。但须注意的是，如其病下血是因血热引起者，则本方不可滥用。

五、妇人怀娠，腹中㽲痛(1)，当归芍药散主之(2)。

当归芍药散方

当归三两　芍药一斤　川芎半斤，一作三两　茯苓四两　泽泻半斤　白术四两

上六味，杵为散，取方寸匕，酒和，日三服。

〔**讲解**〕 本条为妊娠肝脾不和的腹痛证治。

（1）妇人怀娠，腹中㽲痛：妇人妊娠，肝郁血虚、脾虚湿生，湿浊阴血互结，影响于腹，故腹中拘急而痛。㽲，音朽。

（2）当归芍药散主之：治用养气血、和肝脾的当归芍药散，当归、芍药、川芎养血疏肝、调理肝气，茯苓、泽泻、白术健脾利湿、和运脾气。肝脾得治，则腹中㽲痛之证可除。

〔**临证意义**〕 本条叙证简略，其证当还有小便不利，足跗浮肿等。

六、妊娠呕吐不止(1)，干姜人参半夏丸主之(2)。

干姜人参半夏丸方

干姜　人参各一两　半夏二两

上三味，末之，以生姜汁糊为丸，如梧桐子大，饮服十丸，日三服。

〔**讲解**〕 本条为妊娠胃虚有饮的呕吐方治。

（1）妊娠呕吐不止：脾胃素虚而有饮邪，妊娠后，冲脉之气上逆，则中焦之寒饮随之而上涌，所以出现呕吐不止，即世人所谓“妊娠恶阻”。

（2）干姜人参半夏丸主之：寒饮不除，则呕吐不止，故用温化寒饮、补虚降逆的干姜人参半夏丸为治。干姜温中散寒，人参益气补中，半夏、生姜汁蠲饮降逆。

〔**临证意义**〕 干姜人参半夏丸除疗妊娠胃虚有饮之呕吐不止外，还兼治有痰涎清稀、口淡不渴、头眩心悸、舌苔白滑、脉象弦缓等症。在治这些证

候时，可根据病情，将药物研为细末，以舔服方法授药；或以生姜易干姜，疗效亦佳。本方不宜用于妊娠胃热呕吐证。

七、妊娠，小便难(1)，饮食如故(2)，当归贝母苦参丸主之(3)。

当归贝母苦参丸方男子加滑石半两

当归　贝母　苦参各四两

上三味，末之，炼蜜丸如小豆大，饮服三丸，加至十丸。

〔**讲解**〕 本条提出妊娠小便难的治疗方剂。

（1）妊娠，小便难：妇人妊娠以后，由于阴血偏虚，气郁不利，从而形成燥热津伤的病理。小便不利，正是由于血虚生热，气郁化燥、膀胱津液不足所致。

（2）饮食如故：饮食如故，说明中焦无病。

（3）当归贝母苦参丸主之：当归贝母苦参丸，当归养血润燥，贝母利气解郁，苦参入阴利窍。本方具有养血清热、开结润燥、利窍通淋的作用。

〔**临证意义**〕 本方除用治妊娠小便难外，临床上还用以治疗妊娠之肠道燥热所引起的大便秘结而困难证，疗效甚佳。

八、妊娠有水气，身重(1)，小便不利，洒淅恶寒(2)，起即头眩(3)，葵子茯苓散主之(4)。

葵子茯苓散方

葵子一升　茯苓三两

上二味，杵为散，饮服方寸匕，日三服，小便利则愈。

〔**讲解**〕 本条论述妊娠水气病的证治。

（1）妊娠有水气，身重：水气内停，阳气困郁于机体，所以身体肿重。

（2）小便不利，洒淅恶寒：阳遏不能化气行水，固表卫外，所以小便不利、洒淅恶寒。

（3）起即头眩：水邪阻滞、升降异常，致清阳不升，所以起即头眩。

（4）葵子茯苓散主之：治以葵子茯苓散，利尿通窍，葵子滑利窍道，茯苓利水通阳，共奏通窍利水的功效。

〔**临证意义**〕 葵子茯苓散是用于妊娠有水气之属于实证者。葵子有滑胎作用，用时宜慎。后世医家对此证，采用五皮饮加紫苏治疗，效果良好。

九、妇人妊娠(1)，宜常服当归散主之(2)。

当归散方

当归　黄芩　芍药　川芎各一斤　白术半斤

上五味，杵为散，酒饮服方寸匕，日再服。妊娠常服即易产，胎无疾苦。产后百病悉主之。

〔**讲解**〕 本条为湿热胎动不安出一方治。

（1）妇人妊娠：妊娠，肝血虚而生热，脾气虚而生湿，湿热内郁，致胎动不安。

（2）宜常服当归散主之：治用当归散，当归、芍药、川芎养血和营、调肝舒气，白术、黄芩健脾燥湿、坚阴清热。

〔**临证意义**〕 妇人妊娠无病，则不需服药。若其人瘦而有热，恐耗血伤胎，宜常服此方以安之。

十、妊娠养胎(1)，白术散主之(2)。

白术散方见《外台》。

白术四分　川芎四分　蜀椒三分，去汗　牡蛎二分

上四味，杵为散，酒服一钱匕，日三服，夜一服。但苦痛，加芍药；心下毒痛，倍加川芎；心烦吐痛，不能食饮，加细辛一两，半夏大者二十枚。服之后，更以醋浆水服之。若呕，以醋浆水服之，复不解者，小麦汁服之。已后渴者，大麦粥服之。病虽愈，服之勿置。

〔**讲解**〕 本条为寒湿胎动不安出一方治。

（1）妊娠养胎：妊娠脾虚土弱，寒湿内生，寒湿郁滞而致胎动不安。

（2）白术散主之：治以白术散。白术、牡蛎燥湿，川芎温血调气，蜀椒温中祛寒。

〔**临证意义**〕 妊娠伤胎，有因湿热者；亦有因寒湿者，随人脏气之阴阳而各异。上方当归散正治湿热之剂，本方白术散正治寒湿之剂。二方并列于此，以资比较。

十一、妇人伤胎，怀身腹满，不得小便，从腰以下重，如有水气状(1)，怀身七月，太阴当养不养，此心气实，当刺泻劳宫及关元，小便微利则愈(2)。见《玉函》。

〔**讲解**〕 本条继上两条养胎方之后而论伤胎之症状、原因及其刺法。

（1）妇人伤胎……气状：妊娠七月，为手太阴肺脉养胎之时，心肺同居于上焦，如果心火偏盛，则肺金受灼，以致肺虚不能养胎，且使周身上下之气化不行，故发生腹满、不得小便、腰以下重而有如水气之状。

（2）怀身七月……则愈：怀妊七月，太阴肺当养胎之时，其病起于心火偏盛，而心与小肠相表里，所以刺泻心包之劳宫穴和小肠之募穴关元，使其实火泻，不能刑金，则肺复其主气之用，而自能养胎。

〔**临证意义**〕 劳宫穴在手掌中央陷中，为手厥阴心包经穴位；关元穴在脐下三寸处，为任脉穴位，乃小肠募穴。临床上，关元穴为孕妇禁刺之穴，所以用时宜慎。

小　结

本篇论述妊娠之征象与养胎方法，以及妊娠疾病之证治。原文共有十一条，除提出妊娠早期诊断之方法外，重点介绍了一般妇人在妊娠期间最易发生之疾病，且指出了有些疾病还常常会直接或间接地影响到胎产之安全。

本篇对于妇人妊娠疾病之治疗，指出不但要针对病害起一定作用，并且须照顾母体之安全与维护胎儿之正常发育。因此，处理这一类病人就不同于一般疾病。试看本篇之药物治疗方剂共十首，而丸散就居其七，这就说明了治疗妊娠疾病当以安胎为主，攻补之方法皆宜缓缓相图。

本篇治疗妊娠疾病，在以安胎为主的基础上，又根据不同的原因，采取不同的治法。有如：恶阻一证，属于津液不布、胃腑不和，恶阻而渴呕不能食者，用桂枝汤调和阴阳、治理脾胃，而桂枝汤与其证欠合，疑有错简；属于胃气虚弱，饮邪素重，出现呕吐不止者，用干姜人参半夏丸温化降逆，补虚散饮。前阴下血一证，属于癥痼妨碍胎孕者，用桂枝茯苓丸活血化瘀，除去宿癥；属于冲、任二脉失调者，用胶艾汤温暖血海，滋养气血。小便难或不利一证，属于血虚热结、津液涩少者，用当归贝母苦参丸活血润燥，开郁除热；属于水气阻遏，阳气不伸者，用葵子茯苓散滑窍利水，畅通阳气。腹痛一证，属于子脏洞开、阴寒内逆者，用附子汤复阳温里，散寒安胎；属于湿浊下流、搏结阴血者，用当归芍药散益脾渗湿，坚固胎孕，然这二者的腹痛又均与胶艾汤之腹中痛不相同。

至于在养胎问题上，本篇也是根据妊娠之不同情况采取不同措施。即妊娠之偏于湿热者，用当归散；偏于寒湿者，用白术散。如果因为心气实、致太阴当养不养，而已伤胎者，则又应当刺泻劳宫、关元二穴，使心火去，小便微利而愈。

妇人产后病脉证治第二十一

概 述

本篇论述妇人产后中风、郁冒、大便难、腹痛、烦乱、下利等疾病。产后中风，治以阳旦汤；其欲作痉者，则治以竹叶汤。产后郁冒，治以小柴胡汤。产后发热大便难，治以大承气汤。产后烦乱呕逆，治以竹皮大丸。产后下利虚极，治以白头翁加甘草阿胶汤。产后腹痛，其因虚寒者，以当归生姜羊肉汤为治；因气结者，以枳实芍药散为治；因血瘀者，以下瘀血汤为治。

一、问曰：新产妇人有三病，一者病痉，二者病郁冒，三者大便难，何谓也(1)**？师曰：新产血虚，多汗出，喜中风，故令病痉**(2)**；亡血复汗，寒多，故令郁冒**(3)**；亡津液，胃燥，故大便难**(4)。

〔**讲解**〕 本条论述产后三大病及其形成原因。

(1) 问曰……何谓也：以设问提出什么是产后三大病。产后三大病，即指产后痉病、产后郁冒和产后大便难。

(2) 新产血虚……病痉：产后血虚，汗出津伤，正气不足，易伤于邪。若感受风邪，其风邪化燥，则筋脉失去津血濡养，故发生肢体强急拘挛而病痉。

(3) 亡血复汗……郁冒：产后亡血，复汗耗气，血气虚弱，易伤于邪，若感受寒邪，则寒邪外束，致清阳不能上升于空窍，故发生头目昏瞀而病郁冒。

（4）亡津液……便难：产后津液随血外亡，无以濡润胃肠，致胃肠干燥，传导失职，大便燥坚不出而病大便难。三者虽为病不同，但均由血虚津亏引起则一。

二、产妇郁冒，其脉微弱，呕不能食，大便反坚，但头汗出。所以然者，血虚而厥，厥而必冒(1)。冒家欲解，必大汗出。以血虚下厥，孤阳上出，故头汗出(2)。所以产妇喜汗出者，亡阴血虚，阳气独盛，故当汗出，阴阳乃复(3)。大便坚，呕不能食，小柴胡汤主之(4)。方见呕吐中。

〔讲解〕 本条是论述产妇郁冒大便坚的病机和证治。

（1）产妇郁冒……必冒：产妇郁冒，是由于新产后，阴血亏虚，阴虚则阳气偏盛，厥逆于上，所以产生郁结气不舒，昏愦神不清之郁冒病证。亡血津伤，脉道异常，故脉象微弱。胃气失和，逆于体上，故呕不能饮食。血脱津耗，肠胃干燥，故大便反坚。

（2）冒家欲解……头汗出：血虚下厥，孤阳上出，故头汗出。

（3）所以产妇喜汗出者……乃复：此时若全身得汗，则阳减而就阴，阴阳乃复其常。然只头汗出，则郁冒之证不可得解。

（4）小柴胡汤主之：小柴胡汤，扶正达邪，和利阴阳。

〔临证意义〕 本条论述郁冒病证，与后世所说产后血晕不同。产后郁冒证治，见本条。其产后血去过多而晕者，属气脱，其证眼闭口开，手撒手冷、六脉微细或浮，治宜止血固气；下血极少而晕者，属血逆，其证胸腹胀满、气粗，两手握拳、牙关紧闭，治宜活血破瘀。

三、病解能食(1)七八日更发热者，此为胃实(2)，大承气汤主之(3)。方见痉病中。

〔讲解〕 本条承上条论郁冒已解又成胃实的证治。

（1）病解能食：产妇郁冒，经服小柴胡汤以后，则周身汗出，诸症得以解除。“病解能食”，正是说明服药所得出的疗效。

（2）七八日更发热者，此为胃实：然病解以后。经过七、八日却又复发热，成为胃实证，此乃余邪未尽，经过七、八日阳明主气，遂燥结于肠胃而成胃实。

（3）大承气汤主之：大承气汤，攻下通便、荡涤邪实。

〔**临证意义**〕 本方大承气汤所治胃实证，当还有腹部胀满拒按、大便坚硬，小便短赤、舌苔黄燥、脉象沉实有力等脉症。

四、产后腹中疞痛(1)，当归生姜羊肉汤主之(2)；并治腹中寒疝，虚劳不足(3)。

当归生姜羊肉汤方见寒疝中。

〔**讲解**〕 本条为产后血虚内寒的腹痛证治。

(1) 产后腹中疞痛：新产以后，由于血液亏虚而寒动于中，所以腹中拘急而痛。

(2) 当归生姜羊肉汤主之：当归生姜羊肉汤，当归养血，生姜散寒，羊肉补虚，共奏温养补虚、散寒止痛之效。

(3) 并治腹中寒疝，虚劳不足：本方还兼疗腹中寒疝，虚劳不足之血虚有寒者。

〔**临证意义**〕 当归生姜羊肉汤亦见《腹满寒疝宿食病脉证第十》，用以治疗寒疝腹中痛，及胁痛里急者。当参看。

五、产后腹痛，烦满不得卧(1)，枳实芍药散主之(2)。

枳实芍药散方

枳实烧令黑，勿太过　芍药等分

上二味，杵为散，服方寸匕，日三服，并主痈脓，以麦粥下之。

〔**讲解**〕 本条论述产后气血郁滞的腹痛证治。

(1) 产后腹痛，烦满不得卧：产后血液凝结，气机阻滞，故下则腹中疼痛，上则心中烦满而不得安卧。

(2) 枳实芍药散主之：病证属实，故用枳实芍药散主之。枳实炒黑，入血行滞，芍药和营，治理腹痛，大麦滑润，和血益胃。本方有调理气血、扶正祛邪的作用。

〔**临证意义**〕 本方枳实、芍药为排脓散的组成药物，有排脓之功，故其并主痈脓。

六、师曰：产妇腹痛，法当以枳实芍药散(1)，假令不愈者，

此为腹中有干血著脐下(2)，宜下瘀血汤主之(3)；亦主经水不利(4)。

下瘀血汤方

大黄三两　桃仁二十枚　䗪虫二十枚，熬，去足

上三味，末之，炼蜜和为四丸，以酒一升，煎一丸，取八合顿服之，新血下如豚肝。

〔**讲解**〕　本条承上条论产后瘀血腹痛的证治。

（1）产妇腹痛，法当以枳实芍药散：产妇腹痛为血气郁滞者，以法当用枳实芍药散行气利血。

（2）假令不愈者，此为腹中有干血著脐下：假如服后不解而腹痛仍在者，是为干血凝着于脐下使然。

（3）宜下瘀血汤主之：治宜下瘀血汤，大黄、桃仁、䗪虫破血逐瘀，以蜜为丸，缓其药性，酒煎以服，入血分而促其药效。

（4）亦主经水不利：如果月经不调、经水不利而由于瘀结者，本方治之亦有效。

〔**临证意义**〕　干血凝著脐下，其证有少腹坚满、疼痛拒按，舌质紫黯，以及脉涩等。

七、产后七八日，无太阳证，少腹坚痛，此恶露不尽；不大便，烦躁发热，切脉微实，再倍发热，日晡时烦躁者，不食，食则谵语，至夜即愈(1)，宜大承气汤主之(2)。热在里，结在膀胱也(3)。

〔**讲解**〕　本条论述产后恶露不尽而兼有胃实的证治。

（1）产后七八日……即愈：产后七八日，少腹坚痛，是恶露不尽。不大便、烦躁、发热而日晡时甚、脉微实，是阳明胃实。妇人分娩以后，恶露之血当已随之而去，若其当去不去，而留于胞宫，成为瘀血，则少腹坚硬而疼痛。阳明腑实热甚，所以烦躁发热，而日晡时加甚。胃气不和，所以不思饮食。食入则增胃热，胃热甚则上扰神明而作谵语。入夜则阴气渐复，阳热气衰，所以谵语即止。

（2）宜大承气汤主之：其治疗，则当以胃实为先，用大承气汤泻热通便，攻下实热。

（3）热在里，结在膀胱也：此句，指出其病是邪热在胃腑，而瘀血结在

少腹之内。此“膀胱”，是泛指少腹。

〔**临证意义**〕 本条未提出在先治胃实以后，再治瘀血。但学者可以自明。胃实已去，可以再采用下瘀血汤之类的方药破血攻瘀。

八、产后风续续数十日不解，头微痛，恶寒，时时有热[(1)]，心下闷，干呕[(2)]，虽久，阳旦证续在耳，可与阳旦汤[(3)]。即桂枝汤，方见下利中。

〔**讲解**〕 本条论产后中风持续不解的证治。

（1）产后风续续数十日不解……有热：新产以后，血亏正虚，抗病力弱，易为外邪所中。产后中风，风邪在表，营卫失调，所以头微痛、恶寒、时时有热、汗出。

（2）心下闷，干呕：邪气内入于里，所以心下闷而干呕。

（3）虽久……阳旦汤：此病经久不解，虽时间较长，但太阳之表证仍在，所以仍与阳旦汤，调和营卫，解肌祛风。阳旦汤即桂枝汤。

〔**临证意义**〕 此两条提示临床上审证用药，不拘日数，表里既分，汗下有别。上条里证成实，虽产后七八日，与大承气汤而不嫌其峻；此条表邪未解，虽数十日之久，与阳旦汤而不虑其散，是则施治在于辨证。

九、产后中风，发热，面正赤，喘而头痛[(1)]，竹叶汤主之[(2)]。

竹叶汤方

竹叶一把　葛根三两　防风　桔梗　桂枝　人参　甘草各一两　附子一枚，炮　大枣十五枚　生姜五两

上十味，以水一斗，煮取二升半，分温三服，温覆使汗出。颈项强，用大附子一枚，破之如豆大，煎药扬去沫。呕者，加半夏半升洗。

〔**讲解**〕 本条承上条论产后正虚而中风的证治。

（1）产后中风……头痛：产后正虚，易感风邪。风邪郁其表气，阳逆上热，故见发热、面赤、喘促、头痛。风为阳邪，不解即变为热，热甚则灼筋而成痉。

（2）竹叶汤主之：其证为表有邪而里亦虚，治宜散风补正。治以竹叶汤，竹叶、葛根、防风、桔梗、桂枝解表祛风，人参、附子补虚固阳，甘

草、大枣、生姜调和营卫。方后“颈项强，用大附子一枚……呕者，加半夏半升洗”，颈项筋脉失于阳气温养，故以大附子温阳化气而养筋脉；若浊气上逆而呕者，加用半夏而降逆止呕。

〔**临证意义**〕 上文第一条云：“新产血虚，多汗出，喜中风，故令病痉”，为产后血虚中风化燥而已成痉，治宜养血、滋燥、息风以舒挛止痉；本条产后中风发热面赤、喘而头痛，是正气大虚，正不胜邪，阳浮气逆，有作痉之势，治宜竹叶汤补正散邪。

十、妇人乳中虚(1)，烦乱呕逆(2)，安中益气，竹皮大丸主之(3)。

竹皮大丸方

生竹茹二分　石膏二分　桂枝一分　甘草七分　白薇一分

上五味，末之，枣肉和丸弹子大，以饮服一丸，日三夜二服。有热者倍白薇，烦喘者加柏实一分。

〔**讲解**〕 本条论妇人产后中虚的证治。

（1）妇人乳中虚：妇人乳中虚，乳，指哺乳期；中虚，指中气虚乏。

（2）烦乱呕逆：妇人以阴血上为乳汁，实赖水谷精微以成之。两乳乃阳明经脉之所过。由于哺乳期间，乳汁去多，致阴血不足，中气亦虚，阴血少则火扰神明而心中烦乱；中气虚则胃气上逆而干呕。

（3）安中益气……主之：治疗则应“安中益气”。竹皮大丸，竹叶、石膏甘寒清胃，桂枝、甘草辛甘化气，白薇性寒，除退虚热，枣肉和丸，以益中气。若有热者，则倍加白薇以退其虚热；若烦喘者，则加柏实以宁心润肺而除其烦喘。

〔**临证意义**〕 本条证除用竹皮大丸治疗外，临床上还可选用竹叶石膏汤治疗，疗效亦佳。

十一、产后下利虚极(1)，白头翁加甘草阿胶汤主之(2)。

白头翁加甘草阿胶汤方

白头翁　甘草　阿胶各二两　秦皮　黄连　柏皮各三两

上六味，以水七升，煮取二升半，内胶令消尽，分温三服。

〔**讲解**〕 本条论妇人产后下利虚极的方治。

（1）产后下利虚极：前《呕吐哕下利病脉证治第十七》云：“热利下重者，白头翁汤主之。”白头翁汤，为苦寒泄热，治疗热利下重。产后津血虚耗，胃肠不健，又感湿热之邪，故热利下重。阴血重伤，虚惫疲极，白头翁汤已不能胜任。

（2）白头翁加甘草阿胶汤主之：治疗则在白头翁汤中，加阿胶、甘草二味。以白头翁汤清热治利，加阿胶滋阴养血，甘草缓中补虚而调和诸药。

〔**临证意义**〕 白头翁加甘草阿胶汤，治产后热利下重，症见下痢脓血、里急后重、小腹疼痛、发热或口渴、虚惫疲极等，临床上治之多效。凡热痢下重、虚惫疲极的患者，均可用此方。效果甚佳。

附方

《千金》三物黄芩汤 治妇人在草蓐，自发露得风，四肢苦烦热，头痛者与小柴胡汤；头不痛但烦者，此汤主之。

黄芩一两 苦参二两 干地黄四两

上三味，以水八升，煮取二升，温服一升，多吐下虫。

〔**讲解**〕 妇人产后，发露而得风邪，风为阳邪，四肢为阳，阳邪归阳，故四肢苦烦热。头痛者，为风邪郁表，以小柴胡汤和解以散邪；如头不痛而但四肢烦热，是表无郁邪，与三物黄芩汤。以黄芩、苦参清热除烦，干地黄滋血润燥。

《千金》内补当归建中汤 治妇人产后虚羸不足，腹中刺痛不止，吸吸少气，或苦少腹中急，摩痛引腰背，不能食饮。产后一月，日得服四、五剂为善，令人强壮宜。

当归四两 桂枝三两 芍药六两 生姜三两 甘草二两 大枣十二枚

上六味，以水一斗，煮取三升，分温三服，一日令尽。若大虚，加饴糖六两，汤成内之，于火上暖令饴消。若去血过多，崩伤内衄不止，加地黄六两，阿胶二两，合八味，汤成内阿胶。若无当归，以川芎代之。若无生姜，以干姜代之。

〔**讲解**〕 妇人产后气血虚弱，无以充养形体而虚羸不足；无以滋养脏腑而腹中刺痛不止，且吸吸少气，或为少腹中急挛疼痛以引腰背。中气虚，脾胃弱，故不能食饮。治宜当归建中汤建立中气、和调脾胃，以资气血之化源，加当归养血，以舒缓筋脉而止腹中刺痛。刺，《备急千金要方》卷三第四作“疞”。摩，当为“挛”字之误。

小　　结

本篇论述妇人产后一般常见疾病。首先，提出了产后血虚多汗的特点。由于产后血虚多汗，因之容易发生亡血伤津而导致产后三大病证——痉、郁冒、大便难。然这三种病证，本篇在治疗上，特根据亡血伤津这种致病原因和各个病证之特性，采用了各种不同的治疗方法，以消除耗血劫津之病变，使阴津有整复之机会，这是治疗产后三大病证的一个重要关键。

关于产后腹痛，是妇人分娩以后，气血失调所引起。产后血去正虚，冲任不养；或血少气弱，运行涩滞；或寒入胞脉，血液凝阻；或气机郁结，不能疏通；或瘀血内留，恶露当下不下，等等，都可以导致产后腹痛病证的发生。本篇关于产后腹痛一病，论述得较为详细，有因血虚内寒引起的产后腹痛；有因气血郁滞引起的产后腹痛；有因瘀血内阻引起的产后腹痛等。血虚内寒腹痛是以腹中刺痛为特征；气血郁滞腹痛是以腹痛、烦满、不得卧为特征；血瘀阻结腹痛是以腹痛坚满拒按为特征。并根据其不同的病证特征，分别提出了当归生姜羊肉汤、枳实芍药散、下瘀血汤等方进行治疗：或温中散寒、养血补虚；或行气活血、宣通散滞；或攻瘀逐血、去结止痛。

本篇论述产后中风、产后中虚、产后下利虚极等，分别提出了阳旦汤之解肌祛风，以治疗产后中风、续续数十日不解；若正虚中风，则用竹叶汤补正散风；用竹皮大丸之安中益气，以治疗产后中气虚弱，烦乱呕逆；用白头翁加甘草阿胶汤之滋养清泄，以治疗产后下利虚羸疲极。另外，对产后胃实之证，则提出了大承气汤荡涤攻下的治疗方法。

妇人杂病脉证并治第二十二

概　述

本篇论述妇人经水不利、漏下、前阴下白物，热入血室、脏躁、阴吹、咽中如炙脔、转胞、阴中蚀疮、少腹满如敦、腹痛、年五十下利不止等经带及诸杂病。提出“因虚、积冷、结气”为妇人杂病发病原因的总纲。其病经水不利者，治以抵当汤、土瓜根散等方；其病前阴下白物者，治以矾石丸、蛇床子散等纳阴中；其病漏下者，治以胶姜汤、旋覆花汤等方；其病腹痛者，治以当归芍药散、小建中汤、红蓝花酒等方；其病热入血室者，治以小柴胡汤，或针刺期门；其病脏躁者，治以甘麦大枣汤方；其病咽中如有炙脔者，治以半夏厚朴汤方；其病阴吹者，治以膏发煎方；其病转胞者，治以肾气丸方；其病少腹满如敦状者，治以大黄甘遂汤方；其病年五十所下利不止者，治以温经汤方；其病阴中蚀疮烂者，治以狼牙汤洗方。

一、妇人中风，七八日续来寒热，发作有时，经水适断，此为热入血室，其血必结，故使如疟状，发作有时，小柴胡汤主之。方见呕吐中。

〔**讲解**〕　本条见于《伤寒论·辨太阳病脉证并治下》。

二、妇人伤寒发热，经水适来，昼日明了，暮则谵语，如见鬼状者，此为热入血室，治之无犯胃气及上二焦，必自愈。

〔**讲解**〕　本条见于《伤寒论·辨太阳病脉证并治下》。

三、妇人中风，发热恶寒，经水适来，得之七八日，热除，脉迟，身凉和，胸胁满，如结胸状，谵语者，此为热入血室也，当刺期门，随其实而取之。

〔**讲解**〕 本条见于《伤寒论·辨太阳病脉证并治下》。

四、阳明病，下血谵语者，此为热入血室，但头汗出，当刺期门，随其实而泻之，濈然汗出者愈。

〔**讲解**〕 本条见于《伤寒论·辨阳明病脉证并治》。

〔**临证意义**〕 第一、二、三条文均论述太阳伤寒热入血室的证治。本条论述的是阳明热入血室的证治。以上四条当阅读《伤寒论》。

五、妇人咽中如有炙脔(1)，半夏厚朴汤主之(2)。

半夏厚朴汤方

半夏一升　厚朴三两　茯苓四两　生姜五两　干苏叶二两

上五味，以水七升，煮取四升，分温四服，日三夜一服。

〔**讲解**〕 本条论妇人咽中如有炙脔的证治。

（1）妇人咽中如有炙脔：是一种情志疾患。多发生于情志不舒，气机郁滞日久，导致痰凝气结而阻逆于喉咽之间，吞之不下，吐之不出，犹如炙烤的肉块塞于喉咽，即后世所谓之“梅核气”。

（2）半夏厚朴汤主之：治用半夏厚朴汤，厚朴、半夏、茯苓利气降逆化痰，生姜辛散，苏叶宣通。

〔**临证意义**〕 本条叙证简略，后世所述梅核气，症见咽中如有梗物、吞吐不利、胸胁满闷、气急作痛、舌苔白滑或白腻、脉象弦缓或弦滑等。半夏厚朴汤治疗此病很有疗效。若病梅核气气滞较甚者，可酌加一些理气药物，如柴胡、郁金、香附、青皮等。但须注意本方药物多辛温苦燥，只能用于气郁痰结证，如证属阴亏津少，或阴虚火盛者，则不宜本方。

六、妇人脏躁，喜悲伤欲哭，象如神灵所作(1)，数欠伸(2)，甘麦大枣汤主之(3)。

甘麦大枣汤方

甘草三两　小麦一升　大枣十枚

上三味，以水六升，煮取三升，温分三服。亦补脾气。

〔**讲解**〕 本条论妇人脏躁的证治。

(1) 妇人脏躁……所作：忧思不解，则血枯津竭，脏阴不足，燥热乘之，致神志不清，而症见悲伤欲哭，哭笑无常，象如神灵所作。

(2) 数欠伸：津血两虚，阴阳互引，故数欠伸，即频频呵欠、常伸懒腰。

(3) 甘麦大枣汤主之：以甘麦大枣汤养心宁神，和中缓急。小麦甘寒，滋肝阴而宁神志，甘草、大枣甘平性缓，补中气而益津血。

〔**临证意义**〕 本条为肝阴不足、肺气相并之脏躁证。其证常伴有心烦失眠、坐卧不安、大便秘结、舌红少苔、脉细而数等证。甘麦大枣汤在运用时，可据病情酌加当归、白芍、茯神、枣仁、柏子仁、龙齿、牡蛎等药，则疗效更好。

七、妇人吐涎沫[(1)]，医反下之，心下即痞[(2)]，当先治其吐涎沫，小青龙汤主之[(3)]；涎沫止，乃治痞、泻心汤主之[(4)]。

小青龙汤方：见肺痈中。

泻心汤方见惊悸中。

〔**讲解**〕 本条论妇人病误下以后成痞的先后治法。

(1) 妇人吐涎沫：为上焦有寒饮，治疗当以温散。

(2) 医反下之，心下即痞：若果医者不详审其病情，而反用下法，则吐涎沫不但不止，且因误下以后，伤及中气，邪气乘虚结于心下而成痞证。

(3) 当先治其吐涎沫，小青龙汤主之：病虽成痞，但因原来在里之寒饮未去，其证仍在，所以治疗还当先散寒饮，用小青龙汤散寒化饮。

(4) 涎沫止……主之：涎沫止，则寒饮已去，再治心下痞证，用泻心汤补虚泻痞。此先后治法，是根据病情而确定的。

八、妇人之病，因虚、积冷、结气，为诸经水断绝，至有历年，血寒积结，胞门寒伤，经络凝坚[(1)]。

在上呕吐涎唾，久成肺痈，形体损分。在中盘结，绕脐寒疝；

或两胁疼痛，与脏相连；或结热中，痛在关元，脉数无疮，肌若鱼鳞，时着男子，非止女身。在下未多，经候不匀，令阴掣痛，少腹恶寒；或引腰脊，下根气街，气冲急痛，膝胫疼烦；奄忽眩冒，状如厥癫；或有忧惨，悲伤多嗔；此皆带下，非有鬼神(2)。

久则羸瘦，脉虚多寒；三十六病，千变万端；审脉阴阳，虚实紧弦；行其针药，治危得安；其虽同病，脉各异源；子当辨记，勿谓不然(3)。

〔**讲解**〕 本条为妇人杂病的总纲，论述了妇人杂病的病因，证候和治疗原则。全文共分三段读。

(1) 妇人之病……凝坚：为论妇人杂病的病因。虚，是气虚血少。积冷，是久积冷气。结气，是血气菀结。经，常也，来有常期，故名经水。经水就是月经，月经失常，则有迟速多少、崩中漏下、逢期则痛的证象，所以说诸经水。断绝，是说经水因虚，或积冷，或结气而致停止不潮。时日迁延，血寒积结，是说肾水寒而肝木不荣，血因冷滞而不流通，致使菀结于内。胞门寒伤，胞门，为阴中门户，是经水流出的孔道。寒邪伤及胞门，是谓胞门寒伤。经络凝坚，是说营卫阻遏、气滞血凝，寒则牢坚。

(2) 在上呕吐涎唾……鬼神：经络凝坚，其病变在上焦者，由于寒饮之邪气侵犯肺脏而呕吐涎唾，其寒气久久壅塞，郁结而化生热邪造成肺痈，遂致虚羸之形体而患上实应清泻、下虚应温养之证，所以说形体损分。形体损分，意思是上下病异而有分界。其病变在中焦者，由于阴寒之邪气盘结，木气郁结而乘凌中土，所以其病绕脐寒疝，或两胁疼痛而与脏器相连，或者由于素禀阳脏，邪气郁遏，结为热中之病而痛在关元，脉数无疮、肌肤干糙甲错，犹若鱼鳞错出一样，其病为内有瘀热，新血不荣。以上证候，不论男女，均可出现，故曰“时著男子，非止女身”。其病变在下焦者，由于寒冷之邪气伤损经络，气血郁滞在下焦，致使经候既不应期而至，至则末流不断。“在下未多”之“未”，乃“末”字之误。末多，是说经水来潮以后，其经尾常流不断，即所谓“末流反多”。经候不匀，是说月经不能应期而来潮。寒冷则血气凝泣而令阴中掣痛和少腹恶寒。掣痛，即抽掣性疼痛。或者气从气街穴上冲腰腹，致使腰腹部发生急痛，痛位虽在腰腹部，痛根却在气街穴部。考冲脉与少阴之大络并起于肾，经气街、伏行骱骨内踝际。痛根在气街，所以膝胫也感到痛烦。或者血寒脏冷，致使神魂不清，所以奄忽眩冒，状如厥癫，或有忧惨，悲伤多嗔。凡此种种证象，都是属于妇人之带下病，即妇人之各种经血病，这些病并非为鬼神作祟。

（3）久则羸瘦……不然：妇人之带下病，设不按法医疗，则病久形体虚羸瘦弱，脉虚多寒。三十六病，千变万端，皆由此而起。医者应审察其脉之阴阳虚实紧弦，分别寒热，行其针药，治危得安。应该知道，其病虽然相同，而脉则各异其源，学者必须加以辨别清楚。

九、问曰：妇人年五十所[(1)]，病下利数十日不止。暮即发热[(2)]，少腹里急，腹满[(3)]，手掌烦热[(4)]，唇口干燥[(5)]，何也？师曰：此病属带下[(6)]。何以故？曾经半产，瘀血在少腹不去。何以知之？其证唇口干燥，故知之。当以温经汤主之[(7)]。

温经汤方

吴茱萸三两　当归　芎䓖　芍药　人参　桂枝　阿胶　牡丹皮去心　生姜　甘草各二两　半夏半升　麦门冬一升，去心

上十二味，以水一斗，煮取三升，分温三服。亦主妇人少腹寒，久不受胎；兼取崩中去血，或月水来过多，及至期不来。

〔**讲解**〕　本条论老年妇人瘀血不去的证候、原因和治疗。

（1）问曰：妇人年五十所：妇人年龄在五十岁左右，已到“七七”之期，是冲任俱虚，天癸竭，地道不通之时，经水自当绝止。

（2）病下利数十日不止，暮即发热：今病下利数十日不止，似与月经无关，但暮即发热，为血结于阴分，阳气至暮不得入于阴而反浮于外使然。

（3）少腹里急，腹满：冲为血海，任主胞胎，冲任二脉皆起于胞宫而出于会阴，并分别循腹上行。曾经半产，瘀血停留，所以发病时少腹里急而腹满。

（4）手掌烦热：手掌为阴，病在阴分，所以手掌烦热。

（5）唇口干燥：阳明经脉与冲脉会于气街穴，上行而夹口环唇，冲脉之血液阻滞不行，则阳明之津液衰少而不能濡润，所以唇口干燥。

（6）此病属带下：其病发生的原因，为瘀血在少腹不去所致。

（7）何以知之，……主之：……所以治疗上不必治利，只须去其瘀血，则利即会自止。然去瘀之法，一般都是攻血破瘀，但其证年龄已至五十岁左右，天癸已绝，不宜迳行破瘀攻下之法，应以温经行血为治，使其血得温而自行，当用温经汤。以吴茱萸、生姜、桂枝温经暖血，阿胶、当归、川芎、芍药、牡丹皮养血活瘀，麦冬、半夏降逆和中，甘草、人参补益中气，本方还可治妇人崩中、不孕、月经不调等病证。

〔**临证意义**〕 温经汤具有温经通脉、养血祛瘀作用，为临床上妇科调经常用方。主要用于冲任失调而有瘀滞的月经不调、痛经、崩漏等病证。

十、带下经水不利，少腹满痛，经一月再见者(1)，土瓜根散主之(2)。

土瓜根散方阴癞肿亦主之。

土瓜根　芍药　桂枝　䗪虫各三两

上四味，杵为散，酒服方寸匕，日三服。

〔**讲解**〕 本条论妇人瘀血内留、经水一月再见的证治。

（1）带下经水不利……见者：妇人瘀血内停，致经水不利，经水一月再见，其潮时则断断续续而不通畅，证为经水不利且一月再见。血液瘀滞于内，流行不畅，故月经潮时少腹胀满疼痛。治宜土瓜根散。

（2）土瓜根散主之：土瓜根、䗪虫消瘀破血，桂枝、芍药调经和营，共奏温经通络、破血消瘀之功。

〔**临证意义**〕

1. 瘀血内留的经水不利而一月再见之证，在临床上既可见到少腹痛满，还可见到少腹部按之坚硬，月经量少，色紫有块、或舌质紫黯，脉象涩滞等症。

2. 经水不利还有因血虚引起者，其少腹痛当在月经来潮之后，且其痛为隐痛。经水一月再见还有因血热引起者，并且以血热引起者为多见；也还有因肝失和调引起者。此二者当无少腹满痛之证。

十一、寸口脉弦而大，弦则为减，大则为芤，减则为寒，芤则为虚，虚寒相搏，此名曰革，妇人则半产漏下(1)，旋覆花汤主之(2)。

旋覆花汤方见五脏风寒积聚篇。

〔**讲解**〕 本条已见前《血痹虚劳病脉证并治第六》和《惊悸吐衄下血胸满瘀血病脉证治第十六》，因本篇专论妇人之病，所以去“男子亡血失精”句，意在以脉象论妇人半产漏下及其治疗。

（1）寸口脉弦而大……半产漏下：虚寒相搏，气血阴阳失调，而脉象见革，则妇人半产漏下。

（2）旋覆花汤主之：治用旋覆花汤。

〔临证意义〕 旋覆花汤具有疏肝散结，活血通络作用，用于肝郁而血络不通证。本条虚寒相搏之妇人半产漏下证，用此方为治，则必为肝郁血结，肝血失调而致其虚寒相搏，气血阴阳失调者。

十二、妇人陷经[1]漏下黑不解[2]，胶姜汤主之[3]。臣亿等校诸本无胶姜汤方，想是前妊娠中胶艾汤。

〔讲解〕 本条论妇人血寒陷经漏下的证治。

（1）妇人陷经：是妇人经气下陷。

（2）漏下黑不解：是经血下漏不止而血色黯黑。冲任失调，经气下陷，失于固摄，以致陷经漏下。经血寒凝，故漏下之血为黑色。

（3）胶姜汤主之；以胶姜汤补虚温里，而止其漏下。

〔临证意义〕 本方未见，疑是阿胶、干姜二味煎汤服，以阿胶滋血补虚，干姜温里祛寒，正复寒去，漏下自止。

十三、妇人少腹满如敦状[1]，小便微难而不渴[2]，生后者[3]，此为水与血俱结在血室也，大黄甘遂汤主之[4]。

大黄甘遂汤方

大黄四两　甘遂二两　阿胶二两

上三味，以水三升，煮取一升，顿服之，其血当下。

〔讲解〕 本条论妇人产后水血结于血室的证治。

（1）妇人少腹满如敦状：妇人分娩以后，其产时当去之血未去，留于体内，而产后体虚，其气不能正常布津行水，则水气停积，留血和停水相搏结于血室，则少腹满如敦状。敦，古代礼器，盛食之具，上下稍小，中部较丰满隆大。如敦状，是说少腹胀满似敦的形状。

（2）小便微难而不渴：水血互结，气化不行所致。

（3）生后者：生后，即产后。

（4）此为水与血俱结在血室也，大黄甘遂汤主之：对于产后水血互结于血室之证，治以大黄甘遂汤，用大黄攻下血瘀，甘遂驱逐水结，再配以阿胶养血补虚而扶正，使邪去而正不伤。

〔临证意义〕 妇人少腹满胀，除本条所论产后水血互结者外，还有蓄水和蓄血引起的少腹胀满。蓄水引起的少腹满，必伴有小便不利、口渴等症。蓄血引起的少腹满，必伴有小便自利、口不渴等证。二者都不同于本条之水血互结于血室的少腹满如敦状、小便微难、口不渴之证。临床上应分清三者的区别。

十四、妇人经水不利下(1)，抵当汤主之(2)。亦治男子膀胱满急有瘀血者。

抵当汤方

水蛭三十个，熬　虻虫三十枚，熬，去翅足　桃仁二十个，去皮尖　大黄三两，酒浸

上四味，为末，以水五升，煮取三升，去滓，温服一升。

〔讲解〕　本条为妇人瘀血内结、经水不利下的治疗。

(1) 妇人经水不利下：瘀血内结，阻碍其经水下行，所以其病经水不利下。经水不利下，是说经水下行时不通利快畅。其证为瘀结实证。

(2) 抵当汤主之：瘀结不去，则经水不利下之证必不解。治宜抵当汤，以水蛭、虻虫、大黄、桃仁攻逐蓄于少腹之瘀结。

〔临证意义〕　抵当汤是治疗太阳蓄血证，在《伤寒论·辨太阳病脉证治》中有论述。临床上运用此方，治其人发狂或如狂，少腹硬满结痛，小便自利，喜忘，大便色黑而易解，脉沉结，以及妇人经行不利，少腹硬满拒按等。

十五、妇人经水闭不利(1)，脏坚癖不止(2)，中有干血，下白物(3)，矾石丸主之(4)。

矾石丸方

矾石三分，烧　杏仁一分

上二味，末之，炼蜜和丸枣核大，内脏中，剧者再内之。

〔讲解〕　本条论湿热带下的证治。

(1) 妇人经水闭不利：即经水闭而不利，停而不潮。

(2) 脏坚癖不止：由于干血停积于胞宫，坚结不散而阻滞经道，月经因而不行，触之子脏有坚硬的积块不散。

(3) 中有干血，下白物：干血不去，经水不通，其蓄泄不时，胞宫生湿，日久湿郁生热，其所积之血，转为湿热熏蒸而腐化变为白物，时时自阴道而下。白物，即俗所谓白带。

（4）矾石丸主之：治用矾石丸为坐药，纳入前阴中，以除湿清热而止其白带。

〔**临证意义**〕

1. 本条治疗湿热带下证用矾石丸。然此方只能除湿热而无去干血作用，故只能治其标，而不能治其本。

2. 临床上治干血引起的湿热带下证，除用除湿热、止白带之矾石丸外，还可配以祛瘀通经的药物内服，以治其根。另外，若阴中有蚀烂者，则矾石丸不宜用。

十六、妇人六十二种风[(1)]，及腹中血气刺痛[(2)]，红蓝花酒主之[(3)]。

红蓝花酒方疑非仲景方。

红蓝花一两

上一味，以酒一大升，煎减半，顿服一半，未止再服。

〔**讲解**〕 本条为妇人风血相搏腹中刺痛出一方治。

（1）妇人六十二种风：此可理解为泛指一切风邪为病。

（2）腹中血气刺痛：风气易乘妇人经、产以后，气血空疏之时而入于腹中。风邪与血气相搏，则腹中疼痛如针刺。

（3）红蓝花酒主之：用红蓝花酒活血止痛。红蓝花活血散瘀、消肿止痛，酒速其血行，血行则风自去，而刺痛可止。

〔**临证意义**〕 本方近人每改为米酒煮红蓝花取汁顿服，用于妇人分娩后防止恶露不尽。

十七、妇人腹中诸疾痛[(1)]，当归芍药散主之[(2)]。

当归芍药散方见前妊娠中。

〔**讲解**〕 本条为腹中诸疾痛的治疗。

（1）妇人腹中诸疾痛：是说妇女腹中诸病而有疼痛者，如结气、血凝、泄泻、带下、癥瘕等等引起者皆是。

（2）当归芍药散主之：诸腹痛都可用当归芍药散治疗。方中当归能行血养血，芍药能除血痹破阴结，川芎能疏肝解郁，白术、茯苓、泽泻能培中泄湿。气血舒畅，肝脾调和，则诸疾痛可除。

十八、妇人腹中痛[1]，小建中汤主之[2]。

小建中汤方见前虚劳中。

〔**讲解**〕 本条为妇人虚寒里急的腹痛治疗。

（1）妇人腹中痛：中焦虚寒、气血不足，腹中筋脉失于温养，所以腹中疼痛。

（2）小建中汤主之：用小建中汤温中补虚，缓急止痛，建立中气。

〔**临证意义**〕 本条所论小建中汤之治腹中痛，在《血痹虚劳病脉证并治第六》中叙述的证候较详。惟彼为虚劳之病，此为妇人杂病，二者稍异，然大体则相通，可参看。

十九、问曰：妇人病饮食如故，烦热不得卧，而反倚息者，何也[1]？师曰：此名转胞，不得溺也，以胞系了戾，故致此病[2]，但利小便则愈，宜肾气丸主之[3]。方见虚劳中。

〔**讲解**〕 本条论妇人转胞的证候、成因和治疗。

（1）妇人病饮食如故……何也：中焦无病，脾胃健运，故饮食如故。病在膀胱而尿浊不利，停留于下，浊气上逆，上焦肺气不得下达，故烦热倚息不得卧。设问其病因是什么。

（2）此名转胞……此病：答曰，这叫转胞。胞应读“脬”。即膀胱。转胞之病，膀胱之系缭戾不顺，气化不行，故小便不通。

（3）但利小便则愈……主之：治宜利小便而正其胞系，以肾气丸温肾以化膀胱之气，膀胱气顺，津液能化，小便得通，则诸病自愈。

〔**临证意义**〕 本条论述转胞，为肾气衰虚不化膀胱之气，胞系缭绕不顺所引起。但临床上还有中焦脾虚，中气下陷引起的转胞；上焦肺虚，气化不及州都引起的转胞；妊娠以后，胎气压迫引起的转胞；强忍溺溲，入房纵欲引起的转胞等等，应根据其各个转胞发生的不同病机，施以相宜的治疗。

二十、妇人阴寒[1]，温阴中坐药，蛇床子散主之[2]。

蛇床子散方

蛇床子仁

上一味，末之，以白粉少许，和令相得，如枣大，绵裹内之，自然温。

〔**讲解**〕 本条论妇人寒湿而病带下的证治。

（1）妇人阴寒：寒湿注于下部，阴寒聚于前阴，所以阴中寒冷。

（2）温阴中坐药，蛇床子散主之：法当暖宫散寒，治之以蛇床子散，外用，即用蛇床子研末，以米粉少许和合，作为坐药，纳入前阴之中。其蛇床子温热壮阳，以去其寒湿，配以米粉养脾益胃，且和合制为坐药。

〔临证意义〕 本条妇人阴寒而用蛇床子散方，临床上还当伴有腰中重坠、阴内瘙痒及其带下之症。治疗本证，还可以兼用补肾温阳药煎汁内服，效果更佳。

二十一、少阴脉滑而数者[(1)]**，阴中即生疮，阴中蚀疮烂者**[(2)]**，狼牙汤洗之**[(3)]。

狼牙汤方

狼牙三两

上一味，以水四升，煮取半升，以绵缠箸如茧，浸汤沥阴中，日四遍。

〔讲解〕 本条论妇人阴中生疮的脉证治疗。

（1）少阴脉滑而数者：少阴为肾脉，阴中为肾窍，脉滑主湿，脉数主热。其少阴脉滑而数者，是前阴中有湿热之邪。

（2）阴中即生疮，阴中蚀疮烂者：湿热聚于前阴日久，则郁积腐败而致浸蚀糜烂，所以妇人阴中生疮。

（3）狼牙汤洗之：狼牙汤具有燥湿清热涤疮的作用，故用于外洗阴部而治其疮蚀。

二十二、胃气下泄，阴吹而正喧[(1)]**，此谷气之实也**[(2)]**，膏发煎导之**[(3)]。

膏发煎方见黄疸中。

〔讲解〕 本条论妇人阴吹的成因和证治。

（1）胃气下泄，阴吹而正喧：阴吹而正喧，是说前阴中矢气出声，连续而不断。阴吹之形成，是因谷气内实，胃腑之气下泄所致。

（2）此谷气之实也：谷气实，是指大便秘结不通。大便秘结不通，则阳明胃腑下行之气不能从其故道，而别走于旁窍，下泄于前阴，所以发生阴吹而正喧。

（3）膏发煎导之：用猪膏发煎润导大便，使大便通利，下泄之气归于常道，而阴吹之证即止。

〔临证意义〕 妇人阴吹之证，临床上不为少见，本方用之有效。然亦见大便不秘结而阴吹不已者，本方用之亦有效。亦有阴吹而用他方治愈者。要在临床辨证准确。

小儿疳虫蚀齿方疑非仲景方。

雄黄　葶苈

上二味，末之，取腊月猪脂镕，以槐枝绵裹头四五枚，点药烙之。

〔讲解〕 小儿疳积邪毒郁而生虫，上蚀齿龈，以致齿龈糜烂，用小儿疳虫蚀齿方点烙患部。雄黄解毒杀百虫，葶苈去积聚，猪脂、槐枝以增杀虫之效，且调和气血，点烙患部以愈其疳虫蚀齿。

小　　结

本篇继妇人胎前、产后诸病而论述妇人杂病，内容着重在一般习见之病证，尤其是经带疾患为多。当然也包括有一部分由于胎产所引起的疾病在内。

本篇在论述妇人杂病上，首先提出"因虚、积冷、结气"，作为妇人发病原因的总纲，然后根据病变的情况不一，按辨证论治的原则，采用各种不同的治疗方法。如：其经水不利，少腹满痛、经一月再见者，用土瓜根散和肝行血；其经水不利下，少腹硬满结痛，大便黑，小便自利者，用抵当汤峻攻蓄血；其陷经漏下黑不解者，用胶姜汤滋血温里以止漏下；其现革脉而将半产漏下者，用旋覆花汤解郁行结以化革脉；其经水闭止而下白物者，用矾石丸燥湿除热；其年五十所而病下利数十日不止者，用温经汤温经行瘀。至于外感风寒，热入血室而致经水适来或适断者，则又用小柴胡汤或针刺期门以泻热邪。这些都是中医治疗妇人胎前、产后杂病之滥觞。再次，半夏厚朴汤对咽中如有炙脔病之治痰理气；甘麦大枣汤对脏躁病之甘润和阴；以及诸方对腹痛、转胞、水血并结和前阴诸病之处理方法，都给学者以不少启示。

方剂索引

一　画

二　画

三　画

四　画

五　　画

六　　画

七　　画

八　　画

九　画

十　画

十 一 画

十 二 画

十 三 画

十 四 画

十六画以上